U0143249

THE HEART THAT HEALS

医之心

百名协和医学专家医学人文志

张抒扬 / 主　编

于健春 / 副 主 编

王学武 / 编审指导

北京大学出版社
PEKING UNIVERSITY PRESS

图书在版编目（CIP）数据

医之心：百名协和医学专家医学人文志 / 张抒扬主编. —北京：北京大学出版社，2024.1

ISBN 978-7-301-33535-2

Ⅰ.①医… Ⅱ.①张… Ⅲ.①医疗卫生服务–北京–文集 Ⅳ.①R199.2-53

中国版本图书馆CIP数据核字（2022）第197793号

书　　　　名	医之心：百名协和医学专家医学人文志（精装本）
	YI ZHI XIN: BAIMING XIEHE YIXUE ZHUANJIA YIXUE RENWENZHI (JINGZHUANGBEN)
著作责任者	张抒扬 主编
策 划 编 辑	邓晓霞
责 任 编 辑	邓晓霞
特 约 编 辑	王千惠
标 准 书 号	ISBN 978-7-301-33535-2
出 版 发 行	北京大学出版社
地　　　　址	北京市海淀区成府路205号　100871
网　　　　址	http://www.pup.cn
电 子 邮 箱	zpup@pup.cn
电　　　　话	邮购部 010-62752015　发行部 010-62750672　编辑部 010-62753334
印 刷 者	天津裕同印刷有限公司
经 销 者	新华书店
	720毫米×1020毫米　16开本　49.5印张　565千字
	2024年1月第1版　2024年1月第1次印刷
定　　　　价	298.00元

未经许可，不得以任何方式复制或抄袭本书之部分或全部内容。

版权所有，侵权必究

举报电话：010-62752024 电子邮箱：fd@pup.cn

图书如有印装质量问题，请与出版部联系，电话：010-62756370

不走心，无医学

（序1）

张抒扬

世界上没有一个职业，能像医生这么特殊。也没有哪种服务，能像医学这样与被服务者的疾苦和幸福紧紧联系在一起。

很高兴，北京大学出版社在北京协和医院建院100周年之际，邀我作为主编，约请100位协和专家撰写各自的医学实践中最难忘的故事，出版《医之心——百名协和医学专家医学人文志》。

在协和，几乎每天都有令人感动的故事发生。一代一代协和人，以严谨、求精的仁术，书写着一篇又一篇敬佑生命的"治愈"故事。一代一代协和医护人员，以勤奋、奉献的仁心，在救死扶伤中传递医患之间因"帮助"而温暖彼此的世间真情。一代代协和专家，以点滴之间大爱无疆的仁怀，在引导医学实践认知、生命规律认识而带来的"安慰"中，加深人们对提升生活品质的理解。拜读完102位作者的文稿，深深为专家同事们的情怀所感动。

他们是为治愈患者而生的医者，更是敢于担当的专家。血管外科郑月宏教授在《"拆弹"——托起生的希望》中，讲述了这样一段亲历故事。

他的门诊来了一位患者，刚过而立之年的年轻妈妈。一个鸡蛋大小的颈动脉瘤，长在了患者的颅底下方、左耳后方。虽然在体表无法触及，但却隐藏着破裂出血导致压迫窒息，以及血栓脱落引起偏瘫的巨大风险。它仿佛是患者体内一枚随时可能引爆的"不定时炸弹"。患者已走过了很多家医院，却无能为力。

这么大的颈动脉瘤长在颅内外沟通处，能解剖出近端动脉又顺利重建的希望有多大？这里血管、神经密布，若稍有不慎就是灾难性的后果。而且患者如此年轻，家里还有一个年仅3岁的孩子，如果手术出了问题，他们如何承受？

但是，面对这个被疾病笼罩、紧握着最后一根救命稻草的家庭，医生很难说"不"。医院迅速组成由血管外科联合耳鼻喉科等专家为代表的多科协作团队，专科护理团队也为患者的术后康复制定好了周密的计划。专家们共同制定了两套手术计划，但正如术前谈话时，医生和患者家属所谈及的那样，"这个病、这种情况，不可能不付出代价"。手术开始，当术前的一切未知被清晰地暴露在眼前时，为了挽救患者的生命，打断封闭耳道、失掉听力，还是成了唯一的选择。

4小时的磨骨，暴露颅内动脉血管，于患者大腿取下一段自身静脉，阻断左侧颈动脉，准备上下绕过动脉瘤区域，进行颅内外搭桥缝合。10分钟以内，要在一个近似于钥匙孔的狭小空间里面，将直径4毫米的血管缝合在动脉上，且只许一次成功，哪怕类似手术先前已有过数次经验，专家们依旧如临大敌。松开镊子的那一刻，看到瞬间膨起的血管，心里的石头终于落地！她的孩子又能有妈妈的陪伴了……

总说病人是最好的老师，他们愿意给予医生最大的信任，把命交到医生手上，所以即使顶着雷、冒着风险，医生也不放弃一丝希望。

他们是有医学专长的普通人，也是常常给予患者帮助的好心人。《我们曾经是你的"爸爸妈妈"》一文，是儿科李正红教授记述的她和一个早产儿患者的故事。

有个早产儿体重只有620克，比一瓶矿泉水大一点点，大家都叫孩子"小Q"。

孩子提前了三个半月来到人间，所有器官都还没有发育成熟，小小的身体连着各种仪器。医护人员24小时监测孩子的体温、呼吸、心跳、血压，为了维持孩子的生命，还要用呼吸机帮孩子呼吸，用营养液给孩子提供营养。对护士来说，给孩子薄得透明的皮肤扎液是一个巨大挑战。

李医生每天都要计算孩子需要的各种营养素。所有的医嘱都是精确到小数点后一位数，每一班医生都会关心孩子吃了几毫升的奶，尿了几毫升的尿，排了几次便便，再事无巨细地交代给下一班的医生。

活下去对于孩子来说异常艰难。孩子一步步过关斩将，有创呼吸机改无创，无创改高流量吸氧，吃奶从1毫升到5毫升，营养液从4批减少到1批，直到终于可以完全肠内营养拔出深静脉导管。

孩子在NICU住了63天，医护人员跟孩子有了过命的交情。看着从一个620克的小不点儿长成了2200克、脸蛋上有两块小肉肉的"胖娃娃"，看着孩子可以自己维持稳定的体温，学会了自己呼吸，自己吃奶，终于可以回到爸爸妈妈的怀抱了，李医生有点儿舍不得，也有些不放心，孩子回家后还给孩子爸爸打了几次电话……

他们是深知医学仍有诸多局限的探索者，更是带给患者安慰的朋友。内分泌科卢琳主任医师在《患者张老师》一文中，讲述了与患者14年不离不弃的故事。

张老师确实患上了"库欣综合征"。库欣综合征患者往往有难治性高血压、糖尿病、低血钾、向心性肥胖、皮肤变薄和皮肤紫纹等症状。这种病的发病率只有百万分之几，属于临床罕见病。

就在医生准备跟张老师进行更细致的沟通时，患者却满脸怀疑地看着医生。张老师看医生当时太年轻，担心治不好他的病。在每天例行的查房中，张老师总像抽查自己的学生一样，挨个逐项地"审问"医生化验单上的结果和意义，并详细记录在笔记本上。对于这种行为，医生心里有些不舒服，但还是尽量耐心细致地解答，直到张老师满意为止。医生发现他的病情比预想的更复杂。没想到，患者竟提出了出院的要求。不管医生怎样苦口婆心地劝他安心住院治疗，他还是执意签字出院了。

患者出院一年后再次来到协和。不出所料，病情严重恶化。这一次，他是被救护车紧急送到协和的。张老师的病情进展速度严重超出医生的预想——先后出现了重度低血钾、肺部真菌感染、急性胰腺炎等多种危重症状，病危通知都下了几次。好在，经过一次次多科会诊，在医护人员共同努力下，把危在旦夕的张老师抢救了过来。

在死亡线走了一圈之后，张老师对医生的态度也发生了一百八十度转变，开始无条件地信任和配合医生，身体也一天天好转。经过进一步检查和数次多科会诊后，张老师接受了双侧肾上腺切除手术。术后，病情得到很大的缓解，身体状况也明显好转。经过半年的住院，再次登上了朝思暮想的三尺讲台……

十四年过去了，张老师的状态非常稳定。他常说："是协和的医生鼓励了我，给了我第二次生命。"但医生想说，是他让医生感受到了珍贵的信任。

　　102位医学专家的文字，太多让人感动的故事，恕我不能一一列举。我知道在繁忙工作中挤出时间书写医学人文故事的102位作者，只是协和专家的部分代表，他们的故事只是成千上万个协和案例的缩影，但其中呈现的严谨、求精、勤奋、奉献的协和精神，是一代代协和人秉持优良传统的写照。正是这种精神传承，积淀形成了"立院为国、立医为民、立学为真"的协和品格，锻造着病案、专家、图书馆的协和"三宝"。今天，在习近平新时代中国特色社会主义思想指引下，正朝着临床、学科、平台的更高层次创新跨越。

　　百年协和，一切为民。协和医护人员谨记习近平总书记提出的把人民健康放在优先发展战略地位，努力全方位全周期保障人民健康的要求，将继续笃行人民至上、生命至上理念，弘扬伟大的抗疫精神，护佑人民生命健康，推动服务人民健康的事业高质量发展，在健康中国建设的征程中做出新的贡献。

　　《医之心——百名协和医学专家医学人文志》，是献给协和百年庆典的一份厚礼。一部协和发展史，也是一部医学人文实践史。如果说，非要给医学人文或人文医学定义，我愿意用"走心医学"来表述。因为，医者的用心、尽心之上，一定是走心。走心，是以专业的医学服务，把人文的光芒、人性的温暖，带给患者，也带给医者，带给公众健康。

　　不走心，无医学。走心医学，是有使命担当的医者每天的实践。

　　谢谢每位作者付出的心血，谢谢郎景和院士为本书作序。感谢编辑的鼎力支持、王学武老师的真情指导。

张抒扬

协和的"医之心"就是协和精神

（序2）

郎景和

张抒扬院长主编的《医之心——百名协和医学专家医学人文志》出版在即，这是一个重要的、令人难忘的时刻！我们刚刚庆祝与纪念了中国共产党成立100周年，又迎来了北京协和医院建院100周年，双喜临门，人心振奋！

协和的"医之心"就是协和精神。协和精神就是协和的院训——严谨、求精、勤奋、奉献。严谨、求精是科学精神，勤奋、奉献是人文精神，这是100年来我们遵循的、我们实践的、我们传承的协和精神、协和之魂、协和之心。

"医之心"，首先是仁爱之心。仁是善良，爱是人性。无论过去、现在还是将来，无论是协和或其他医院，都要以人为根本，生命至上。

做医生、行医事中的"医之心"，是哲学理念。我们要敬畏自然、敬畏医学、敬畏生命。这就形成了我们在行医过程中"戒、慎、恐、惧"和"如临深渊，如履薄冰"的观念与准则，形成了我们在行医过程中的"三基三严"——基本理论、基本知识、基本技术和严格、严密、严谨。

"医之心"还表达了我们传承精神、队伍建设和人才培养的作为。我院现今的医务人员可能多数并没有见到过张孝骞、林巧稚等前辈，但他们的精神永在，他们就在我们的周围，他们的思想、他们的精神是协和永在的灵魂。我们都在讲他们的故事，他们的背影就是我们的前方。当然，协和还要进一步发展，不仅是传承，还要发扬；不仅是保持，还要创新。

本书记述了当代协和人对协和历史、对协和前辈的深情怀念，对协和精神、协和工作的深刻感悟，对协和发展、协和未来的深切期盼。文章朴实无华，感情真挚，表达了协和人一贯的求实、求真的品格，也表达了协和人奋发图强、追求卓越的信心。

协和有着辉煌的过去，也必将有更加灿烂的未来，这就是我们"医之心"的共同守望！

作者简介

郎景和

中国工程院院士，北京协和医院妇产科名誉主任，教授，博士生导师。

目录

帮助篇

安慰篇

治愈篇

"拆弹"——托起生的希望

郑月宏

● 作为血管外科医生，我们时常遇到这样的场面：不做手术，患者的生存概率可能是零；做手术，过程凶险万分，但尚有一线生机。这就是我们"拆弹"工作的日常抉择。

作为血管外科医生，我们时常遇到这样的场面：不做手术，患者的生存概率可能是零；做手术，过程凶险万分，但尚有一线生机。这就是我们"拆弹"工作的日常抉择。

这一天，我的门诊来了一位刚过而立之年的年轻妈妈，随她一同走进来的，有她焦急的丈夫，以及父母、公婆四位老人。

仔细看过片子，我瞬间明白为何这一家人如此焦虑。一个鸡蛋大小的颈动脉瘤，长在了患者的颅底下方、左耳后方。虽然在体表无法触及，但却隐藏着破裂出血导致压迫窒息，以及血栓脱落引起偏瘫的巨大风险。它仿佛是患者体内一枚随时可能引爆的"不定时炸弹"，如果不及时治疗，非死即瘫。在来我的门诊前，他们已走过了很多家医院，都无能为力。

我迅速判断出了这个病例治疗上的技术难度和风险：这么大的颈动脉瘤长在颅内外沟通处，能解剖出近端动脉又顺利重建的希望有多大？这里血管、神经密布，若稍有不慎就是灾难性的后果。而且患者如此年轻，家里还有一个年仅3岁的孩子，可以说，她承载着家庭的所有希望，如果手术出了问题，他们如何承受？我们该去冒这个险吗？

但是，这个被疾病笼罩、紧握着最后一根救命稻草的家庭，让我很难说"不"。我们的团队也曾多次挑战过疑难的病例，而且在协和这个多科协作的疑难杂症中心，不管是多么难的病，我们也该为患者去拼一拼、试一试。

由血管外科联合耳鼻喉科高志强教授、冯国栋教授，麻醉科黄宇光教授等专家为代表的多科协作团队迅速组成。同时，我们的专科护理团队也为患者的术后康复制定好了周密的计划。最终，患者家属在我们给出的介入杂交和开刀两种方案中，选择了后者。为了尽力规避风险，最大程度地保全所有生理功能，我们和耳鼻喉科的专家共同制定了两套手术计划，尝试保住患者的听力。

但正如术前谈话时，我和患者家属所谈及的那样，"这个病、这种情况，不可能不付出代价"。手术开始，当术前的一切未知被清晰地暴露在眼前时，为了挽救患者的生命，打断封闭耳道、失掉听力，还是成了唯一的选择。

4小时的磨骨，暴露颅内动脉血管，于患者大腿取下一段自身静脉，阻断左侧颈动脉，准备上下绕过动脉瘤区域，进行颅内外搭桥缝合。10分钟以内，要在一个近似于钥匙孔的狭小空间里面，将直径4毫米的血管缝合在动脉上，且只许一次成功，哪怕类似手术先前已有过数次经验，我们依旧如临大敌。如果血管吻合不上，等待患者的将是瘫痪。

时间一分一秒地过去，监护的声音、手术人员的呼吸声、动脉瘤的搏动声，夹杂其间。松开镊子的那一刻，看到瞬间膨起的血管，心里的石头终于落地！我长舒了一口气，她的孩子又能有妈妈的陪伴了。

16个小时，6个科室，十几名医生，这场超高难度持久战，我们又赢了！

在协和行医多年，我们经历了太多复杂和凶险的病例，而这名年轻妈妈的故事在我脑海中始终历历在目。回想起来，是因为在协和这样好的平台，我们有实力强大的医疗和护理团队，也有足够的技术积累。我们总说病人是最好的老师，他们愿意给予我们最大的信任，把命交到我们手上，所以即使顶着雷、冒着风险，我们也要尽最大努力帮助他们，不放弃一丝希望。而"拆弹"，也许并不只是医学意义上的救治。手术的成功与否，关系到的不单单是一个患病个体。治愈一个病人，也是在拯救一个家庭，让孩子仍有父母相伴的童年，老人也得以颐养天年。

对于医者来说，每一次治疗都是一场凶险异常的战斗，打赢需要过硬的本领，更需要强大的信念。当面对一个又一个生死时刻，我们如何坚守誓言，担起责任，勇对风险，成为病人性命相托的最后一站呢？一代又一代协和人，用一点一滴的行动告诉了我们答案。

协和是中国医学生心中神圣的殿堂，每每读到张孝骞、曾宪九、林巧稚等国之大医的事迹，我都不禁感慨，他们留给世人的不只是精湛的医术，更是对患者无私的大爱，对生命深深的敬畏，对我国医疗事业的深厚情怀。沿着大师之路走过百年协和，目光所及，每一片青砖碧瓦都在诉说着时代的故事，告诉我们如何成为一名心中有大爱的医者，成为一位传承协和精神的师者。

从登上历史舞台开始，协和这座"大师摇篮"和"医学殿堂"就不断见证着协和人在学术上追求卓越、勇攀高峰的瞬间，更承载着协和人服务基层、支援边疆、抗击疫情的使命和担当。协和以她深厚的底蕴滋养着每一名医者不断成长，在这里耳濡目染的我们，又作为协和精神的传承者，将医者仁心的种子代代播撒。

"百年协和，一切为民"，深深烙印在协和人心里的，是对仁心仁术的传承，对生命的敬畏，对医学事业的情怀。在协和即将迎来新百年之际，作为协和人，我们将继续肩负起医学发展和救死扶伤的责任，为更多的患者托起生的希望，见证新起点下协和新百年继续创造的辉煌！

作者简介

郑月宏

北京协和医院血管外科主任，博士生导师，临床博士后导师；北京协和医学院科研博士后导师、药学博士生导师。

擅长周围血管外科疾病（如颈胸部大血管病变和腹主动脉瘤）的介入和手术诊治，创立布加根治、胸腹主动脉瘤、颈动脉体瘤多种血管手术新入路和手术改进。多次获中华医学奖、华夏科技进步奖等。

不负重托，捍卫生命，慰藉心灵

黄宇光

● 使命光荣，责任重大。百年协和承载着一代代协和医者的仁爱、艰辛和荣光，也承载着百姓美好的就医期待和生命最后的托付。面对疑难杂症和危急病人，作为协和的医者，敢接也必须接，是身为医者的仁爱、责任和担当，更是协和人的使命所系。

临场担当，迅捷行动：挽救生命于危急中

一天，麻醉科通播中突然响起"请麻醉科主任速到XXX手术间"的声音。我以百米冲刺的速度冲进手术间，面对的是一名颈动脉体瘤术后血肿压迫气道，进行性呼吸困难的患者。患者张口困难，头后仰困难，舌头和口咽部组织高度水肿。医护人员想尽各种办法改善患者的通气并准备插管，然而巨大的血肿像恶魔的手紧紧掐住患者的脖子，患者的血氧逐渐下降，麻醉机发出的刺耳报警声让人揪心。

我毅然决定进行插管，但是患者的口咽部水肿严重，口水混着出血，吸引器吸引依然无法改善视野，困难气道管理工具中处于金字塔尖的纤维支气管镜不可行！"换可视喉镜，准备气切！"没有任何犹豫，我尝试用可视喉镜进行插管，以期在水肿出血的组织

中寻找声门，但口腔内的解剖结构完全无法辨识，盲探插管误入食道，而这时，患者的氧饱和度已经掉到了60%。

耳鼻喉科会诊医生到场了。但这是一个年轻医生，突然碰到颈部大出血和濒临死亡的患者，瞬间慌了神，不敢贸然气切，只好立刻呼叫上级医生。可这时患者的氧饱和度已测不出。看着患者青紫的嘴唇，我深知鲜活的生命可能在等待中流逝："再来一次！"

我深吸一口气，拿起可视喉镜，放进口腔。整个手术间鸦雀无声，大家都很清楚，这是患者最后的机会。我盯着可视喉镜屏幕，画面中隐约看到一个水肿变形的悬雍垂，口咽部的解剖依然血糊糊的无法辨识。忽然，在咽后壁的一堆组织中冒出一个气泡，我眼疾手快地向气泡冒出的方向插管并迅速连接呼吸机……

"插管成功！"

手术间里瞬间爆发出一阵欢呼声。

进行手术麻醉犹如上地雷战的战场，谁也不知道自己什么时候会踩到地雷。时间就是生命，危急时刻，常常需要我们勇于担当，快速决策，迅急行动。

做出艰难决定：为百岁老人继续享受天伦之乐拼一把

这一天，急诊收入了一名特殊的股骨颈骨折患者。在一周后，他即将迎来自己的一百岁生日。老人家合并多系统基础疾病，多科会诊的结果是：做手术，临床风险极高，手术台可能成为患者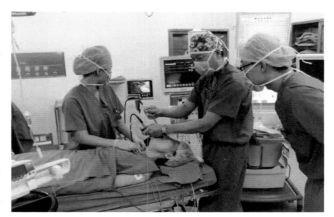生命的终结地；不做手术，患者的生命短暂且痛苦。

百岁老人手术的第一关——麻醉本身便充满风险。作为患者的主麻医生，我和主刀的张保中医生及会诊专家经过慎重思考权衡后，达成了共识：协和医院作为全国疑难重症诊疗中心，是危重患者生命的最后守护地。我们不做，还能指望谁来做？这时候正是体现协和责任和担当的时刻，只要外科需要做，我们就想办法麻醉，还要保证病人麻得过去，醒得过来。我们愿意为这个病人的手术保驾护航，让老爷子安全舒适地过好百岁生日。

最后，在百般的矛盾和纠结中，整个团队决定为老人家拼一把。

我为患者选择腰丛坐骨神经阻滞麻醉，将麻醉对患者呼吸循环系统的影响降到最低。同时，应用由我带领团队在国内率先开展的神经刺激器定位技术，精准顺利地完成了麻醉，从而保障了手术的顺利进行。

老人家术后康复很顺利，终于在百岁生日前顺利出院，继续享受天伦之乐。

秉持简单信念：让年轻母亲听到儿子美妙的童音

2020年4月，一个朋友给我发来一份病例，"求问听力恢复的可能性"。患者是一名年轻的母亲，产后出现了渐进的听力障碍，十年间四处求医，被诊断为神经性耳聋，解决方案只有佩戴助听器。

她按医生的推荐，定制了高端隐形助听器，但随着每日戴助听器的时间越来越长，经常伴随有头晕耳鸣现象。患者于是变得焦虑、抑郁甚至绝望。她的家人还告诉我，患者的书面文字表达不错，但因听力障碍严重影响了自信心，变得沉默寡言。患者还有一个3岁的儿子，她是多么想听到儿子美妙的童音啊。

"全力救治。让这个年轻的母亲听得见、听得好。"我本着尽力试一试的心理将病例转给了耳鼻喉科主任高志强。高主任的想法和我一样。他说："让患者来找我吧，她还年轻，我们应该尽力去挽回她的听力！"

经过认真细致的检查，高主任判断患者的听力下降问题是耳硬化症引起的，通过微型的镫骨手术有可能恢复。于是，高志强主任亲自手术，我做麻醉，经双侧两次手术后，困扰患者多年的病痛解除了，听力基本恢复正常，年轻的妈妈又听到了孩子天真可爱的声音。

作为教育工作者的她后来特意带儿子来到医院，希望儿子能受到我们的影响，成为一名能挽救患者于痛苦的仁医。

使命光荣，责任重大。百年协和承载着一代代协和医者的仁爱、艰辛和荣光，也承载着百姓美好的就医期待和生命最后的托付。面对疑难杂症和危急病人，作为协和的医者，敢接也必须接，是身为医者的仁爱、责任和担当，更是协和人的使命所系。协和能接，是因为积严谨于日常的百年来一代代协和医者精湛的医技追求和救死扶伤、不辱使命的精神传承。作为协和的一位医者，我希望弘扬百年协和的职业精神，践行之，传承之。

作者简介

黄宇光

北京协和医院麻醉科主任，北京协和医学院麻醉学系主任，主任医师，教授，博士生导师。

中华医学会麻醉学分会主任委员，国家麻醉专业质控中心主任，世界麻醉医师学会联盟（WFSA）常务理事，爱尔兰麻醉医师学院荣誉院士。第十三届全国政协委员及教科文卫委员会委员。

热爱

叶俊杰

● 在为患者诊治的过程中，我更加热爱眼科医生这一追求光明的神圣职业。正是因为这份热爱，哪怕仅有1%的希望，我也会用100%的努力去挽救患者的视力。

"叶大夫，我看见，您是戴眼镜的……"

手术台上，当我为一名近乎失明的白内障患者摘除混浊的晶状体后，他看着我，说出了这句话。

激动、喜悦、欣慰……我的心情难以言表。作为一名眼科医生，我的职责就是守护患者的"视"界。

我为一名辗转多家医院，均被告知手术预后差，不适合手术的闭合漏斗状视网膜脱离、增殖性玻璃体视网膜病变患者进行玻璃体切除手术，经过一个多小时切除浓缩、机化的玻璃体，剥除视网膜表面的机化膜，取出视网膜下的机化条索，气/液交换后视网膜全部复位，那时的兴奋之情是什么都换不来的。如果一定要用语言来形容，我想那就是"大快乐"吧！

我热爱我的职业。从医40年，我遇到过许许多多疑难重症，正是因为这份丝毫未减的"热爱"，以及不达目的不罢休的"执着"，让我不断去攻克一个个难题。在给患者带来光明的同时，我也收获了巨大的幸福感。

一

记得在25年前的一个冬天，一对母子走进我的诊室。

"大夫，上周我的左眼突然看不见了，这两天右眼也开始看不清……"这名中年女性患者神情焦虑，满脸疲惫。她曾经在当地医院就诊，被诊断为"左眼葡萄膜炎、眼底出血""左眼急性视网膜坏死"。经用地塞米松、庆大霉素球周注射1周无效，视力继续下降，改用阿昔洛韦治疗，但病情仍进行性加重。之后，患者的右眼又出现了前节炎症及玻璃体视网膜病变，视力迅速下降至0.4，再增加阿昔洛韦剂量，病情继续恶化。

我为患者检查了视力，结果令人忧心——右眼只有0.4，左眼无光感。根据双眼眼部表现，诊断为"双眼急性视网膜坏死，左眼视网膜全脱离，左眼黑矇"。

急性视网膜坏死是由疱疹族病毒感染导致的严重致盲性眼病。这种眼病不仅发病迅速，而且预后差。当时，国内普遍采用针对单纯疱疹病毒感染的阿昔洛韦治疗急性视网膜坏死。但是，这名患者病情每况愈下，使用阿昔洛韦无效。我不禁想：有没有其他感染病原体的可能？

在胡天圣教授的支持下，拟对患者无光感的左眼进行玻璃体切割术，同时获取脉络膜视网膜组织，以确定感染病原体。在当时，脉络膜视网膜活检是国内首例。上报科室、医院领导批准后，我找到患者和家属进行术前谈话。

这对母子的心情，或许可以用"喜忧参半"来形容。但只有查出感染病因，才能对症治疗，努力挽救患者的视力。我详细解释了手术的必要性和风险，最终的决定还是要患者本人来做。

"如果我两只眼睛都看不见了，可怎么办呀，叶大夫……"

"我们就是奔协和来的，就是奔叶大夫您来的，这是最后的希望了。"

这样的情景，在我从医生涯中经历过无数次。患者的依靠和信赖让我感到肩上沉甸甸的责任，但与此同时也会产生担忧——如果治疗不能达到预期效果，怎么办？患者和家属能够理解我吗？每一次，这样的担忧都会被身为医生的强烈责任感所战胜：无论如何，我都要尽全力去挽救患者的视力。

"如果您是我的家人，我会帮助您选择尽早手术，哪怕是一点点的希望也不能放弃。"

她含泪望着我，点了点头。最终，经患者和家属同意，我们进行了左眼脉络膜视网膜活检术，而感染病原体结果是水痘带状疱疹病毒！

这一结果是鼓舞人心的。通过查阅文献发现，可通过玻璃体腔注射治疗巨细胞病毒性视网膜炎的更昔洛韦药物。我对患者探索性进行右眼更昔洛韦玻璃体腔注药术，同时更昔洛韦静脉滴注。经过治疗，患者双眼的炎症均得到控制，右眼视力提高至1.0，眼底病变全部消退。左眼术后视网膜复位，眼球外观正常。

出院前，患者和她的儿子拿出一沓钱，再三请求我一定要代他们全家请科室的医生吃顿饭，略表感激之情。这份心意我们收下了，但钱是一定不能收的。

两个月后，病房收到了写有我名字的包裹。打开一看，是一些山楂，还有一封信。信中写道："山楂是自家种的，请一定收下。"随诊三年余，患者右眼视力一直保持在1.0。

在临床上，经由我们救治的患者，就像一个个独立的"点"，通过不断地寻找共性、发现特性、总结规律，这样的"点"也会慢慢连成线，让我们对疾病的了解更加系统、深入，最终推动整个学科的发展。正是通过这一病例，提高了急性视网膜坏死的诊治水平，让我们得以挽救更多的患者。迄今为止，国内临床上仍在沿用这一治疗方案。

二

医生是一个活到老、学到老的职业，眼科医生更是需要练就一双"火眼金睛"。

20年前的一个夏天，诊室里来了一名33岁的男性患者。他的双眼看不见已有两个月之久，曾在当地医院诊断为"双眼视网膜血管炎、左眼视神经炎"。口服激素治疗后，病情仍在恶化。

我为患者做了眼底检查。当看到"番茄奶酪样"眼底时，一个念头忽然在脑海中闪过——我想起自己在美国进修时见过的巨细胞病毒性视网膜炎，其主要是AIDS晚期并发眼部病变。这种"似曾相识"，立刻引起了我的注意。

追问病史得知，患者在1995年曾因外伤输过血。但当我问他是否做过HIV血清抗体检测时，得到的回答却是——"阴性"。

经过谨慎考虑，我们先后为患者查了两次HIV血清抗体，结果均提示阳性。请我院感染科李太生教授会诊后，确诊为"HIV感染、AIDS期"。这时，眼科确诊为"双眼AIDS并发巨细胞病毒性视网膜炎"。

在诊断明确后，治疗得以顺利展开。我们分别对患者的双眼采取更昔洛韦玻璃体注药术。注药后1周，患者对我说："叶大夫，我能看见光了……"

经检查，患者双眼视力由无光感提高至光感，3周后眼底病灶消退。看到患者高兴的样子，我的心里感到些许安慰，但还是不满足这样微小的好转。科室的其他医生安慰我："叶大夫，患者视力能从无光感提高至光感，已经是一个质变了。"

虽然我也明白这个道理，但还是忍不住想，如果患者能早一点儿发现感染HIV病毒，早期用药，就可以避免眼部的并发症；如果患者的眼部病变能够早期治疗，或许视力比现在还会更好一些。

这是在我国发现的首例以眼部症状首诊的艾滋病患者，此后，我们便开始了与感染科的一系列合作，开展HIV/AIDS眼部病变相关的基础和临床研究，探索适合中国国情的相关规范化诊断和治疗模式。我利用国内外会议及讲座推广HIV/AIDS的眼部病变诊断要点，总结撰写并发表相关中英文文章22篇，主编相关著作1部，为提高眼部为首发症状患者的早期诊断水平做出努力。

在为患者诊治的过程中，我更加热爱眼科医生这一追求光明的神圣职业。正是因为这份热爱，哪怕仅有1%的希望，我也会用100%的努力去挽救患者的视力。

作者简介

叶俊杰

北京协和医院眼科主任医师，教授，硕士研究生导师，眼底病专家。

现任中国医师协会眼科分会葡萄膜炎免疫专业委员会副主任委员等职。

曾任北京协和医院眼科副主任，中华医学会眼科分会眼免疫学组副组长。

荣获中国女医师协会五洲女子科技奖等多项奖项。

专长为玻璃体视网膜疾病与感染性眼病的临床诊治与研究，诊断治疗了大量疑难重症，有丰富的临床经验。

04

好事成双

付晨薇

● 他说，为了纪念全家与协和医院的缘分，老大是女儿，起名
  叫协春；老二是儿子，起名叫和清。"这样，我们一家人就
  一辈子和协和在一起了。"

如果一个健康的女性怀上了双胞胎，全家人都会激动不已，时时刻刻盼望着可爱的小生命降临。

　　而怀有双胎的小吴，却曾经是既"幸运"又"不幸"。

喜忧参半

　　3年前，小吴和她的先生一同来到了我的门诊。翻看病历后我知道，这是一个高危孕妇，情况十分棘手。

　　28岁的小吴有重度子宫内膜异位症。因为存在严重的痛经和双侧肾积水，在那一年的3月，我们妇科专家朱兰教授联合泌尿外科，为小吴完成了一次高难度的手术。从病历上长长的一串手术名称——"剖腹探查+盆腔粘连松解术+右侧卵巢囊肿剔除术+阴道直肠隔病灶切除术+左侧宫骶韧带病灶切除术+双侧输尿管病灶切除术+

输尿管膀胱再植术",仿佛能看到协和专家们与疾病交锋过程的复杂与艰险。

术后,经过了长达四五个月的药物治疗和恢复,同时患有原发性不孕的小吴在生殖中心接受了辅助生育的系统治疗,终于如愿以偿地怀孕了。

然而,她的情况却是喜忧参半。喜的是,小吴竟然怀了双胎;忧的是,同时孕育两个小生命,对她的身体是一个非常大的考验。

由于患有子宫内膜异位症,小吴的子宫本身就缺乏弹性,在这种情况下,还能否胜任双胎妊娠呢?已有广泛粘连的盆腔,能否顺利减胎?在怀孕期间如果发生流产,小吴还有没有再次成功妊娠的机会?众多可能遇到的问题在我的脑海中闪过。可以说,无论是作为医生的我,还是身为患者的小吴,都面临着艰难的选择。

几经考虑,这对夫妇还是决定:继续双胎妊娠。

小吴的先生用一种非常虔诚的目光看着我说:"我太太第一次做手术之前,先去其他医院看过。他们都说,她的病情实在太复杂了。可后来,协和的专家不仅帮我太太治了病,还让我们有希望当上父母。付大夫,我们的孩子只有交给协和才放心呀!"

一个家庭以性命相托,让我深深体会到了责任的重量。记得我的回答是:交给协和可以,但在小吴怀孕和生产的过程中,还有很多关等着他们去闯,甚至每一关都可能危及生命。

"我们会做好心理上的准备。"小吴夫妇语气肯定地说。

后来证明，这一路真的是不停地在闯关，也真的是医患齐心、拼尽全力。

一路闯关

小吴孕12周时，超声检查就发现了完全性前置胎盘，并且开始有反复阴道出血。子宫内膜异位症、双胎妊娠、完全性前置胎盘，单单任何一个诊断，都是早产和产后出血的高危因素。而小吴同时有这三种高危情况，可谓如履薄冰。

每次产检，小吴和她的妈妈都是小心翼翼的，小吴的先生则尽量笑呵呵地撑起这一切。我总是一边叮咛、一边嘱咐地将这一家人迎进来，送出去。后来，小吴因为反复出血住了几次院，我们一边为她保胎，一边积极预防血栓，医生和护士费尽了心思，总想着过一天，赚一天，宝宝们就能强大一些，生存的希望也更大一些。

次年2月的一个晚上，怀孕只有28周的小吴开始出血增多，并且大量流液，可能是胎膜早破了。

接到电话后，我一路驱车，赶到医院为小吴做急诊手术。

由于两个胎儿只有28周，除了积极救治产后出血，更考验主刀大夫的是，如何在小吴分娩前尽量避开胎盘，切开子宫，努力让两个小生命不发生窒息，也不要失血。

我和同事仔细探查了小吴的子宫，并设计了切口。最终，两个孩子都顺利分娩——一个945克，一个1035克。 经过儿科医生的积极救治，顺利送达新生儿病房。

回想这一路闯关的过程，可以说，整个团队都在一起发力。在手术前，我们提前为小吴放置了输尿管导管，还做了很多细节的准备，这些都成了减少孕妇出血和副损伤的有力武器。记得在开车去医院的路上，我联系朱兰教授，说我要去为小吴做这个手术，如果大出血切子宫，可能需要她的帮助。

朱兰教授说："小付你放心，我都在。"

回家的路上，我回复她说："一切都好。"

二环路上安静畅通。这一晚，我们闯关成功了！

总有阳光

两个小家伙没有辜负大家的期待，在儿科医生护士们的一起努力下，他们如期出院了。

后来，小吴的先生经常和我联系。他说，为了纪念全家与协和医院的缘分，老大是女儿，起名叫协春；老二是儿子，起名叫和清。"这样，我们一家人就一辈子和协和在一起了。"

他说这些话的时候，我眼前闪过了小吴一家人从满心忧虑地就诊，再到开开心心地离开的一幕幕。他不知道的是，我早就把这一家子当成了自己的亲人。每每想起他们，都觉得值得！

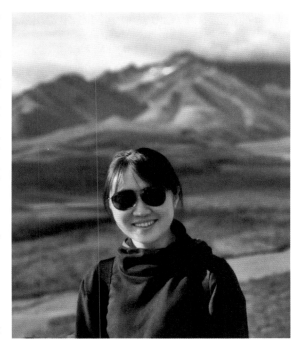

小吴的故事，只是我从医多年来的一个缩影。自2000年8月我从北京协和医学院毕业后，就一直留在妇产科这个让人骄傲又自豪的集体。

我还记得自己第一天上班的样子：背着双肩包，蹦蹦跳跳地来到位于内科楼八层的产科病房，到护士台找老师报到。我在妇产科温暖的大家庭里成长着。刚开始，我跟着住院医一起值夜班；后来，我开始独立值班，从夜班长二线、长三线，再到成为副主任医师、主任医师。一开始，师长们手把手地教我接生、拉吸引器、做手术、做羊水穿刺。后来，我也开始带着年轻一代做手术，告诉他们哪里有PITFALL，时刻要未雨绸缪，等等。

时光流转，在20多年的协和生涯中，我收获了一身还算过硬的本领，也传承了协和人的担当和对患者的大爱。

八层妇产科的走廊里，阳光透过尽头的玻璃窗洒进来，干净又温暖。而在协和的每一个角落，始终有充满阳光的温暖故事，在不断上演着。

作者简介 ·⋀⋁⋏·

付晨薇

北京协和医院国际医疗部副主任，妇产科主任医师。

2000年毕业于北京协和医学院，获博士学位，师从妇产科大家郎景和院士。毕业以来一直就职于北京协和医院妇产科，目前从事产科临床工作。"严谨、求精、勤奋、奉献"的协和精神一直牢记于心，爱医院、爱岗位、尊重每一名孕产妇。

05

我们曾经是你的
"爸爸妈妈"

李正红

● 当刚学会走路的你跌跌撞撞扑进我的怀里时，我想你知道
我们曾经是你的"爸爸妈妈"。

　　一个普通的夜班，电话铃声响起，产科医生通知我做好准备去手术室共同迎接你的到来。

　　熟练地准备好暖箱和氧气瓶，拎起装着所有"零件"的"工具箱"，我推着转运暖箱一路小跑奔向手术室。人们常说新生命伴随着"哇"的一声啼哭降临人间，而你的出生却没有一丝声音，你那么娇小、脆弱，透明的皮肤让常人不敢去碰触，没有呼吸，心跳微弱。将你的小身躯放在开放暖箱上后，我马上进行复苏，用最小号的气管插管保障你的供氧，随后，在你爸爸的陪伴下火速把你转运到新生儿重症监护病房（NICU）。你的体重只有620克，比一瓶矿泉水大一点点。不知道你的爸爸妈妈有没有给你起名字，我们都叫你小Q。

　　你提前了三个半月来到人间，所有器官还都没有发育成熟，你小小的身体连着各种仪器：体温探头、心电监护探头、气管插管、胃管、输液针。成为NICU"名人"的必备条件是病情危重，很快全体医护人员都知道我们病房住着你。我们要24小时监测你的体温、呼吸、心跳、血压。为了维持你的生命，我们还要用呼吸机帮你呼吸，用营养液给你提供营养。对护士阿姨来说，给你薄得透明的皮肤扎液是一个巨大挑战。我们用脐静脉和中心静脉插管，以尽量减少你扎液的次数，让你不那么疼。我每天都会计算你所需要的各种营养素，你所输的葡萄糖是我用方程进行计算，用50%和10%的葡萄糖配出来的，精确到每小时每千克体重多少毫克；氨基酸和脂肪乳要精确到每天每千克多少克；钠和钾的量要精确到每天每千克多少毫摩尔；微量元素、多种维生素统统要想着给你补充到位。所有的医嘱都是精确到小数点后一位数，护士阿姨在给你配液时像是在做精密的科学实验，每一种成分都要准确，并且要反复核查。每一班医生都会关心你吃了几毫升的奶，尿了几毫升的尿，排了几次便便，再事无巨细地交代给下一班的医生。

　　每次跟你的爸爸妈妈谈话，我只能以医生的身份，客观地告诉他们你存活的概率，早产对你的各种影响，甚至是你可能出现的远期后遗症。但是，我更希望你的爸爸妈妈明白，我跟他们的立场是一样的，那就是希望你能活着，并且是健康快乐地活着。

　　第一次谈话后，你的爸爸红着眼睛走了，我非常抱歉，但我不得不将可能发生的事情都告诉他。无论是好是坏，他有知情的权利，而我有告知的义务。我非常感谢他，因为他承担着巨大的压力

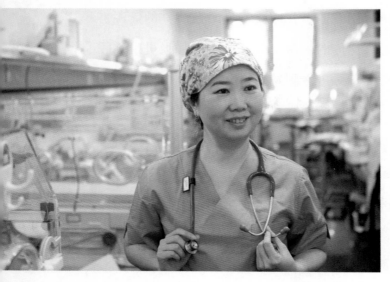

决定继续抢救你，给了你活下去的机会，而我的责任就是帮他把握这个机会，帮你活下去。

活下去对于你来说异常艰难，因为你太小、太脆弱，脆弱得一口气喘不匀、一口奶吃不好都可能要命。你的病情起伏不断，我经常为了你加班到半夜，而值班医生也经常为了你彻夜不眠，你的爸爸妈妈也有几次接到你病情危重的电话而匆匆赶来医院。我们的心情都跟着你的病情变化，晴天、阴天、大雨、晴转多云。小小的你却有着惊人的生命力，你以生命相托，我必全力以赴！

我们一起打怪升级，你一步步过关斩将，有创呼吸机改无创，无创改高流量吸氧，吃奶从1毫升到5毫升，营养液从4批减少到1批，直到终于可以完全肠内营养拔出深静脉导管。

看着你穿着小尿裤，美美地躺在暖箱里，等着吃奶长肉，我怀疑你是不是以为自己在夏威夷海滩？你在NICU住了63天，在这63天中，我对你的爱，一点儿不比你的爸爸妈妈少。我们可是过命的交情呀！我看着你在我们的手中，从一个620克的小不点儿长成了2200克、脸蛋上有两块小肉肉的"胖娃娃"。你可以自己维持稳定的体温，学会了自己呼吸，自己吃奶，终于可以回到爸爸妈妈的怀抱了，我有点儿舍不得，不放心。在你回家后还给你的爸爸打了几次电话，问你吃得是否跟住院时一样多？有没有在吃奶的时候忘了喘气？尿得多不多？拉得好不好？但很快我就忘了你，因为我还有其他的小宝宝要忙，像陪你一样陪他们走一段艰难的人生旅程，再把他们送回自己的爸爸妈妈身旁。

在"六一"的阳光天使联谊会上，你的爸爸妈妈带你回到协和，跟曾在这儿住院的其他早产宝宝一起庆祝儿童节。你的妈妈说，一向怕生的你跟医生护士阿姨一点儿都不认生。当刚学会走路的你跌跌撞撞扑进我的怀里时，我想你知道我们曾经是你的"爸爸妈妈"。

▌作者简介 ♥∿

李正红

北京协和医院儿科副主任，主任医师，博士生导师。

中华医学会、北京医学会儿科分会消化学组委员，北京医学会早产与早产儿医学分会常委，营养管理学组组长。

《中华儿科杂志》《中华新生儿科杂志》《中国实用儿科杂志》《中国当代儿科杂志》编委。

2012—2013年于美国辛辛那提儿童医学中心访问学习。

信任的力量

孙华

- 信任，来自病患心底的真诚，是医生履行职责的激动剂。信任与担当，是医患之间良性的精神互动，也是医生和患者快乐幸福的源泉。

身形瘦弱，面色萎黄，左右鼻孔分别插着胃管和空肠营养管，嗳气频发，含胸沉默……

这是12年前，年过六旬的程女士在家人搀扶下，缓缓走入我诊室时的样子。食管癌术后50天、部分胃切除、术后少量流食、胸闷气短、恶心呕吐、消化道造影证实存在胃排空障碍……因为这些临床表现，患者被下了"手术后胃瘫"的诊断。

"胃瘫"患者的胃蠕动能力低下，进食后食积疼痛，上腹饱胀，恶心，呕吐，是一种动力性的梗阻现象，如同机器停止运行般危重。接诊后，我迅速浏览了程女士的病历摘要，得知她已在外院经过一个多月的禁食禁水、胃肠减压、营养支持等治疗，但均无效果，反而体重迅速下降、日夜寝卧难安。程女士不仅承受着疾病之痛，还经历着对肿瘤的恐惧、对家人至亲的不舍。巨大的精神压力让她忧思难解、郁闷压抑。

在我面前的程女士满面愁容。还没等她开口，我便轻柔地问道：“做完手术后的这一个多月，您身上带着管子，不能吃喝，胃难受不通，一定很痛苦吧？”

我的话音刚落，一直屈着腰背、低头叹气的程女士一下扬起了眉头，眼里闪着光：“对，孙大夫，就是这样的！家里人嘴上都在安慰我，但他们不能理解我有多难受，我太痛苦了……”

纵然我对这种情况已经非常熟悉，也诊治过成百上千例类似病情的患者，但面对疾病缠身的程女士，那一瞬间我的心弦还是被强烈搅动着。痛苦于她是那么真实，可能也只有她自己才能体会。恳请治疗、期待缓解、盼望治愈、力求生存……这些都是人之常情，医生也是血肉之躯，我怎会冷漠处置呢？

我轻轻拍了拍程女士的肩头，耐心地为她做出专业解释：“胃排空障碍俗称胃瘫，是指各种原因导致的胃排空延迟，是腹部手术常见的并发症之一，尤其是在胃部手术后更易出现。通过配合正规悉心的针灸治疗，大多数患者能痊愈。这么多年的工作中，我自己积累了不少经验。”

“我真是找对人了，谢谢您孙大夫！我女儿来之前专门打听到协和中医科对术后胃瘫治疗很擅长，我现在是住院期间，特地来找您的……”

信任如阳光、像支柱，医患间拥有信任，能彼此温暖、互相扶持！一句轻柔的问候、一段诊疗技术介绍，我和程女士的信任悄悄萌芽，并由此积淀，源于温暖、立于专业！

"您放心，您这种情况很常见，手术损伤了胃，胃也需要调整休息。如果在胃没有休息好的时候就让它工作，它当然就罢工啦，"我向患者解释道，"一方面，我们可以通过禁食、禁水的方式，让胃好好儿休息。另一方面，也可以配合药物、针灸等方式，促进胃的恢复。等胃恢复了功能，您的这些症状自然就会好转的。"

听到这里，程女士紧缩的眉头慢慢放松了："我相信您！我把自己托付给您啦，我听您的安排。"

信任，尤其是来自患者的信任，对于医生来说，是一份多么珍贵的托付！

在那之后，我运用中医基础理论，结合程女士的病情，开始了进一步治疗。她平素体质即脾胃气虚，又经历手术，损伤了经络和气血，加上对"肿瘤""癌"这些字眼儿忧虑郁闷，存在"思虑伤脾、肝气郁结"，进而导致脾胃的消化功能失调，"气血生化之源"的营养不足，中医辨证属于气虚血瘀、经脉受损、肝脾失和。这正是中医发挥优势特色的切入点，特别是针灸治疗。根据中医四诊要点，我不断辨证、辨经分析，取穴时兼顾局部、远道及辨证，使"气至病所"，最大限度帮助患者恢复经络气机的通畅，以健脾和胃、疏肝理气为主要疗法。

不到两周的时间里，程女士的诸多不适症状均得到改善，胃液引流渐渐减少，胃管夹闭6小时后胃液仅存50毫升。

我进一步建议程女士复查消化道造影，评估病情。疗效的反馈随后传来：

"做了消化道造影检查，已经看到胃肠开始蠕动啦，主治医师已经让我开始吃点儿东西了，以前觉得没有滋味的粥，现在吃起来觉得太好吃了！谢谢孙大夫！"

重温时景，她报喜心切，边说边喘，胃管在鼻腔里轻微移动，神情却兴奋得像个孩子。我轻抚着她瘦弱的后背频频点头，安慰都在注视里。

基于程女士的信任与配合，我继续针对她的间断性打嗝、胸闷烧灼感等不适给予巩固性针灸治疗，病情逐渐改善。后来又拔除了胃管及空肠营养管，经指导后进行饮食结构调整，情绪舒畅且配合适当活动，针灸治疗告一段落。

不过，虽然胃瘫痊愈了，但程女士因焦虑抑郁出现的睡眠不佳、胸部烧灼感经常反复，也出现过颈椎、肩、膝关节痛等其他不适症状，多年来间断在我门诊针灸治疗。症状缓解后，她不仅参加同学聚会，还能爬山郊游。她常念叨："孙大夫，我看见您跟您说几句话，您一给我针灸，就觉得不舒服全好啦。"

医患，由疾病相识，因信任结缘。医师给病人开出的第一张处方是关爱。这份爱，责至深、情至切。维系这份爱，靠的就是信任。

十几年岁月如梭，我时常感到身为医生的幸运与幸福，我惦记患者的病痛，时常琢磨治疗的改进，这是心头一份甜蜜的负累、一份心甘情愿的担当；患者更是经常牵挂、想念着我，对医者的敬重已化为她心灵依靠的港湾。

随诊期间，我和程女士会聊聊家常、谈谈趣事、互问冷暖，曾分享中医针灸申遗成功、被列入联合国非物质文化遗产名录的喜悦，曾交流中医针灸科普小文的保健知识，她按我的指导自我按摩、艾灸穴位进行保健……只言片语看似平淡却字字入心、句句牵情。

今年已经73岁的程女士，听说我在整理一些疑难病症，用于临床带教，便主动请缨，提供了保存十几年的宝贵病历本，并向我的学生讲述和我之间的医患故事，以及针灸治疗的种种效果，同时还不忘鼓励学生好好儿学习，传承中医针灸技术、发扬中医文化。

"遇到协和的顶级专家，我觉得自己还能活很多年，我还能在小区遛弯儿，还能逗小娃娃玩儿，我不是一只脚踏进棺材里的人……"虽然程女士只是我医治过的成千上万的患者之一，但她对我的这份真心相托我一直藏在心底，视如宝鼎，因为它毫无矫作，自然流露，诚挚可贵，日久弥真！

这份长达十余年的信任令我难忘、给我力量，让我承之欣慰、受之感动。信任，来自病患心底的真诚，是医生履行职责的激动剂。信任与担当，是医患之间良性的精神互动，也是医生和患者快乐幸福的源泉。

在38年的行医生涯里，我的诊疗一直深得广大患者的信任。我知道，正是这信任的力量，一直激励我、鞭策我，继续尽心竭力，救死扶伤！

▌作者简介 ·∿∿∿·

孙华

北京协和医院中医科主任医师，临床医学教授，博士生导师。

中国针灸学会常务理事，中国针灸学会综合医院针灸分会副主任委员。

曾多次被评为北京协和医院"优秀教师"及"优秀共产党员"。2020年被评为"首都中医榜样人物"，2021年被评为"优秀名中医"。

擅长针灸治疗脑血管病、抑郁症、术后胃瘫、失眠、颈椎病、腰椎间盘突出症、带状疱疹及一些疑难杂症。

07

概率

向阳

- 我相信，只要业务精湛，视患如亲，大胆假设，科学求证，"概率"也会变得更有温度，为所有医生助力，为广大患者服务！

概率是一个统计学术语，指的是事件发生的可能性。我们在科学研究和日常生活中，经常会谈到概率，比如天气预报会说降水概率，数学和物理学会说统计概率，看球赛会猜输赢概率。但是，在医学中，"概率"被赋予了特殊的意义，因为它关乎患者的生命健康，背后又连接着千千万万个家庭。

每次我在医院早上查房的时候，都会为科里的年轻大夫讲课，告诉他们一些最常见的概率。比如，关于早期宫颈癌，无论是根治性手术或放疗，还是保留生育功能的治疗后，复发率都是小于5%的。然而无论是采取根治性治疗还是保留生育功能的治疗，一旦复发，有将近50%的患者会因复发而死亡。对于卵巢癌，符合保留生育功能的早期患者，采用保留生育功能的治疗后的复发率和采用根治性手术治疗的复发率都在10%~15%。当然，一旦复发，5年生存率将明显下降。因此，对于这类患者如果采取保留生育功能的治疗，必须严格掌握适应证。作为妇产科医生，只有把这些基本数字牢牢印在脑海里，才能做到对治疗方式的选择心中有数。但是，要想成为一名真正合格的妇科肿瘤医生，不仅仅是记住这些冷冰冰的数字概率，更要铭记如何利用这些数字，指导我们进行临床决策和诊疗。

医学背后的命题是如何挽救生命，医生每天都在用思考来衡量疾病"概率"的利弊，而对于患者个人而言，带着对疾病的陌生、畏惧，甚至是恐慌，总会保护性地带着侥幸心理，把自己归入那个幸运的数字概率中……作为医生，我们要如何科学决策？如何用我们的爱与胆识、专业和担当，让概率温暖起来呢？

记得几年前的一天，门诊来了一名38岁孕16周的孕妇，一进诊室就泣不成声。

"大夫，我好不容易才怀孕，可，可是刚刚却查出了早期宫颈癌……大夫，我，我舍不得这个孩子，您一定要帮帮我……"

经仔细询问得知，患者已就诊于多家医院，得到的建议都是尽快终止妊娠，治疗肿瘤。而她太渴望这个孩子了！如果选择了早期宫颈癌根治方案，她将永远无法拥有自己的孩子。

作为一个肿瘤科医生，本已习惯用"概率"去解释情况的程序，但在那一刻，她的热泪和渴望求助的眼神触动了我。静思片刻之后，我斟字酌句地向她解释，其他医院的医生给出的处理方案，从肿瘤治疗原则上讲是对的。选择终止妊娠、治疗肿瘤，是最稳妥的方案。孕妇一听，立刻垂下头抽泣。我继续说："如果进行宫颈局部手术，保留子宫并继续妊娠，会有肿瘤发展的风险，流产的概率也会增加。但根据活检的病理类型及肿瘤的期别，以及最新的研究成果，你所患的是早期宫颈癌，并非特殊病理类型，采用保守性手术治疗的成功率有望达到90%以上。"

听到这里，患者的眼睛马上亮了起来，停止了哭泣。我告诉她，我们有信心为她进行保留子宫的扩大宫颈切除术，并在术中进行宫颈内口环扎，以保证妊娠的顺利进行。当然，过程中的风险不能排除。

患者非常激动："大夫，拜托您试一试。"

"考虑到你的迫切期待和要求，只要你和家人同意，我会组织科室迅速对你病变的范围及病理类型进行全面复核，在分析论证后再做决定。"

孕妇抬起头，满眼的泪花后面闪着光彩。此后，经过相关检查以及和患者反复充分的沟通，我对她先进行了宫颈的局部手术（广泛性宫颈切除术），子宫得以保留，其后严密监测妊娠情况，直到妊娠第34周后，我们适时进行了剖宫产并同时进行了子宫切除术。术后的恢复令人满意，新生儿出生后一切正常。她定期来门诊复查，到现在已经5年过去了，肿瘤痊愈，孩子也很健康。

前几天，还有一个年轻的患者举着一面大锦旗来门诊找我，一定要和我合影。硕大的锦旗后，露出她洋溢着欣喜笑容的脸庞。就是她，那个我没有因为"概率"而切除她卵巢的姑娘。

记得患者第一次来我门诊的时候，只有30岁，尚未生育，在查体时无意发现双侧卵巢囊肿，影像学提示"双侧卵巢囊实性肿物，恶性不除外"。当时，她的脸上满是恐慌，脸色苍白，连声问我："向大夫，我不切除双侧卵巢可行吗？如果保留了，复发的概率是多少？怀孕的概率有多大？我刚刚结婚，还没有孩子。"

在交谈中，我能感受到她的焦虑与期待。一直到手术前，她还在麻醉等候区递给我她事先写好的小纸条。递过纸条的手冰冷中带着微微的颤抖。她拜托我一定要想办法保留卵巢。之前在查房的时候，我为住院大夫讲解早期卵巢癌或者交界性卵巢肿瘤不同手术方式后的复发率情况，囊肿剥除比卵巢切除复发率至少增加一倍。但是，面对一位已婚未育的女性，选择题该怎么做呢？如果从肿瘤治疗的角度考虑，为了减少复发的概率，就要让患者永久丧失生育机会；但是，如果要保留生育的可能性，选择保留卵巢的囊肿剔除术，肿瘤复发的风险将会增加。

经过与患者反复沟通，我们决定为她进行双侧卵巢肿瘤剔除手术，保留了一部分正常的卵巢组织。术后病理显示，剔除的囊肿是交界性肿瘤，伴局灶早期癌变。患者按时来门诊复查，很快恢复了健康。如今，举着大锦旗憨笑着、期待与我合影的她，已经成功升级为妈妈了！

无论是妇产科还是其他专业领域的医生，我们面对的不仅仅是疾病。虽然我们学习了专业知识，熟知各种概念、数字和概率，但应用这些知识的医生应该用心、用情去治疗患有疾病的有思想、有情感的人。复发率是复发的风险，我们无法估量她会是那80%~90%没有问题的人群中的一分子，还是那10%~20%出现复发的人群。毕竟，一旦复发，对病人而言就是100%。

随着现代医学的发展，医学技术和医疗器械飞速升级，在提升诊疗水平的同时，也常常令人心生感慨。医学越来越成为各种精细检查和不同数字的展现。我平时看文献、为学生批改论文，满眼也都是各类数据和概率。特别是针对妇科肿瘤，实证研究和数据论证更是越来越多。我经常思考，"概率"是印在书本上的，但通过我们医生的口和手传递的"概率"来源于医者之心。我们要让"概率"因我们内心的仁爱而有温度，肿瘤的治疗中也因我们对患者综合分析、整体评估而更人性化。临床实践证明，在经过科学评估和确保肿瘤治疗安全性的基础上，医生的担当和能力，可以使过去的一些不可能变成可能。

我相信，只要业务精湛，视患如亲，大胆假设，科学求证，"概率"也会变得更有温度，为所有医生助力，为广大患者服务！

作者简介

向阳

北京协和医院妇科肿瘤中心主任，教授，博士生导师，享受政府特殊津贴，第九届国家卫生健康突出贡献中青年专家。

国际滋养细胞肿瘤学会执行委员及第18届主席，中华医学会妇科肿瘤分会副主任委员，中国医师协会妇产科分会妇科肿瘤专业委员会主任委员，中国抗癌协会妇科肿瘤专业委员会常委，北京医学会妇科肿瘤分会主任委员，北京医师协会妇产科分会副会长。

发表中英文论文400余篇，其中SCI论文100余篇，并作为指南编写专家，参与了 *FIGO Update on the Diagnosis and Management of Gestational Trophoblastic Disease* 的更新、编写。

主持国家自然科学基金10项、省部级研究项目多项；以第一完成人参与的《滋养细胞肿瘤综合诊治技术的进一步发展与推广》，获多项省部级一、二等奖。

致力于妇科肿瘤临床、科研和教学工作。主要研究方向为妇科恶性肿瘤的手术及综合治疗、妊娠滋养细胞肿瘤的规范诊治及难治病例的诊治策略。

08

遥远的梦想——漫步

李梅

 生活赐给我们苦难，我们却报之以歌。是成骨不全症小朋
友的坚强与勇敢，带给我们战胜疾病的勇气和智慧。

光阴似箭。12年来，莲莲一直是我心里挥之不去的牵挂。

我看着她从襁褓中的婴儿，慢慢成长为一个勇敢的女孩儿。我们一起走过的这一路有艰苦、有忧伤，但也有温暖与坚强。

初次相遇

我们第一次见面，是在北京协和医院内分泌科病房。

当时只有6个月大的莲莲，瘦小无助，让人心疼。虽然莲莲来到这个世界已有6个月的时间，但在轻微外力下她就会反复发生骨折，究竟骨折了多少次，连莲莲的妈妈都记不清楚了。由于反复骨折，莲莲不能有任何大动作的活动，每天包围她的是骨骼的疼痛。她那清澈无邪的大眼睛左顾右盼，充满期待，好像是在告诉我们：帮帮我吧……

莲莲的爸爸是一名普通工人，朴实而坚强。莲莲的妈妈则是家庭主妇，时常默默流泪。他们不知所措，有的只是对孩子的担心，对生活的无奈。

科学解惑

循着患者出生后一周即发病，反复数次骨折的线索，我们给莲莲做了认真细致的检查——发现莲莲巩膜蓝、双手关节韧带松弛，骨骼纤细，四肢弯曲。骨骼X线检查提示，她四肢骨骼纤细，骨皮质菲薄，多部位骨骼可见骨折线。骨密度检查提示莲莲的腰椎及髋部骨密度极低。根据影像检查与临床观察，我们确诊莲莲罹患的是遗传性骨病——成骨不全症，又叫"脆骨病"，也就是老百姓所说的"瓷娃娃"。莲莲，真是捧在手心里怕碎了的小娃娃。

成骨不全症是一种由于骨骼 I 型胶原蛋白数量减少或结构异常而造成的先天性遗传性骨骼疾病。发病原因可能与多种基因突变有关，临床表现为骨质脆弱、骨密度低下、反复骨折，可引发骨骼畸形，严重影响患者的生活质量，疾病还可以有多重骨骼外表现，包括蓝巩膜、耳聋、关节韧带松弛等。

明确了临床诊断，我们在北京协和医院国家卫健委内分泌科重点实验室的帮助下，采用先进的二代靶向基因测序技术，明确了莲莲的病因是COL1A1基因突变所致。骨骼不仅有钙、磷等矿物质，还含有丰富的蛋白质，而蛋白质中90%是I型胶原蛋白。COL1A1基因突变会引发骨骼中重要的I型胶原蛋白数量减少。莲莲携带COL1A1基因突变，使得骨骼中I型胶原数量减少，因而骨密度降低，骨脆性增加，反复轻微外力下发生了数十次骨折。

战胜疾病

由于成骨不全症是遗传性骨病，病因难以祛除，以往被认为是不治之症。面对如此弱小的生命，难道我们就束手无策吗？

经过北京协和医院内分泌科代谢性骨病组全体医生的反复会诊、多次商量，我们决定，尝试使用治疗骨质疏松症的药物，看看能否通过抑制骨骼丢失，来增加莲莲的骨密度，减少再骨折的发生。

于是，我们在莲莲爸爸妈妈签署知情同意书的情况下，试验性地给予莲莲静脉输注双膦酸盐类药物治疗。这个有些冒险的决定带来了明显的副作用，莲莲首次输液后，出现了严重的发热，体温升到39度，持续3天才好转。一开始，莲莲的爸爸妈妈很害怕，但我鼓励他们不要灰心，这可能是药物起效的标志，我们会给莲莲同时补充钙剂和维生素D，帮助改善病情。

过了一年，奇迹出现了，莲莲的骨折次数明显减少，骨密度显著升高，骨骼X线病变明显好转！之后，我们给莲莲输注了第二次双膦酸盐，这一次治疗，莲莲竟然未再出现明显的不良反应，让我们和莲莲父母对治疗充满信心。

曙光初现

是莲莲的勇敢和坚强以及家长的配合，让我们相信，并非所有的遗传性疾病都无法治疗，这也让其他的成骨不全症患者看到了希望。经过十多年的努力，我们不断探索成骨不全症的分子诊断和药物治疗，目前已经建立了我国单中心最大样本的成骨不全症患者随访队列，发现双膦酸盐等药物可以增加患者骨密度，降低骨折风险，而且很多新型的治疗药物也在不断研发中。

随着对疾病认识的提高，诊断和治疗水平的进步，北京协和医院牵头全国多名专家总结临床经验，撰写和发布了《成骨不全症诊疗指南》，让更多的医生了解这种危害严重的疾病，提高对疾病的临床诊断及治疗水平。

破茧成蝶

尽管莲莲接受了有效的药物治疗，可是她过去骨折了许多次，四肢明显弯曲，在花儿一样的年龄，她不能站立，也不能行走，她的美好童年，难道要一直在轮椅上度过吗？我们又开始牵挂、担忧。

北京协和医院一直有着优良的多学科联合攻关的传统，在内分泌科、骨科、麻醉科的共同努力下，小莲莲接受了四次矫形手术，并在术后接受了科学的康复训练。经过两年的多学科联合治疗，莲莲弯曲的双侧下肢骨骼终于化曲为直了。

时光飞逝，转眼间，莲莲已经12岁了。有一天，在医院内分泌门诊的长廊上，我们用期待的眼神，鼓励莲莲试着扔掉拐杖，走几步看看，莲莲胆怯地迈出了第一步、第二步……尽管有些不稳，但却走得坚定。这蹒跚的漫步，竟然是我们12年来共同的梦想，漫长，却那么温暖。

生活赐给我们苦难，我们却报之以歌。是成骨不全症小朋友的坚强与勇敢，带给我们战胜疾病的勇气和智慧。

生命看似平淡、简单，却又充满波澜与温暖。

喜欢，做一名医者。

喜欢，岁月赐予的生命之歌。

作者简介

李梅

北京协和医院内分泌科副主任，主任医师，博士生导师。

中华医学会骨质疏松和骨矿盐疾病分会候任主任委员，北京医学会骨质疏松和骨矿盐疾病分会候任主任委员，中国研究型医院学会罕见病分会理事。

《中华骨质疏松和骨矿盐疾病杂志》副主编、编辑部主任。

09

原来生命可以这样延续

杨爱明

● 到了手术的最后，我的心已经跳到喉咙了，全身衣服都湿透了！不过，值得欣慰的是，我们成功了！患者后续的麻烦中止了！我们真正实现了"以病人为中心，待病人如亲人"的协和医院的办院理念。

"大夫，我是从满洲里过来的，我们那边的医生诊断是胰腺癌，说是晚期的，无法做手术了。听说您是胰腺方面的专家，您得救救我啊！"

那种眼神，到现在我仍然难以忘怀……

那是2014年的冬天，天气很冷，病人带着大包小包进了诊室。我认真询问了病史，原来，病人半年前出现眼睛、皮肤发黄，小便发黄，到当地医院就诊，最后诊断为胰腺癌晚期。病人说："因为无法手术，医院给我做了含放射性同位素粒子的植入，用于姑息治疗。我有黄疸，他们还为我装了胆管、胰管的支架。"遗憾的是，她在放置胆管支架后4个月就反复出现发热。就这样，病人带着好几本病历，十几袋的片子辗转找到了我。

我认真查看了化验单，结果提示胆管梗阻时出现的胆红素升高，肝功能异常，其中胆管支架放置前CA-199（提示胰腺癌的重要指标）明显升高，但是支架引流后却降到正常。这个指标立刻引起了我的关注：如果是胰腺癌，为何仅仅放置支架后，提示胰腺癌的肿瘤指标CA-199就能降到了正常呢？难道病人并不是胰腺癌，而是其他疾病？

我们知道，有一种罕见病叫自身免疫性胰腺炎，这个病很容易被误诊为胰腺癌。自身免疫性胰腺炎最重要的诊断指标是IgG4，想到这里，我赶紧在各种化验单里寻找答案。

为了诊断，当地医院下了不少功夫，为病人做了大量检查。大概20分钟后，我读完了所有化验单，终于找到了IgG4结果。

病人的IgG4指标是正常的。我没有放弃，继续认真看影像学检查，最近的CT、MRI都显示胰腺肿大，病变与其邻近的大血管关系紧密，确实很难分清是胰腺炎症渗出还是胰腺癌局部侵犯，而且还有放射粒子的伪影造成的影响，鉴别极其困难，需要再认真看看没有进行介入手术之前的片子。

面对十几个口袋的片子，我花了几十分钟仔细甄别胰腺、胆管、病变与血管、周围有无肿大淋巴结，以及肝脏的情况。最后发现，胰腺体尾部胰管并没有明显扩张，这个现象不支持胰腺癌。而且，在病人就诊初期，除了胰腺头部明显肿大之外，胰腺体尾部也有轻微的饱满，像有个包鞘样改变，这种现象让我想到还是有自身免疫性胰腺炎的可能。因为自身免疫性胰腺炎分为两型，包括1型和2型，1型自身免疫性胰腺炎的IgG4升高，而2型自身免疫性胰腺炎则IgG4不高。这个病人IgG4不高，会不会就是2型自身免疫性胰腺炎呢？

要搞清楚，就要进行穿刺以获取细胞、组织进行组织病理诊断。另外，病人放置胆管支架之后，反复出现发热，说明胆管支架不通畅，需要更换支架。这个时候的当务之急就是入院进行内镜下各种手术。我们很快联系病人住院进行进一步检查和手术。入院后，我们为她组织了一次大讨论。其中最主要是进行内镜超声引导下穿刺，怎么穿？穿几针？用什么针来进行穿刺？什么时候进行ERCP（经内镜逆行性胰胆管造影术），进行支架的更换？病人放置了金属支架，因为是不带膜的金属支架，堵了的支架拔不出来怎么办？问题有很多，因此需要周密地计划，制定手术方案。

经过反复讨论，方案定下来了，是一次手术解决两个问题，包括内镜超声引导下穿刺和ERCP下进行胆管梗阻的疏通。因为怀疑患者是2型自身免疫性胰腺炎，诊断比较困难，因此超声引导下穿刺应准备能够获得组织的穿刺针。我们选择了经验丰富的内镜医生来操作，穿刺的时候请来对细胞学诊断有经验的病理科医生参与。

进行穿刺的时候确实遇到很多问题，首先是胰头病变里因为有放射性粒子和胆总管内金属支架的存在，产生了大量的超声伪影，严重影响超声对病变的判断。也可能因为放射粒子的放射作用造成局部组织坏死，第一、二针穿刺结果都看到大量坏死组织，未能穿刺到用于明确诊断的病变部位，这样进行第三针穿刺时，我们选择了稍远离粒子植入的区域。病理科医生告诉我们前三针都未找到肿瘤细胞，后面我们加大负压吸引的力度。幸运的是在第四、第五针取得了组织条，我们决定中止穿刺。随后转入ERCP手术，术中见到组织已经嵌入金属支架的网格中，根本无法移动支架，最后决定在金属支架内放置塑料支架，先疏通胆管，预防胆道反复感染。经过与病理科讨论，最后的病理结果符合2型自身免疫性胰腺炎。太好了，这个病的预后好，是可以治好的疾病。

激素治疗对自身免疫性胰腺炎效果很好，一般用中等量激素治疗就够。为了减少激素的副作用，一般根据体重的大小选择30mg～40mg的强的松治疗，足量激素1个月后，临床判断激素起效后就可以慢慢减量，后续少量激素维持到1年时间。我们主要通过肝功能变化来了解胆道梗阻的缓解情况，复查影像学检查（CT和MRI）来了解肿大胰腺的变化，了解胰腺炎症的减轻情况。

上面提到因为怀疑胰腺癌晚期无法进行手术治疗，为了解除胆道梗阻，当时放置了不带膜的金属支架。现在问题来了。首先，由于支架的存在，人体无法通过肝功能的变化来反映胆管梗阻缓解的情况；其次，肉芽可能长入不带膜金属支架的网眼内造成胆管梗阻，即便金属支架内再放置塑料支架，也会因为细菌和胆汁的淤积造成塑料支架阻塞，因此需要反复进行支架更换，给病人带来痛苦和巨大经济负担。由于大量肉芽长入网眼中，直接拔出金属支架是不可能的，使用过大的力量可能造成胆管撕裂、出血、穿孔等严重并发症，这样的情况下即便外科打开腹腔去取都是十分困难的。

作为消化科医生，作为做内镜手术的医生，想到支架取出可能造成的并发症，通常是会心惊肉跳的。但是，考虑到患者会出现长期、反复发热，需要反复使用抗生素，反复更换支架，从而给患者造成巨大的精神、身体的创伤，此时，医生需要的是担当和智慧，去想一些新的办法，使不可能变为可能。

经过反复讨论，我们决定在原金属支架内放置一个带膜自膨式金属支架，设想通过内层支架的张力对外层支架与内层支架之间的肉芽进行缓慢挤压，直至其坏死，达到清除肉芽的目的。3个月后，我们取出内层支架，但在进行原支架取出时遭遇巨大困难，仍然无法取出。

　　我们再一次面临的选择是，再想办法还是眼睁睁地看着病人继续受罪呢？我们分析了没能成功取出的原因：是压迫时间不够？支架张力不够？还是支架长度不合适？经过仔细推敲，我们决定使用比原来支架再长一点、张力再大一点的支架，放置时间再长一点，半年后再尝试一次。

　　手术开始了，进镜后看到支架位置都很好。我们先用器械套取内层支架，取出很顺利，但是在套取外层支架，往外拔的时候，阻力极大。当时我们感觉都蒙了，怎么办？放弃吧，患者还要这样受罪下去吗？使劲去取吧，出现并发症怎么办？病人受罪更大了，会不会和我打官司呢？此时的我心里非常矛盾。我们再次分析并再次调阅了取出内层支架前的X光片。经过反复琢磨，觉得内层支架与外层支架贴合得非常好，说明肉芽应该都被挤压出去了，应该是有取出的希望。这一次，我们把支架往里送一送、往外拔一拔，通过改变镜身让支架有一定的旋转，反复了几次，支架似乎有些松动，准备进行再次努力。

　　可以想象，我的心脏跳得有多厉害！当然我最担心的是，取支架的过程出现预想不到的、严重的并发症。通过反复几次努力，我们终于将支架取出，支架上带有很多肉芽，病人没有出现严重腹痛，局部没有出现明显的出血，我们成功了！

　　到了手术的最后，我的心已经跳到喉咙了，全身衣服都湿透了！不过，值得欣慰的是，我们成功了！患者后续的麻烦中止了！我们真正实现了"以病人为中心，待病人如亲人"的协和医院的办院理念。

病人经过一年的激素治疗停药后，目前已经不需再吃药了，过上了正常人的生活！最近病人随诊的时候是这么说的："听说胰腺癌是癌中之王，一旦诊断胰腺癌，基本上是没有希望了。当时诊断胰腺癌的时候，我感觉像是晴天霹雳，已经到了绝望的地步。当时我也只是抱着一线希望来找您，没想到通过您的治疗，我的生命得到了延续。原来我的生命还可以这样延续，谢谢您！"

作者简介

杨爱明

北京协和医院消化内科主任，教授，博士生导师。

全国政协第十二届、十三届委员，中华医学会消化内镜学分会副主任委员，中华医学会消化内镜分会超声学组组长，北京医学会消化内镜分会候任主任委员，中国医师协会消化内镜医师分会副主任委员。

《中华消化内镜杂志》副主编。

获第二届"国之名医优秀风范"奖，2021年国家卫生健康委员会突出贡献中青年专家。

10

搏心

张抒扬

- 一个大病，医生的压力并不比患者小。一个治疗方案的抉择，医生的纠结只会比患者更多。
- 纠结，是仁心与风险在搏击，而搏心，是仁术之心的另一种表达。

"我还年轻啊，孩子小，老婆和全家都指望我，可现在100米都走不了……"

"麻烦张教授，给我好好儿看看，今后我该怎么办？"

"张教授，您说我还能活多久？"

坐在面前的病人，是在爱人的搀扶下进的诊室。他用忧郁的眼神望着我，说完这几句话，疲惫的声音戛然而止，上气不接下气。爱人在一旁默默落泪。我伸手轻轻拍了拍他的肩膀，让他平复情绪，可他无助的眼神却定格在了我的心里。

心缘，替患者捏了把汗

这是5年前的一个上午发生的事情。

一个高高大大戴着一副黑边眼镜的年轻人来看我的门诊。

"怎么不好？"示意病人坐下来，看着他一脸的忧愁。

"一个月前我发生了心肌梗死。"病历上年龄只有32岁的年轻人告诉我。

32岁心肌梗死！我心里一紧。

男性患心肌梗死，一般是50岁以后，他发生之早，什么原因？

"当时去医院怎么治的？""放了支架！"

"发病后几个小时做的支架？""大概是24小时。"

同情与担忧，我从心内科医生专业的角度询问病人救治的过程和效果。

"置入支架后怎么样？""没出院，支架就堵了。"

替他捏了把汗，心更发紧。

做心脏科医生这么多年，最怕听人说心疼，最担心发生心肌梗死。心肌梗死，是心脏病的一大急症，不及时救治，就会要人的命，常是突发意外死亡的主要原因。发生心肌梗死后，最有效的治疗是尽快把已经形成血栓的心脏血管（冠状动脉）开通，实现心肌再灌注治疗。这一措施及时与否，直接影响患者早期的生存和长期的生活质量。再灌注治疗越早进行，结果越好。再灌注的最可靠方法是经皮冠状动脉支架置入术，但支架置入后，并不是万事大吉，支架内一旦血栓形成，患者岌岌可危的生命会再次受到打击，有的因此会失去性命，而幸存者心脏功能将受严重影响，生活质量也会因此大打折扣。

眼前的病人，这一连串的打击都摊上了。我一边快速记录着病历，一边抬起头注视着他的眼睛。

"现在怎么不好？""我现在100米都走不了，更不用说干家务和上班了。这不等于残废了吗？张教授，我还有治吗？"

问与答，我基本清楚了病人的发病过程和目前情况。

"发病前，有什么不良嗜好吗？""吸烟，每天一盒，已经十几年了。"

"还有其他病吗？""没有。"

"父母好吗？""母亲心脏病已过世，父亲还好。"

门诊病人很多，但我还是给他做了仔细的体检，给了他一个详细治疗方案，并叮嘱今后要注意的事情，最后一再强调："你的病需要长期治疗，要规律复诊，药物治疗随着治疗反应要逐步做调整，有的药物需要逐渐增加剂量，目的是最大程度保护心功能，改善生活质量。"

"今天明白了许多，心里也踏实许多。我一定听您的话。"病人感受到了医生是怀着极大的担忧在跟他交流，离开诊室前，又朝我补充一句，"我家是平谷的，欢迎您有时间去那儿看看。"

搏击，不只是内心的纠结

每看一个病人，其实都是对医生的心理和医术担当的考试。这样一个不幸的年轻人，与我素不相识，一次门诊，却结下不解之缘。后来5年里，不是亲人，却比亲人还信赖和被信赖；不是朋友，但比朋友还惦念与被惦念。

不管夏日还是冬天，不管风和日丽还是大雨滂沱，听话的患者每隔一个月都来一次门诊。吃药、检查、咨询、指导，经过两年多的随访，一点儿一点儿艰难地把一个血压偏低的心衰患者的药物加到比较理想剂量。同时，其他危险因素得到较全面的控制，患者的感觉也不断变好，从走路不到100米，到可以走上三四里路，再到能骑自行车而且上班了。每当他来复诊，我都提醒他不要劳累，不要吸烟、喝酒。看得出，夫妻两人的心都放松了许多。

每个患重病的人，内心都会有求生与对病情担忧的搏击，心脏病患者更是充满对心脏正常搏动——健康人习以为常的心脏正常跳动的渴望，而找到了认为可以信任的医生时，他就会依赖上你。作为医生，我的内心对这个两度心肌梗死患者的紧张未敢放松。病人的心脏血管病情相对稳定，但随访过程中发现主动脉根部不断地增宽。追问病史得知，他姨家的三个表哥过去也得过心脏病，一个表哥做了心脏手术，另两个表哥在这两年中相继突然去世，年龄都是不到40岁。这样一个特殊家族史，使得我怀疑接诊的这个病人除了过去发生心肌梗死外，是不是还合并了其他心血管疾病。主动脉根部不断增宽，会不会是"马凡氏综合征"呢？搞清楚家族史对明确诊断很重要。

马凡氏综合征，是一种常染色体的显性遗传，血管的表现是中层平滑肌的囊性坏死，削弱了主动脉壁的支撑作用，导致主动脉像瘤一样向外扩张，血管壁不断变薄，可以破裂，一旦发生，连急救的机会都没有，美国女排名将海曼就是病故于此症。

我让心脏科一名主治医生去平谷调查了三次，结果令人吃惊。去世的两位表哥都患有"马凡氏综合征"，而目前的患者比他表哥病情更为复杂和严重，除主动脉根部明显扩张外，已患两次心肌梗死，心脏已经变大，心力衰竭已经发生。今后，他会不会也像他表哥一样呢？不敢再想。

"孩子小，老婆和全家都指望我呢。"患者说的话，不断在我耳旁响起。能不能下决心送他去心脏外科手术——做主动脉根部的置换术，切除有病段血管，植入人工血管？但这个手术要体外循环，不但要置换主动脉根部，而且要做冠状动脉移植术。

这样一个大手术，是在一个曾发生两次心肌梗死，血管里有支架，已出现心力衰竭的患者身上做，风险有多大，没人能准确预估。心脏外科大夫是否愿意承担此高风险手术？

医者的责任与手术风险评估的搏击，纠结的不只是我自己。更纠结的是，这样一个手术需要心脏外科等多科室来协作完成，需要我的同事共同承担风险。每次见他来随访，我心里都得到些安慰。在他离开诊室前，我都反复嘱咐：不要剧烈活动，不要劳累，不要紧张，不要提重物，不要喝酒，等等。凡是我能想到的，都提醒他。可是，我还是担心会发生意外，他晚来门诊几天，我都不免担忧。

告诉他应该去做手术？一旦手术，出了意外怎么办？

对心脏病疑难杂症的治疗，没人敢说有百分之百的把握，但又必须用百分之百的努力把风险控制到最低。一边是对生命的敬畏，一边是要对可能出现的意外做预防性手术。作为心脏科医生，内心在搏击。下决心前，必须要为手术提供更科学的检查依据。

托付，那六个小时出奇地漫长

为更好地与患者沟通和准确了解患者血管及心脏现状，我将患者收住院，做了冠状动脉和主动脉根部造影。

根据检查结果，我毫不犹豫地与患者摊牌，建议他手术治疗。在场的医生没有料到的是，面对这样一个风险极高的大手术，患者和家属几乎同时表示："张大夫，我们全听您的。"那一刻，我感受到了什么叫生命的"托付"——生与死的相托之重，而对医生来说，在患者出现风险之前，做一个预防发生风险的手术决策，比患者发生了风险去救他的命，更加艰难，这考验医生的担当。

我和心脏外科、麻醉科、ICU 的医生共同讨论手术计划，对可能出现的各种情况做急救措施预案。大到手术方式，小到手术后去哪个病房恢复等，都做了充分的准备。

病人手术当天，我出门诊。那一天，感觉门诊的时间出奇地漫长，我似乎少了平常出诊的心静，隔一会儿，就看看表，手机也放到了诊桌上。为不影响看病，我把手机调到静音，但敞着手机盖儿，为的是能看到来电显示。每看完一个病人，我都不自觉地去看是不是有来自手术室的电话。

焦急地等着消息。一名有经验的心脏医生，其实心里清楚这样的手术需要多长时间，但因为亲人般的惦记，我期望着手术快点儿结束。六个小时后，终于接到了外科主任的电话。他高兴地告诉我，手术顺利，病人一切都好，我悬着的心放下一半。接下来几天里，盼着病人醒来，盼着病人脱机，盼着病人说话，盼着病人从床上坐起，盼着病人下地行走，盼着病人早日康复。

一关又一关，一米八的年轻人又站起来了。

不少马凡氏综合征患者生前未被诊断，意外发生后尸解才得以确诊。面对心肌梗死患者，医生的诊疗常集中在冠心病本身。而对这位年轻人，认真门诊随访、治疗心肌梗死的同时，仔细观察病情变化，不放过蛛丝马迹的病症，最后在相关科室通力合作下，成功进行了风险极大的预防性手术，这要归因于没有以习惯的"一元论"传统思维去分析病情，而是结合家庭其他成员中出现的问题，追本溯源，现场调查，做出正确诊断。确诊后，我们有胆识地提出预防性措施，并综合评估预后，把握影响预后的关键因素，在与患者和家属充分沟通的前提下，制订合理而缜密的方案，从而为患者成功实施了风险预防手术。

在国内心脏领域，实施预防风险的手术，防止猝死，当属罕见。现在，每个月当我见到那快乐而熟悉的笑脸时，一种因医患之缘而来的生命亲情，便流淌在我的心底。

一个大病，医生的压力并不比患者小。一个治疗方案的抉择，医生的纠结只会比患者更多。

纠结，是仁心与风险在搏击，而搏心，是仁术之心的另一种表达。

作者简介 ❤〰〰

张抒扬

北京协和医院院长，主任医师，教授，博士生导师，心血管病学专家。在心血管常见病和疑难重症以及罕见病诊疗方面，有丰富的实践经验。开展冠状动脉及周围血管的介入诊断和治疗多年，注重对疾病从预防、诊疗到康复的全程管理。

11

有所为，有所不为

郁琦

- 医者，有所为，有所不为。有所为指医生利用自己的专业
  知识为患者解除痛苦；有所不为是医生凭借良知和情怀，
  不强加患者某些不必要的治疗，或者遵从患者意愿，放弃
  某些必要的治疗。

一直以来，人们常常歌颂母爱的伟大，却很少有人真正了解，这份"伟大"背后，女性都承受了什么，付出了什么，尤其是对于患有不孕症的女性。

作为妇科内分泌专业的医生，我经常会与不孕症患者打交道。对于疾病带给女性自身及其家庭的那些痛苦，我也感同身受。我希望，通过我们的努力，能够让不孕症患者和正常女性一样拥有幸福美满的家庭。我今天要讲述的，就是发生在妇科内分泌门诊的一个真实故事。

楠楠（化名）是个渴望圆母亲梦的胖女孩儿。一见面，她就激动地向我诉说着自己的病情。

"我到处看病好几年了，年纪越来越大，月经量越来越少，感觉就要绝经了。看过几位医生，都跟我说：超过35岁卵巢功能就开始慢慢下降了，要孩子就更难了。我现在是身心疲惫，就想做试管，尽快怀孕，大夫，你就给我做吧。"

"多长时间来一次月经？'月经量少'到底是多少呢？曾经怀过孕吗？"我问。

"经常两三个月来一次，有时半年才来一次。月经量很少，几乎就一点儿褐色分泌物，身体里的毒素都排不出来。三年前曾经怀过一次孕，可是胎停了。"楠楠答道。

"我看到你脸上的痤疮不少。在你的乳头周围、肚脐下面有没有长毛？"

楠楠很惊讶："医生，你是怎么知道的呢？我右侧乳头旁边和肚脐下面总有几根长毛，拔了也还会再长出来。这跟我的病有关系吗？"

"身高、体重是多少？"我继续问。

"身高1米6，体重75公斤。"虽然楠楠充满疑惑，可还是继续回答了我的提问。

"体重指数29.3kg/m^2，按你的症状来看，基本可以诊断多囊卵巢综合征合并肥胖症，你不怀孕跟这个病肯定有关系。爱人做过精液常规检查吗？"

"没查过，我老公身体很好的。在别的医院检查，医生给我做了B超后，都说我是多囊，不能怀孕，一直都是我在治疗。"

"不孕不育是夫妻双方的事儿，精液好不好跟身体健康与否也不是一回事儿。让你爱人去查个精液，这是最简单的检查，无创，费用也不高，你之后的诊疗方案也要结合你爱人的精液检查结果来定。"叮嘱完这些后，我又说："由于多囊卵巢综合征患者很容易出现内分泌代谢异常，你还需要再做几项检查，看看血糖、胰岛素、甲状腺功能等有没有出问题。明天记得带一个2两的馒头，来抽个血。你要先减肥，3个月努力减重20斤，之后咱们再说怀孕的事儿。"

"可是我身边很多人也挺胖的，但都怀孕了，为什么我怀不上呢？"楠楠直说减肥太难，"我的胖是遗传的，我妈妈就比较胖，我其实吃得不多，但就是瘦不下去。"

"你现在的体重不适合怀孕。孕前就肥胖，孕期很容易体重增加过多，这样不但增加了流产、妊娠期高血压、糖尿病、胎儿发育迟缓和巨大儿的发生率，对产后母子健康也有很大风险，如果控制不好，产后患2型糖尿病的风险也会非常高，这是影响你后半生健康的大事儿，必须先减肥！"

我竭力将治疗中最重要的一步——减肥讲给楠楠听，可她还是坚持，一心想做试管。"我月经量越来越少，身体里老有毒素排不出去，恐怕要绝经了吧，我现在就想做试管。"

楠楠不合时宜的固执让我也急了起来。沉思片刻，我还是觉得一定要把道理跟她讲明白。"月经量少，如果不是结核就不用治疗。你总说'身体有毒素排不出去'，这句话是有问题的。月经血就是血，里面不含有任何必须排出去的废物和毒素。多囊卵巢综合征合并肥胖症的人，很多都会伴有高雄激素血症、胰岛素抵抗等疾病，这是最常见的妇科内分泌疾病之一，主要的临床表现就是肥胖、多毛、痤疮、月经稀发或闭经。你的月经量少不是因为卵巢功能有问题，而是因为肥胖和排卵障碍。根据目前的情况看，减肥对你来说才是更重要的事，必须先减肥！"

看到楠楠的表情起了变化，似乎是将我的话听进去了。我再接再厉："得了多囊卵巢综合征，不是不能怀孕，只是怀孕概率下降，主要原因也是因为排卵障碍。只要让排卵恢复正常，正常试孕是有怀孕可能的。你曾经怀过孕，试管婴儿解决的是不怀孕的问题，对于怀孕后的胚胎停育，试管婴儿也不能完全避免。减肥能够增加自发或诱发排卵，进而提高你的受孕概率。不孕症的治疗原则是：从简单到复杂，从无创到有创，能用简单的方法解决的问题，就没必要用复杂的方法。试管婴儿不是，也不应该是不孕症治疗的唯一手段，而是最后的手段，是不得已的选择。所以啊，楠楠，先减肥吧！"

听了这些话，楠楠终于下定决心去减肥。经过3个月的坚持和努力，在我们妇科内分泌医师和营养科医师的共同帮助下，楠楠成功减重18斤。3个月后，当她再次走进我的诊室，就像变了个人一样。楠楠的精神状态好了很多，人也变漂亮了。在看过楠楠的检查检验结果后，结合她爱人的精液情况，我们决定为楠楠进行药物促排卵治疗，同时结合基础体温，指导同房。幸运的是，仅仅经过两个周期的促排卵治疗，楠楠就顺利怀孕了。

如今，楠楠已为人母，早已摆脱了内心的焦虑。她特意来门诊对我说："郁医生，我听了您的话，减肥真有用。"

医者，有所为，有所不为。有所为指医生利用自己的专业知识为患者解除痛苦；有所不为是医生凭借良知和情怀，不强加患者某些不必要的治疗，或者遵从患者意愿，放弃某些必要的治疗。作为林巧稚教授创办的北京协和医院妇产科，任何一项医疗活动中，我们都始终秉承着协和的传统：以病人利益最大化为临床诊疗的最高宗旨。比如产科医生应该高度重视围产期保健，而不应只注重严重的妊娠高血压疾病的抢救；再比如妇科肿瘤医生更应大力推广并实施宫颈癌筛查，而不应仅满足于熟练完成宫颈癌根治术；同样，一个治疗不孕症的妇科内分泌医生，也不应该将有生育需求的患者都安排做试管婴儿，而应该让这些患者尽可能不做试管婴儿就能获得正常妊娠。

如何面对一个个普通的病人，体现了医生的职业素养。为每一位患者量身定做基于现有医疗和经济水平，同时符合伦理原则的患者利益最大化的临床诊疗方案，而不是只要会了一种新技术就迫不及待地应用到患者身上去，这就是有所为有所不为的协和答案。

生育是人类的本能，它使得人类得以繁衍生息。女人生孩子似乎是天经地义的事儿，几乎没有任何一对夫妇在新婚伊始就对自己的生育能力表示怀疑。但我想对所有育龄女性说："如果真想要小孩儿，应尽早规划自己的人生，毕竟，怀上孩子，才是万里长征的第一步。但无论是否生育，希望每个女性都能活出精彩的自己。"

▌作者简介

郁琦

北京协和医院妇产科学系副主任，妇科内分泌与生殖中心主任，主任医师，教授，博士生导师。

中华医学会妇产科学分会绝经学组组长，中华医学会妇产科学分会妇科内分泌学组委员，中国医药教育协会生殖内分泌专业委员会主任委员，中国妇幼健康研究会生殖内分泌专委会副主任委员，亚太绝经联盟主席，国际绝经学会*Climacteric*杂志副主编等。

从事妇科内分泌与辅助生殖临床、教学和科研工作30余年，发表论文200余篇，其中SCI收录30余篇，主编学术及科普书籍10余本，组织编写生殖内分泌疾病指南多项。

12

人世间

金征宇

- 我们，既受人尊敬又遭人非议；
  我们，步履维艰却又义无反顾；
  我们用青春在学习，用生命去工作；
  我们，是中国医生！

生命是一场从出生到死亡的历险。在37年的职业生涯中，我经常目睹生死，相比于其他行业人员，对生命和健康有着更深刻的领悟。

作为生命中转站的医院，每天上演着各种悲欢离合，而真正直面死亡威胁，为患者筑起生命大堤的，往往是身穿白衣的医务工作者。

我是一名放射科医生，1984年大学毕业后，就来到北京协和医院。在37年的岁月里，我一直从事影像诊断和介入治疗工作。回看这几十年，正是我国影像技术发展最快的时代，风起云涌的新技术赋予了医生对抗死神的利器。

在医学发展的过程中，其实最难突破的莫过于诊治思路的创新，医生们看似冒险的尝试，实际是对人体本身功能的透彻理解，积累到一定程度后的爆发。

三十多年前，我就亲身体验了初出茅庐、单刀赴会式地与死神的赛跑。

1988年的夏天，我还沉浸在难得的周末休闲时光里，突然，一阵急促的敲门声穿透了午间的寂静，传达室的大爷气喘吁吁地叫我："金大夫，快，快接电话，有急事！"

八十年代的电话作为稀罕物件，远远没有普及到普通人家。况且还是在周末打来的，更预示着这通电话的紧急。我趿拉着拖鞋，连跑带颠地冲到电话跟前。"您……"刚刚说了一个字，电话那头就发出了一连串连珠炮似的声音。

电话是呼吸科朱元珏教授打来的，她火急火燎地说："小金，急诊来了一个大咯血的病人，很年轻，咯血量很大，非常危急，你能不能赶紧来做介入治疗？"

出于医生的职责，我本能地脱口而出："能，我马上到！"

甚至来不及换鞋，穿着居家的短裤和拖鞋，我把吱吱带响的自行车骑得飞快。在两侧晃动的树影下，我的大脑开始了飞速旋转。病人现在到底是什么状况？在没有技术员、护师的辅助下，我是否能够独自应对？

关于大咯血的介入治疗，我曾经在国外的文献和书籍上看到并发表过相关综述。咯血大部分是支气管动脉破裂造成的，介入治疗就是把导管插到支气管动脉里，用栓塞剂把出血的血管堵上，从而达到止血的效果。

当时，虽然我是全国范围最早开展介入治疗的医生之一，但并没有完成过相同病例，甚至没有观摩过其他医生的实际操作，仅仅阅读过文献中的相关描述。

我一边骑车，一边努力回忆着文献上的每一个操作过程、每一个注意事项。伴随着内心的忐忑，5分钟后我就到达了医院。

刚刚打开血管造影机，朱元珏教授就带着病人迅速到达检查室。她在安置患者的同时，向我口述了患者的大致情况。病人，女，年龄23岁，职业是文工团演员，既往有右肺支气管扩张，这次是突发大咯血被同事送到距离最近的协和医院。

躺在平车上的小姑娘面色苍白，咯出的鲜血染红了整件上衣，显得十分刺眼。我们刚刚把病人扶到血管机的位置平躺，她就突然坐起，喷射出大量鲜血，溅满了我的刷手服。

更危险的是，此时患者血压已经无法测出，好在血库及时送来全血。朱大夫和助手在输血抢救的同时，我进行股动脉穿刺，导管顺利到达右侧支气管动脉，插管成功。随后，我将栓塞材料明胶海绵剪成颗粒状准备操作时，患者又大量咯血，剧烈的咳嗽导致本已到位的导管滑脱出来。

安抚住异常烦躁的患者，我深吸了一口气，稳定了一下自身情绪，重新找到支气管动脉，迅速地把明胶海绵注射到病灶血管，一秒，两秒，三秒，寂静地造影室里我能听到自己怦怦的心跳声。

血流，终于慢下来了，栓塞起了作用。

我刚想擦拭一下头上的汗珠，谁知，意外又发生了。病人再次咯血，量虽然没有之前大，但鲜血里有颗粒，我仔细一看，居然是明胶海绵块被咯出来了，这意味着病人的血管破口太大，海绵体积不足以堵住漏洞，但是，从另外一个层面，这也说明这种治疗思路和方法是正确的。

我开始重新制作明胶海绵，这次，我吸取了经验，改变了海绵的形状，没有把海绵剪成块，而是剪成长长的一条，重新尝试往血管里打，支气管动脉终于堵上了。

不到10分钟，朱教授欣喜地说："血压上来了，救过来了！"

此时此刻，虽然我的汗水已经渗透了全身，但是终于听到了这句最鼓舞人心的话。

第二天，胸部疾病大查房时，胸外科徐乐天教授高兴地说："我们当年做住院大夫时，曾经出现过类似的病人，当时病人因为大咯血，导致血灌到肺里（相当于把病人'淹死'），而且在双肺都是血液的情况下，外科无法处理。看来，介入治疗是这类病人的首选生存法则！小金，干得漂亮！"

徐大夫的话让我深刻理解了介入治疗的价值，虽然这是我第一次做大咯血的病人，过程又是如此惊险，但最终成功挽救了病人的生命，这就是职业赋予我的最大成就感！

病人出院时专程来向我告别，她郑重地向我敬了一个军礼，看着她稚嫩年轻的面孔，我感慨良多，通过我和同人们的努力，人世间一个鲜活的生命得以继续闪烁光芒。

手术台就是和死神搏斗的战场，看不见硝烟的地方却上演着"命与命"的较量。也许每一个成功的案例，都能让人感慨医学的"无所不能"。但是，即使当今医学已经发展到了"不可思议"的水平，人类在医学领域的研究，还处于婴儿期。人类所能触及的，依然太少……

每当抢救成功一例病人，医生心中的欣喜与满足是难以用语言名状的。它胜过任何金钱和物质的奖励，可能这就是作为医者在人世间最大的满足和骄傲吧！

其实，在黑暗中艰难前行，是每一位勇敢医者所必须经历的。而患者及其家属能做的，就是尊重医学，尊重每一位医生的拼搏与付出！

如果有人问我从医一生的感悟，我可以这样告诉你们：

我们，既受人尊敬又遭人非议；

我们，步履维艰却又义无反顾；

我们用青春在学习，用生命去工作；

我们，是中国医生！

作者简介 ♥～ᐧᐧᐧᐧ

金征宇

北京协和医院放射科主任，北京协和医学院影像医学与核医学系主任，中国医学科学院医学影像研究中心主任，主任医师，教授，博士生/博士后导师。

中华放射学会主任委员，中国医师协会放射医师分会会长，中华国际医学交流基金会副理事长，中国医学装备协会副理事长，中国医学装备协会磁共振应用专业委员会主任委员，中国医疗保健国际交流促进会放射学分会主任委员，中国老年医学会放射学分会主任委员，北京医师协会放射分会会长。

《中华放射学杂志》总编辑。

2014年，北美放射学会（RSNA）终身荣誉会员；2016年，日本放射学会（JCR）终身荣誉会员；2018年，欧洲放射学会（ECR）终身荣誉会员；2018年，法国放射学会（SFR）终身荣誉会员；2019年，美国伦琴射线学会（ARRS）终身荣誉会员；2019年，德国放射学会（DRK）终身荣誉会员；2019年，国际放射策略研讨协会（IS3R）副主席；2019年，北美放射学会（RSNA）大中华区委员会主席。

13

传承

朱兰

● 不忘前辈的教导，为后辈做好榜样，这就是传承的力量！

惊风飘白日，光景驰西流。转眼间已在协和工作了三十二载。熟悉的汉白玉台阶，庄重的飞檐碧瓦，每天从这里走过，我都浑身充满了力量，精神抖擞地开始一天的工作。

我的导师郎景和院士曾教导我们："关爱，是医生给患者的第一张处方。"年轻时的我，一度认为对患者的责任就是准确地诊断和治疗，而协和医院妇产科的诸位前辈对患者的态度则让我对医患关系的认识更深刻了一步。医学本身的科学性和人文性是并存的，科技进步与人道主义并行不悖。我科敬爱的前辈林巧稚大夫关爱病人的故事，一直成佳话传颂在妇产科并植入每位妇产科人的心田。

林大夫治学严谨，虽对自己对学生要求甚严，但对病人特别好，查房时，她总会拉着病人的手，就像母亲关爱孩子一样。林巧稚大夫说过"我是一辈子的值班医生""大夫的时间不属于自己，而是属于病人"。林大夫将自己的一生都奉献给了医学事业。初始，我们会觉得这些话语、这些理念、这种境界很高远、很神圣，似乎难以企及。可做医生久了，你会知道，这是医生的良知、职业的使命，并非高不可攀，是实在而自然的事。晚年的林大夫依旧在家里通过电话为下级大夫进行解答、做具体指导。大家都说千万要将处理结果告诉她，因为她一直在等着，如果怕打扰而不好意思回话，那她会彻夜不眠。

郎景和院士更是时常嘱咐我们，就算不能保证治好每一位病人，也要保证好好地去治每一位病人。作为医生，在任何情况下都要全身心投入病人的诊治中去，特别是给予病人无尽的照顾和关爱。其中，病人及家属的理解非常重要，包括对医学的理解、对医疗的理解、对医生的理解。理解不只意味着宽容，也意味着和医生一道战胜疾病的信念和力量。医生对病人的同情不是用眼泪，而是用心血……

郎景和院士对我们说过，"要本着对患者负责的态度""医生和病人，需要相互尊重、相互负责"。而医生对患者的责任，最重要的则是过硬的专业水平。我们需要通过不断的学习，更新自己的知识，掌握最新最前沿的资讯，提高自己的医疗水平。真心对待患者，患者会理解你；相反，业务不精，没有最好的治疗方案给病人，他们凭什么相信你？

曾经有一位六十多岁的患者，被子宫脱垂折磨了整整二十年。

她来门诊找我时说："大夫，我把我所有积蓄都带来了，我知道有可能不够，但求您给我做手术吧，我没法这样活下去了。"这让我深感责任重大，子宫脱垂虽不像癌症一样致命，但严重影响了女性的生活质量，而重度脱垂手术所需要的植入材料多为进口套盒，价格昂贵，还不完全适用于骨盆较小的亚洲女性。随后越来越多的患者有如此需求，督促我思考和探索有否更经济有效的适合国人的手术方法。经过临床应用和解剖学研究，我自制了可重复使用的盆底韧带缝合针和自修剪网片，创立了"协和式全盆底重建手术"，并且带领我的科研团队开展了一项针对套盒和自修剪网片术后长期疗效随访的随机对照实验。在保证手术成功率的前提下，将手术费用降低至约3/4。该研究结论得到国际妇科泌尿协会前主席Peter L. Dwyer的充分肯定，推荐我在亚太区域会议做专题报告以期推广。目前该术式被全国百余家医院应用，为国家节省医疗费上亿元，让更多的病人有能力接受最适合自己的治疗。

协和是一种精神，更是一种责任。我们肩负了全国患者生命"最后一站"的重任。而患者的信任更是我们努力拼搏进取的最大的原动力。我的一位高龄患者在术前偷偷写了份"遗书"："我因心脏手术放置支架无法停用抗凝药物，手术风险较高，被很多医院拒收，希望能在协和手术，在术前病史询问时有意隐瞒了服用抗凝药物病史，这是我的个人行为，若我因此出现意外没有走下手术台，责任全在我自己，与医生无关……"手术成功后，她才躺在病床上跟我们分享这段经历。虽然我狠狠地批评了她，但我的眼睛还是湿润了，我因她的信任而感动，因她自己在那么害怕的情况下还想着保护医生而感动！这是一位多么好的病人啊，她能这样做，真的是把自己完完全全交给了我。这份信任，是我们一路披荆斩棘的动力！

一个漂亮的小姑娘术后返诊的时候跟我说："朱大夫，我今年高考志愿报了临床医学，我以后也要成为和你一样的医生……"这句话让我的心里顿生暖意，自己的辛勤努力被患者看在眼里，竟也吸引了她奔赴医学道路，这让我感到了满满的正能量！

继承和发扬"严谨、求精、勤奋、奉献"的协和精神，先学做人，后做学问，学习正确的为人、治学和做事的态度，要认真上进，对患者负责。医生是一个比较辛苦的职业，不仅责任重、风险大，而且需要终生学习不辍，真正的学无止境，技无穷涯。自古以来，没有哪位医生是为了收入而选择这个职业，这是个良心活，没有舍己为人的理想是无法坚持下去的。医学即人学，除了扎实的专业知识，作为医生的责任感也是需要我们为年轻医生做榜样的。重视医学传承，正是协和医院被医学界称为医学殿堂的原因之一。

不忘前辈的教导，为后辈做好榜样，这就是传承的力量！

作者简介 ⸱╱╲╱╲⸱

朱兰

北京协和医院妇产科主任，教授，博士生导师。

中华医学会妇产科分会候任主任委员，中国医师协会妇产科分会常委兼总干事，中国预防医学会盆底疾病防治专委会主任委员，中华医学会妇产科分会妇科盆底学组组长。

主持完成国家及部级课题多项，以通讯作者及第一作者发表SCI文章160余篇。主编及主译《女性盆底学》等多部著作。获专利12项。获2019年国家科技进步奖二等奖。

血流频谱跃动的温度

李建初

- 每一次竭尽全力的过程都能为患者带来希望，这希望或许是准确诊断为患者带去了及时的治疗，又或许是及时治疗使患者重拾了生活的信心。用理性去诊治疾病，用感性去温暖患者，这是一名超声医师的工作，也是我的毕生追求。

徜徉在灰阶与彩色多普勒世界，是超声医师的日常工作。甄别异常图像的出现，同时详细询问每位患者的病痛所在，力求从蛛丝马迹中捕捉造成病痛的"元凶"，是超声医师的使命所在。作为一名超声医师，虽然我与大多数患者的缘分不过一两次，时间或长或短，但时时记起的医患故事，也让人倍感欣慰。

彩超的魅力

　　30年前，北京协和医院超声科拥有了第一台彩色多普勒超声诊断仪。闪烁着斑斓色彩的血流图像和跃动频谱，对于超声医师来说具有无限魅力，我开始废寝忘食地探索血管超声的秘密。

　　记得有一次，一位由外院转诊而来的34岁患者小明吃力地走进诊室。他曾是一位手艺精湛的木匠，但现在的他呼吸困难，面庞黝黑而又消瘦。4年前，小明开始出现腹胀以及下肢和面部肿胀，症状呈进行性加重，后发展到无法承受木匠的劳动强度。结合心脏增大的超声心动检查结果，当地医院诊断为扩张型心肌病，但他的"右肾重度积水"的原因尚不明确，于是转至我院。

　　超声发现小明的右肾已经萎缩，右肾中部有一片状黑色区域。是否的确如外院诊断的那样是"重度肾积水"呢？在那个年代，彩色多普勒超声（简称彩超）的应用不够广泛也不够规范，但经过在协和几年的锤炼，我深知对于任何病变，彩超检查都必不可少，来不得半点儿疏漏。彩超检查结果远远超出我的预料——右肾巨大黑色区域内竟然充满血流信号，说明这是一片血液，而不是尿液！进一步仔细探查发现，右侧肾动脉与肾静脉居然相通了！小明腹部巨大的手术瘢痕再次引起我的注意。在我反复追问下，历经10年的慢性病程逐渐清晰——10年前，小明曾因右上腹刀刺伤，接受了肝胃修复术。我怀疑可能是外伤所致的血管性疾病，引发血流动力学改变，从而引起心脏异常。我花了两个多小时为小明检查，虽然回家时饥肠辘辘、披星戴月，但我终于给出了"获得性肾动静脉瘘导致心衰"的明确诊断，为患者抓到了疾病"真凶"，心里无比轻松和愉悦。

　　令人惋惜的是，由于病程拖得太长，小明的右肾几乎没有功能，他不得不接受了右肾切除手术。术后病理也证实了我的诊断。

小明的心衰症状在术后逐步缓解，他又可以继续追逐成为"鲁班"的梦想。小明非常感激，我的正确诊断让他重获新生。而我每每想起他失去的肾脏，总是深感惋惜。如果有更多的超声医师能掌握并规范运用彩超技术，不就能更早地做出正确诊断，保住他年轻的肾脏吗？这促使我决心毕生致力于在全国推广超声规范化扫查和质量控制工作，传播超声专业知识，以避免类似悲剧的发生，让希望不再迟到，让更多的患者受益。

隐藏的证据

一个周末的深夜，刺耳的电话铃声唤醒了沉睡中的我。朦胧中我意识到估计是一线急诊大夫的求助电话。

我急匆匆地赶到急诊室，看到一个小女孩儿蜷缩在诊床上，剧烈的疼痛让她不时发出微弱的呻吟声，床旁站着忧心忡忡、六神无主的父母。已为人父的我太能体会孩子生病时父母的焦急和担心。我轻轻地拍了拍孩子父亲的肩膀，轻声说"别担心"，立即换上白大衣开始会诊。

急诊值班的年轻医师在旁汇报病情："患者因突发的右侧腰部剧烈疼痛来就诊，有发热。"探头之下，一个增大到长近15cm的肾脏出现在屏幕上。

　　"你考虑什么？"我问身旁的值班医生。

　　"14岁女孩儿，肾脏增大，同时有疼痛和发热，会不会是肾静脉血栓？""可是，可是我没看到血栓……"年轻医生回答。

　　在她回答的同时，清晰显示的右肾静脉主干血液充盈得很好，没有看到血栓。真相究竟是什么呢？我们都疑惑了起来。经过半个多小时的反复探查与思考，我终于发现了隐藏的证据：右肾内小静脉血流分布不均匀，肾上部仅显示动脉血流而几乎没有回流的静脉血流；频谱多普勒显示此区域的动脉阻力明显升高。将视线集中于右肾上部，我终于发现了问题所在——右肾上部静脉属支血栓形成。

　　因为对这种罕见疾病的准确诊断，孩子及时行抗凝治疗，最终完全恢复了肾脏功能。后来孩子父亲告诉我说，我轻拍他肩膀的那一刻他就看到了希望。是的，缓解患者的痛苦，不仅是解除身体的痛苦，更包含提供精神的慰藉。简单的一句安慰、一个安抚的动作，对于身处病痛折磨的患者和家属都是特别的鼓励。他感谢我大半夜赶到，让他的女儿得到了及时的诊断和治疗，而我对这样的急会诊却早已习以为常。

假作"真"时"真"须辨

经过30余年的经验积累，我在肾血管超声检查方面有些心得。常有国内四面八方难以诊断的疑难病例转诊而来，老刘就是这样一位患者。

老刘62岁，快要抱孙子了，因为药物难以控制的高血压和双下肢水肿备受折磨。临床大夫怀疑她是肾动脉狭窄，但是既往超声检查却没有给出明确诊断，而肾功能异常让临床大夫对于直接进行CT、血管造影检查颇为犹豫。他们希望血管超声检查能提供精准的诊断信息。

在检查过程中，我发现右肾皮质较左侧稍微变薄。患者双侧肾脏结构细微的差别引起了我的警惕，仔细检查发现右肾内动脉频谱有些异样。但这些都是间接征象，诊断的直接证据仍然没有找到。

究竟是否存在肾动脉狭窄？如有，是否需要进行介入治疗？肾动脉，作为位置较深的腹膜后血管，超声检查相对困难。检查过程中，患者需要根据医生的要求很好地屏气配合。很多患者因为年纪大、心肺功能不好、紧张等各种因素难以配合，这时候就需要医生沉下心来，以足够的耐心与患者沟通，使检查顺利进行。

老刘很担心她的肾脏是不是就要失去功能。她越担心就越难以配合。我一边检查，一边跟她唠家常，让她尽量放松下来。渐渐地，老刘的呼吸变得平稳。检查发现肾动脉起始段有严重的钙化，但灰阶超声无法清晰显示管腔，此时只能通过狭窄所致增高的流速做出间接判断。

我继续跟踪追击，反复采集频谱，终于判断出右肾动脉起始段狭窄程度>80%。整个检查过程持续了40多分钟。临床中，同一疾病的超声表现不会千篇一律，必须结合每位患者的实际情况，使用最为合理的诊断指标去甄别，这也恰恰是医学的魅力所在。基于这个明确诊断，老刘很快被收入院行血管造影检查，提示右肾动脉起始段90%狭窄，同时行支架置入术。

术后老刘血压恢复正常，下肢水肿的症状也消失了，肾脏当然也保住了。我想她终于不用再忧心忡忡，可以愉快地带孙子了！回顾这个病例时我发现，肾动脉彩超检查的诸多难点在老刘身上均有体现，但发现了问题就绝不能得过且过，必须抽丝剥茧，去伪存真。超声检查操作者依赖性很强，短短的检查时间背后蕴含着复杂的思维过程，扫查、分析、推断，环环相扣。超声医师唯有怀揣医者仁心，不断丰富自己的理论知识和操作技巧，不急躁、不气馁，多想想、多问问病史，多关注细节也许就多了一丝诊断的可能。我本人的点滴成长也都来源于患者的理解和馈赠。

每一次竭尽全力的过程都能为患者带来希望，这希望或许是准确诊断为患者带去了及时的治疗，又或许是及时治疗使患者重拾了生活的信心。用理性去诊治疾病，用感性去温暖患者，这是一名超声医师的工作，也是我的毕生追求。

▌作者简介 💗〰️

李建初

北京协和医院超声医学科主任，教授，博士生导师。

中华医学会超声医学分会候任主任委员，中国医师协会超声医师分会委员，北京医学会超声医学分会候任主任委员，北京医师协会超声专科医师分会会长，北京市超声医学质控中心主任等。

主持国家级和北京市基金课题7项，获省部级科学技术进步奖5项。

15

谢谢你，我曾经救治的人

张奉春

● 我从医已近40年，接诊治疗的病人千千万万，得到过很多病人的感谢，也常常被他们感动。我从他们身上学会了相互尊重，也感受到帮助别人摆脱病痛的快乐。我越来越觉得，临床医学平凡而伟大。

在一个普通的门诊日，最后一个挂号的患者走进了诊室坐在我的面前。我习惯地问道："有什么不舒服吗？"但是等了片刻她并没有回答。我抬起头，有些诧异地看着眼前的患者，她正用着一双大大的眼睛紧紧地盯着我。

这是一个年轻的女性，充满朝气，看不出有任何的病痛，我很奇怪，刚要开口询问，她抢先开口："张医生，您还认识我吗？"

说心里话，看过的患者太多，真是一点儿印象都没有了，我只好说："你的样子我依稀有些印象。"她说："我是您12年前看过的一个病人。我很想感谢您，花了很多时间，终于如愿挂上了您四月份的一个号。特意等到最后就诊，就是想能和您多说几句话。"

我非常感动。"你大可不必等那么久，只是为向我道声谢谢呀？直接进来就可以了嘛！""不行，我知道您有多忙，有多少患者等着救治，所以我不能随便占用您的时间。"

她没等我再说话，就迫不及待地向我表达："12年前，就是2009年4月份，当时16岁的我出现不明原因的高烧，数月不退，我的身体十分虚弱，总是感到疼痛。几经辗转，我的家人带我见到了您。我记得，您仔细问了我的病史，给我查体，还看了以往的就诊资料，当时确诊为成人斯蒂尔疾病，并确定了治疗方案。在那之后，我的体温很快就正常了，全身疼痛也消失了。"

患者的话勾起了我的回忆。她继续说道："但是，这个病的治疗是一个漫长的过程，我内心十分惧怕，是您耐心的讲解和开导，让我树立了战胜疾病的信心。为了让我得到系统治疗，您每次都给我下一次的预约号。对该用哪些药、该用多少药，您也是想了又想，最终使我安全地减停了所有的药物。我印象很深的是，当我把所有药物减停后，您说：'你以后不用再服药了。'您还开玩笑说：'希望我们以后不用再见了。'这一不再见，就是12年……"

我真的被感动了，我只尽了一个医生应尽的责任，去给一个病人看病，哪用这样被牢牢地印在病人心里啊！

可她不这样认为。"在这12年的时间里，我身上发生了很多事。如果没有您，我可能没有机会，也没有一个足够健康的身体去支撑我走过这些路程。12年前我是先休学，再降级复学。可能是生病过程让我学会如何把痛苦和磨难转化为动力吧，高中三年我专注于学业，高考考上了我最向往的学校——北京大学。这个成绩不仅是

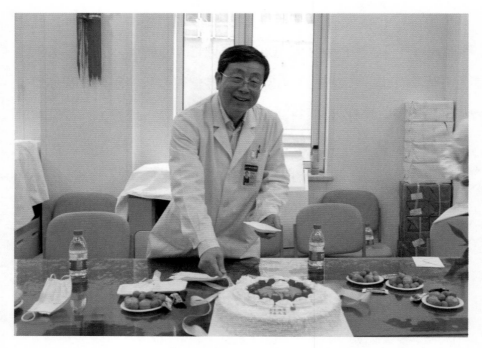

一种肯定，更是一种确认，确认疾病已经离我远去。我可以做得和正常人一样好，甚至是做到很多人做不到的事情，我是正常人。"

我说："北大清华是学子们都努力追求的目标，你能考上北大，说明你才智过人，也说明你身体完全正常，可以从事高负荷的学习及工作，患病后能取得这样的成绩真令人敬佩！"

她接着告诉我："因为我的记忆里一直有在无助绝望中被专业人士拯救和依托他们的感觉，所以我也想去做同样的事情。于是大学专业我坚定地选择了心理学，本科毕业后又去英国读了研究生，随后在伦敦精神分析中心完成了培训，回国后成为一名心理咨询师。还记得去年跨年夜，我做了一次危机干预，成功帮助一位青少年放弃自杀，挽救了一条生命。从被帮助被拯救，到帮助和拯救他人，我实现了一个跨越。和您说了那么多，希望您能为自己的这份成果感到开心，也希望您能看到您其实对我有着持续这么多年的深远影响。有时人和人的关系就是这样，虽然表面上这12年什么都没有发生，但有些东西是静水流深的。我很清晰地记得在英国读研时看到您在网络上讲干燥综合征的公开课，后来还看到您在红斑狼疮治疗用药上取得突破的新闻，我都觉得我在被您鼓舞着。"

我真为她高兴，不仅仅是身体保持着健康，更重要的是她已经完全成长为一个优秀的社会工作者，用自己的力量在工作，在为社会贡献力量。

她最后说："很难用语言表达我对您的感激之情，但我相信您一定会懂得。您很厉害，我会努力工作，也许有一天我会像您一样。"

一番谈话，让我的心久久不能平静，我只是做了分内的事情，却会让一个人用自己的一生去感谢。

我从医已近40年，接诊治疗的病人千千万万，得到过很多病人的感谢，也常常被他们感动。我从他们身上学会了相互尊重，也感受到帮助别人摆脱病痛的快乐。我越来越觉得，临床医学平凡而伟大。这样平凡的工作会使多少人、多少家庭得以重生，获得人生的幸福。随着从医时间的推移，我也越来越理解做一个平凡医生的意义。退去浮华，不再单纯追求表面的光环和名誉，通过自己使更多人重获新生，是我最大的满足和快乐。

▌作者简介

张奉春

北京协和医院风湿免疫科主任医师，教授，博士生/博士后导师。

现任北京协和医学院内科学系主任、风湿免疫病学教育部重点实验室主任，曾任北京协和医院风湿免疫科主任、内科学系主任。

现任全国内科住院医师规培委员会主任委员、中国医师协会内科医师分会常务副会长，曾任中华医学会风湿病学分会主任委员、中国医师协会风湿免疫专科分会会长。

16

信任

易杰

● 我们常说，健康所系，性命相托。诚然，无论是成功后的经验，还是失败后的教训，医生这个职业都离不开与风险相伴。但在患者的信任下，在医患双方的共同努力下，我们将会共渡难关，最终战胜一个又一个困难。

　　信任，作为人类关系学中的一个名词，体现的是相信而敢于托付。但在当前的医患关系中，信任，似乎有些难能可贵。也难怪，当处于病痛之中的患者把一切寄希望于医生，超越寄希望于医学，的确会埋下失望的种子；同样，在某些喧嚣把医治过程说成履行合同关系的氛围下，又怎么能让医生冒着风险而全力以赴？

　　长此以往，信任自然就显得难能可贵了。

　　五一小长假过后，门诊患者愈发多了起来。就诊大厅和通往各层的扶梯上都拥满了人。我早早来到诊室，见到门口等待的患者和家属，料想下午的任务并不轻松。

　　一个接着一个叫号，问诊、写病历、开药。看诊时一坐下，就很少再起身，只能把站起来给患者查体当成变换体位的机会了。疼痛诊疗和麻醉评估会让大脑一直在不停地转，几乎都来不及抬头看一眼患者。

　　"易大夫，我叫小华，是特意来找您的！"

　　"怎么了，您哪儿不舒服？"我没来得及抬头，专注地盯着电脑，将这个患者的信息录进系统。

　　"我要做手术，但在别的医院看了，麻醉科都不敢给麻！"

　　听到这里，我下意识地抬头一看，面前这名中年女性的确具有一种特殊"面相"，让我一下子就知道了她所面临的是麻醉杀手——困难插管。后缩的下颌骨让并不肥胖的她同时伴有呼吸睡眠暂停。

　　呼吸睡眠暂停又叫阻塞性呼吸睡眠暂停综合征（简称OSAS），是一种由多种原因导致睡眠状态下反复出现呼吸暂停和（或）低通气、高碳酸血症、睡眠中断，从而使机体发生一系列病理生理改变的临床综合征。小华的口咽腔很小，缩短的下颌骨看上去没有了正常人的下颏，也就是我们所说的"小下颌"。这是临床上较为常见的困难插管的一种。要是在十年前碰到这样的病人，麻醉医生在插管时就要折腾好一阵子。不过，现在随着可视喉镜（一种带有视频功能的插管喉镜）的诞生，插管困难的程度缓解了很多。

　　我继续问道："在别的医院怎么会不敢给麻醉呢？为什么呀？"

　　"我得过过敏性哮喘，现在好像还有麻醉药过敏，"说完，小华又补充道，"我还有抑郁症！"

听到这里，我感到面前这个患者的病情没那么简单。

原来，小华自小就因为过敏性哮喘经常住院治疗，症状严重时多次送到急诊抢救。2014年的某一天，小华和几个朋友一起吃比萨，吃着吃着就感到咽喉痒痒的，逐渐喘不过气来，这种窒息的表现把朋友们吓坏了，赶紧叫了120急救车把她送到医院抢救。所以，平时小华都特别小心，一直怀揣着急救用的万托林（一种扩张支气管的急救吸入剂），也规律地服用孟鲁司特纳和舒利迭等药物控制着过敏性哮喘的发作。她去查过一些过敏原，比如尘螨、猫毛等，但未知过敏原依然严重威胁着这个仅有三十多岁的人。长期的病痛反复折磨着小华，让她一直睡眠不好，情绪低落，整日的无精打采让她失去了该有的阳光，多了些阴暗。早些年被诊断为抑郁症之后，也一直服用思诺思和氯磺必利等药。

"您精神不好、睡眠不好和您患有呼吸睡眠暂停也有一定的关系。"我向患者解释道。

"可不是，前两年我被诊断出这个呼吸睡眠暂停，医生告诉我需要做咽成形手术，但我跑了好几家大医院，都说我的麻醉风险特别高，所以推荐我来协和找您！"

"我可不是万能的，但我们会尽力的！"我笑着说。

"我知道，我信任协和的大夫！所以求你们别再把我往别的地方推了，您这儿就是我最后一站！"小华说着，眼圈也红了起来。

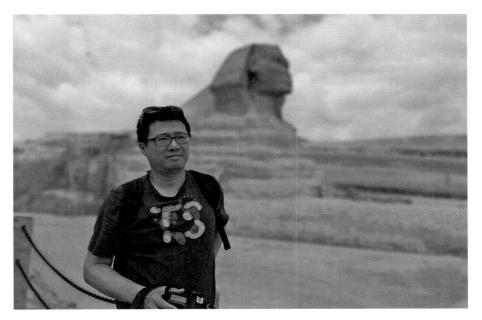

　　"你别着急，我理解你的心情，"我赶紧安慰她说，"我们一起想办法！"

　　"易大夫，我就是听说您是气道方面的专家，所以来找您，我知道我麻醉有风险，但我信任您，就找您了！"小华的话似乎已经让我没有选择了，但职业的素养让我必须把最坏的情况向小华说明。

　　医治患者，与病魔作斗争，真的像打仗一样，不仅需要排兵布阵，而且需要通盘考虑。小华的情况虽然有有利的一面，比如年轻，心脏没有疾病，即使有哮喘但肺功能基本没有大碍。最关乎麻醉的两大系统基本安全。但主要的问题一是潜在的困难插管，合并OSAS会让麻醉后通气给氧更加困难，一旦插不上管不能快速建立气道，患者就会迅速缺氧造成脑死亡；二是潜在的过敏反应。为了这个，小华已经在中日友好医院进行了麻醉药过敏试验，果然发现有两种常用的麻醉药物（顺式阿曲库铵和咪达唑仑）试验阳性。该医院明确提出禁止使用这两种药物，同时指出目前的过敏试验还处在研究阶段，即使麻醉药物过敏试验结果为阴性，仍不排除可能发生的过敏反应。也就是说，小华有可能在使用麻醉药后出现过敏反应，造成上呼吸道水肿，而恰巧又赶上小华插管困难，所以短时间插不上管必然导致呼吸循环的衰竭而死亡。为了救命，就必须马上进行气管切开，这样给小华带来的痛苦就会雪上加霜。

那么，这个死结就没法解了吗？当然不是。如果不麻醉，让小华保持清醒状态，给咽喉部实施表面麻醉，然后再用纤维支气管镜辅助进行气管插管是个安全可行的办法。但这会让患者非常痛苦，支气管镜通过声门时会引起人体强烈的生理性呛咳反射，然后将气管导管沿支气管镜置入气管内也经常会造成咽喉部的损伤。可相比之下，这是一种比较安全的做法，既避免了麻醉药可能诱发的过敏风险，又可以降低困难插管的难度。

当我把可能的情况仔细交代给小华，并分析了每个措施的利弊与可能的风险之后，她很坚决地说："易大夫，我相信您的选择，不管最后的结果怎样我都要试一下，哪怕最后气管被切开了，我也认了！"

"好吧，那你等通知住院吧。"我最后交代了些术前注意事项和检查，就让小华离开了诊室。

那几天，我心里一直在琢磨，医生这个职业可能天生就和风险绑在一起。要想让患者有最大的获益，有时的确需要医生冒着很大的风险，可一旦出了风险，就会影响到自己的声誉甚至职业生涯。可以躲避风险，但会让病人承受巨大的痛苦。To Cure Sometimes, To Relieve Often, To Comfort Always. 这是我们常说的！让病人免遭痛苦就是一种责任！

每天在去访视病人的路上都能看到医院电梯旁多媒体电视里播放的"三位大医生"。讲述的是张孝骞、曾宪九和林巧稚三位协和大医的故事。里面也曾讲述林巧稚大夫为了拯救新生儿溶血症的患儿大胆采用了全身换血。是啊，是患者的信任，是医生的职责和担当让林大夫冒险前行！我们是不是应该对得起患者的信任，对得起自己的初心呢？

几周以后，小华的手术安排好了。在早上的特殊病人交班时，我把我的想法在全科做了汇报。我心里虽然有些顾虑，但根据多年的经验还是有些把握的，各种准备一定要充分，各种预案也要备足。剩下的似乎就看上天的安排了。

"易大夫，见到您真高兴，我信任您，把一切都交给您了，您放心吧！"再次见到躺在手术床上的小华，她反而安慰起我来。

"我放心，你看，我们早上讨论了你的病例，也拿出了最佳方案，派出了最佳团队，所以你应该放心，感谢你对我们，对协和的信任！"这时的我反而感到踏实了。

"好了，核对病人信息……准备给药，小华，现在做深呼吸，马上就睡觉了，醒来就做完了，别紧张，来，深呼吸……"

气氛似乎有些凝重。随着监护仪传来规律的心率声和氧饱和度高亢的滴滴声，小华很快进入了麻醉状态。"注意心率变化，注意气道压，把肾上腺素放在我旁边准备好……"

"血压正常，心率稍快，其他一切正常，"旁边的一线盯着监护仪说，"还行，好像过敏没有发生。"这时候，大家总算有些放松。

几次顺利的手动通气之后，我也感到一丝放松，"通气好，现在可以插管了，给我可视喉镜。"判断所有麻醉药都达到最佳起效时间后，我拿起了喉镜慢慢地放进了小华的口腔里。

"这里的空间的确够小的。"大家都可以从可视喉镜的屏幕里看到小华的口腔结构，正如术前的判断，严重的咽喉部畸形是造成患者呼吸睡眠暂停的罪魁祸首。

"看来，这个患者就是得手术！"在旁边的耳鼻喉科李教授说，"所以她来找你们就对了，别人还真不敢做。"

已经是成年人的小华，却长了婴儿般的会厌，呈Ω型，这也是典型的插管困难。但这时对我就已经不是难事了。万幸，困难插管没有和麻醉过敏叠加在一起，总算给小华留了条生路。

插管是顺利的，后面的手术也是顺利的。相信小华后面的人生也是顺利的！

我们常说，健康所系，性命相托。诚然，无论是成功后的经验，还是失败后的教训，医生这个职业都离不开与风险相伴。但在患者的信任下，在医患双方的共同努力下，我们将会共渡难关，最终战胜一个又一个困难。

▌作者简介

易杰

北京协和医院外科学系副主任，麻醉科主任医师，教授。

中国医师协会麻醉学医师分会委员，中国心胸血管麻醉学会胸科分会常委，中华医学会麻醉学气道学组副组长，中国药理学会麻醉药理学专业委员会委员，白求恩基金会麻醉与镇痛专委会副主任委员，北京医师协会麻醉医师专科协会副会长，中国医师协会毕业后医学教育委员会麻醉专委会委员兼总干事。北京市麻醉专科住培考核专家。美国气道管理协会（SAM）成员，国际麻醉药理研究会（IARS）终身成员，中华麻醉学会国际讲师团成员。《中华麻醉学杂志》和《临床麻醉学杂志》通讯编委，全国气道培训高级教师。

17

一台手术背后的故事

谭先杰

 我不是一个优秀的医生，因为，我不够单纯，想得太多！
但我也是一名合格医生，因为，我敬畏生命，尽心尽力！

一

小昭很年轻，娃娃脸，笑眯眯地和妈妈一起进入诊室。

刚进诊室，我的助手就说："这儿不是产科，您是不是走错啦？"

"没错！"小昭妈妈很干脆地说。

等小昭把衣服撩起来，连我都惊呆了——腹部膨隆，像一个即将分娩的孕妇，而且是双胎孕妇！

更让人崩溃的是，检查起来肿物周围一点儿缝隙都没有，丝毫推不动。小昭说她29岁，两年来一直在减肥，但效果不好，最近一个月，走路越来越沉重，晚上不能平躺，连呼吸都困难。

小昭先看的外科，但CT报告说这个肿瘤直径有30厘米，可能得看妇科，于是她从网上抢到我的号。

凭直觉，我认为应该是良性的。但无论什么性质，手术风险都不会小——突然从腹腔中搬出这么大个东西，血压会维持不住，搞不好呼吸心跳停止！

果然，小昭说她去过好几家医院，都建议她到协和看看。

我告诉小昭，我们病房床位紧张，不能很快安排手术，建议她去找其他医生看看，可能会快一些。

这个时候，小昭妈妈才说她和我中学同学的妈妈是亲戚，还说同学曾经给我发过微信。

我翻看微信，发现旅居美国的同学前段时间的确给我发过微信，只是我默认已经回复了。

我有些内疚，但隐隐有些犹豫。行医这行当，似乎有一个攻不破的魔咒：越是熟人，越容易出问题，而且还多半是大问题！

虽然如此，我还是很难让小昭去看其他大夫了，我无法拒绝小昭妈妈那信任的眼神。

二

我给小昭开了术前检查，还让她到麻醉科会诊，做术前评估。

按惯例，我将小昭的病情提交妇科肿瘤专业组讨论，请老教授和同事们共同拿主意。

我例外地让小昭来到讨论现场。通常而言，内科大查房会让病人来到讨论现场，让教授们逐一查体，但妇产科检查部位特殊，一般不要求病人到讨论现场。

之所以让小昭到现场，是因为我有一个小小的心思：担心如果不让小昭到现场，只根据影像学片子判断，讨论结果有可能是不做手术。如果大家看到一个活生生的人，还是年轻人，就可能改变主意。

事实证明我多虑了！

小昭进来之前，讨论就达成了共识：手术一定要做，否则病人没有活路！

三

我告诉小昭需要等待很长一段时间才能排上手术，如果情况加重，就去急诊。小昭丈夫说家里经济条件还可以，希望能在国际医疗部治疗。

这倒是解了我的围，但其实我不太希望她住国际医疗部。一是肿物的良恶性都不清，如果是恶性，在国际医疗部花费很大；二是手术难度可能很大，一旦发生意外，花费更难以估算；另外，一旦结果不好，或者医疗过程有瑕疵，追究起来，后果更严重——诉求通常是和付出成正比的。

然而，小昭丈夫执意要住国际医疗部。

两天后，麻醉科主任黄宇光教授在走廊遇到我，说："小昭的麻醉风险非常高，但不做手术太可惜，到时候麻醉科会全力配合！"

这让我吃了一颗定心丸。

四

3月29日，清明小长假前的周三，小昭住进了医院。

由于CT报告肿瘤压迫输尿管，所以计划30号上午放置输尿管支架管，防止术中损伤。然后再进行血管造影，阻断肿瘤的供血动脉，减少术中大出血的危险，周五手术。

然而，周五的手术已经排了不少，小昭的手术可能要在下午晚些时候才能开台。一旦前面的手术不顺，小昭的手术就有被取消的可能。

正在四处协调的时候，黄宇光教授打来电话，说小长假前做这样大的手术很危险，如果出现意外，搬救兵都困难，建议假期后再做。他还说，如果需要，他亲自保障。

我感动得差点儿落泪，为我自己，也为病人。

于是，小昭暂时先出院。

五

4月4日，清明小长假的最后一天，小昭再次住进了医院，放置了输尿管支架管，等待手术。

按理说我的心可以放下了，但事情出现了变化。

前来会诊的外科医生警告我，肿瘤已经把下腔静脉完全压瘪，这种对静脉的长期压迫和对肠管的长期压迫，可能导致粘连和异生血管，搬动肿瘤过程中可能撕破大静脉，导致难以控制的致命性出血！

我当然害怕这种情况。病人死于台上，无论如何难以交代。

我的压力陡然增加。

不仅如此，医务处接到病情汇报后，要求我们进行术前谈话公证，让家属知道病情的严重性和我们的严肃性。

程序是必须的，但时间来不及了。律师说要第二天11点半才能来医院，而小昭的手术10点左右就会开始。前一天输尿管支架管放置之后，小昭出现了血尿，而且很痛。下午小昭还要去做创伤更大的血管造影和栓塞，之后可能会发烧，所以手术不能后延！

于是我在出门诊的过程中，自己和律师沟通，公事私办，恳求他们第二天8点半派人来做术前谈话公证。

六

4月5日下午，血管造影如期进行，我同时得到了一个好消息和一个坏消息。

好消息是肿瘤血供来源于髂内动脉，这基本肯定了初步判断——巨大子宫肌瘤；坏消息是从造影中无法判断肿瘤与下腔静脉和肠系膜血管有无交通，而且肿瘤和周围器官似乎有粘连。

我再次和小昭的丈夫和妈妈谈话。小昭妈妈对病情的严重性很理解，焦急不安。小昭丈夫却出奇地淡定，不停地安慰岳母，说医生总会有办法的。

这让我有些不安。我给美国同学发微信询问这家人对手术的期望，更直接地说，一旦手术失败甚至病人死于台上，他们能否真的接受。

同学回复说小昭丈夫人很好，之所以"淡定"，是不想让一家人都陷入混乱状态。

七

一切忙完后回到家，已经晚上7点多，敲门无人应答。饭桌的闹钟上别了一张小纸条，上面写着："饭在锅里，菜在微波炉里，自已热一下吃。烤箱里有一只虾，别忘吃！我和儿子出去遛弯儿了，一会儿回。"

我突然心一酸！是啊，我不是扁鹊华佗，只是一个普通医生而已。

但是现在，医生几乎是一个完全不允许失手的职业，我如此冒险，值得吗？

病人输不起，我同样输不起！

于是，我在朋友圈发了一张图，并配了一段话："1.家人：这也是家常便饭！2.病人：开弓没有回头箭！您信任我，我便全力以赴。天佑病人，天佑我！共同搏一把！"

理解的朋友很多，有安慰，有理解，有鼓励。

一位知名电视栏目的编导再三希望录制手术过程，被我婉言谢绝。

我需要心无旁骛！

八

其实，我更需要的是有人帮我分担压力，或者更确切地说，是分担责任！

太太不是医生，不懂我们这行的难言之隐！这个时候，我想起了老师——郎景和院士。

我给郎大夫打电话，不通。前几天他去了英国，也许没回来。我只好试着给他发短信，问周四上午他是否在医院，有事求助。他回复："好的，上午在呀。"

随后我给他发了一条比较长的信息，简单叙述了病情和我的担心。郎大夫很快回复："到时候叫我。"

九

我对正在收拾书包的小同学说："爸爸明天有一台很困难的手术，咱们明天早上可不可以麻利些，这样爸爸送你到学校后，就能到医院好好儿吃顿早餐！"

小同学爽快地答应了。

我一直认为自己心理素质不错，尽管考试前会紧张，但一上考场打开试卷就没事了。我很长一段时间都是一上床就睡着，但那天晚上我脑海中却一遍遍预演手术，想象可能发生的危险和对策，前半夜居然睡不着了。

我起来从冰箱里拿了一听啤酒，喝完后很快睡着。睡眠时间不算长，但质量颇高，起床后神清气爽。

小同学没有忘记前一天晚上的承诺，穿衣刷牙洗脸一气呵成，我们提前到了学校。在校门口，小同学歪着头对我说："爸爸，你好好儿手术吧！今天我很乖，对吧？"

我轻轻摸了摸他的头，骑着前一天刚买的电动自行车，前往医院。

不到两年，我丢了两辆电动自行车。心疼之余，我安慰自己：破财免灾！

是啊，对于外科医生，手术意外就是灾难。果真如此，自行车丢得也值啊！

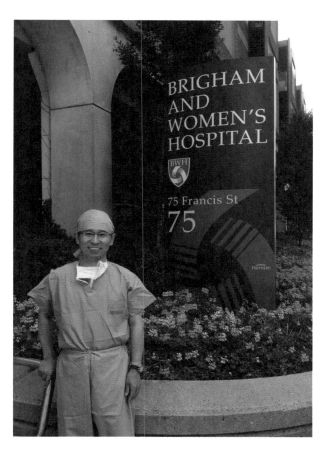

十

4月6日，听起来很吉利的日子。连续雾霾几天的北京，清朗了不少。

7点半，我到郎大夫办公室，向他详细汇报了病情，郎大夫让我手术开始后通知他。他说上午有讲演，但可以随时通电话，手术优先！

临走郎大夫告诫："第一，（皮肤）切口不要贪小，否则一旦（腹腔内）出血，止血很困难；第二，如果能把瘤子完整分离出来，就基本成功了；第三，任何情况下，都不要慌乱，有我在呢！"

从郎大夫办公室出来，我走路都轻快了很多。

8点整，查房。我问病人睡得如何，她说后半夜睡不着，还问我是不是也没有睡好。

我肯定地回答说我睡得很好！我要让她相信，我是精神百倍地给她手术。

精神百倍一点儿不假，一种称为儿茶酚胺的物质已经进入血液，它让人投入战斗！

十一

8点半，律师到达病房。小昭妈妈对公证的烦琐程序有些不高兴，认为这些程序"污辱"了她对我们的绝对信任。

万事俱备，只等开台！

十二

9点半，第一台手术结束。患者是一名4个月大的女婴，生殖道恶性肿瘤。这就是医生眼中的"人生"：有不幸的，还有更不幸的！

10点整，小昭被接进手术室，黄宇光主任和病人打了招呼后，重重地拍了拍我的肩。

他亲自给小昭输液，开局很顺利。

然而小昭很快说头晕，她问是不是低血糖。其实，应该是仰卧位低血压综合征。病人的腹部像小山一样隆起，比足月妊娠更壮观。这样大的包块压迫到下腔静脉，血液不能回流，血压自然就低了。

所幸小昭很快被成功麻醉。

由于担心手术中大出血危及生命，麻醉后需要进行深静脉穿刺，以便于快速补液，还要进行动脉穿刺监测动脉压力。

静脉穿刺比较顺利，但动脉穿刺遇到了困难。小昭的血管都瘪了，黄主任亲自上手，也遭遇到了麻烦。

"不要再等，消毒开台！"黄主任手一挥。

十三

10点35分，三方核对病人和病情之后，手术开始，台下巡回护士通知了郎大夫。

一刀下去之后，我此前所有的紧张和不安都消失了！那些关于医疗纠纷的担心，也不知道去了哪儿。我的全部精神，刹那间，集中了！

瘤子的确是太大了，血管非常丰富，和周围真有粘连！我们细心地一处处将粘连分解后，瘤子被完整地从腹腔中搬了出来！

我让台下的巡回护士将情况简要汇报给郎大夫，告诉他可以继续讲演了。

我和助手一层层剥离瘤子表面的包膜，一根根结扎血管，居然一滴血都没有出，瘤子被完整剥了下来，子宫留下了。

黄主任和我一起用车推着这个比两个足球还大的瘤子到家属等候区，小昭妈妈双手合十，当场就哭了……

十四

病人被推出手术室后，我和主管大夫抱着瘤子拍了一张"庆功照"，笑容灿烂，皱纹都出来了。

然而，进入医生休息室，我一下子瘫坐在沙发上。

是啊，我不是一个优秀的医生，因为，我不够单纯，想得太多！

但我也是一名合格医生，因为，我敬畏生命，尽心尽力！

既然答应给小昭手术，只能想办法，创条件，精心准备，寻求帮助……就像一支已经满弓的箭！

我拿起一张废弃的麻醉记录单，写下了这样几句话，作为对这段协和医事的记忆：开弓没有回头箭，千方百计总向前。幸有良师左右扶，一箭中的终延年！

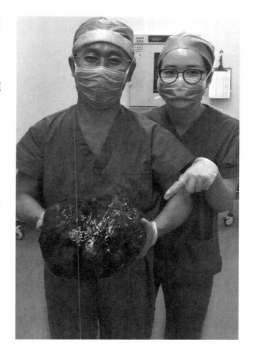

补记

我将文章的初稿打印出来，呈给导师郎景和院士指正。郎大夫在南下长沙讲课的飞机上，写下了如下点评，让我感动不已：

谭先杰大夫为我们细腻地描述了一个有惊无险的病例，如同一幅朴素的工笔画，几个人物，栩栩如生，跃然纸上。

有情理、有磁力；有情景、有思想。

这也是爱的图解，对病人，对职业；医患间，同事间。

就从医而论，也体现了"不打无把握之仗""有备无患"的基本原则和策略——最后的具体手术，似乎并不那么复杂惊险了，这正是之前充分准备的结果，否则一定会荆棘丛生，危机四伏！

这里，也还印证了我常说的另外一句话：外科手术，决策占75%，技巧占25%。

决策、设计、计划是决胜的关键。

▌作者简介 ●ⅿ-

谭先杰

北京协和医院妇产科主任医师，资深妇科肿瘤专家，教授，博士生导师。

国家级健康科普专家，第三届"国家名医"和首届"人民好医生"，2016年全国优秀科普作品《子宫情事》和2019年全国优秀科普作品及中国科普作家协会优秀科普金奖作品《10天，让你避开宫颈癌》作者。

18

定位所系，精诚受托

薛华丹

- 定位所系，不仅是好医生在临床工作中的锲而不舍、一丝不苟和对生命的敬畏，更是患者的健康和幸福。

- 大医精诚，不仅要求医生有精湛的医术，更要求医生怀着"见彼苦恼，若己有之"的同理心与人文关怀来对待患者。

　　"我和我的家人一直记得您，您是一位很好的医生。"十二年后的今天，小群依然和我保持着联系。

　　十二年前，她来医院看病时，却是面色苍白、精神恍惚、反应迟钝、大腹便便。很难想象，这样的词语会用来形容一个23岁的年轻女孩儿。

　　那是小群大学毕业的第一年。还没来得及张开翅膀翱翔，追逐理想，小群就因为反复发作的意识丧失一次次倒在工作岗位上。为了抵抗不明原因的低血糖，小群不得不依赖甜食，身材也日益肥胖。病痛的折磨让她憔悴不堪。像常人一样工作生活已经是奢求，更不要提遇见爱情。

　　来到协和医院之前，小群和家人已辗转多家医院，仍得不到有效治疗。他们将最后的一丝希望寄托在北京协和医院大夫的医术上。

　　小群频频出现的发作性低血糖症状引起了我的注意。经查血发现，她发病时血糖低于2.8mmol/L，口服葡萄糖后症状立即得到缓解，我立刻想到了临床上最常见的功能性胰腺神经内分泌肿瘤——胰岛素瘤。经过查血及相应激素检查后，医生做出了胰岛素瘤的定性诊断。胰岛素瘤的恶性程度普遍较低，但肿瘤会源源不断地分泌胰岛素，进而导致顽固性低血糖。患者通常表现出心悸、多汗、饥饿、焦虑的症状，严重的还可能出现癫痫发作、意识丧失甚至低血糖昏迷。这些症状常常在补糖后消失，所以大多数患者会对含糖量高的食物产生依赖。尽管高糖食物可以暂时缓解症状，但同时也导致患者身材肥胖，患高血压及心脏病的风险增加。手术是目前治疗胰岛素瘤唯一有效的途径，而影像学检查是肿瘤诊断、定性、定位、评估分期及保证疗效的重要方法，为手术方案的制定及手术路径选择提供指导。

　　小群的症状很典型，但在肿瘤的定位过程中，却遇到了麻烦。多期增强CT是大多数胰腺神经内分泌肿瘤患者首选的影像学检查方法，但由于胰岛素瘤通常体积较小，而且密度与正常胰腺相似，在增强模式下强化方式多样，部分肿瘤在常规增强CT上表现为等增强。因此，无论是常规CT检查还是增强CT检查，都可能难以分辨肿瘤组织与正常胰腺组织。同时，小群的外院检查资料显示，她已经接受了增强CT等多种检查方法，都无法确定肿瘤的位置。考虑到这一点，而且造影剂及CT辐射都有一定的副作用，我决定不再尝试增强CT的检查方法。

胰腺CT灌注成像，能够在良好地显示解剖细节的同时测定多种灌注相关参数，以量化的方式反映肿瘤及胰腺正常组织的血流灌注情况，间接地显示病变。这种检查方法，主要用于胰腺癌及胰腺炎的诊断，对于胰岛素瘤的诊断用得相对较少，且胰腺CT灌注成像会增加患者辐射剂量、对比剂用量及检查时间。那么，是否要选择这种检查方案？

"医生，我已经到过好多家医院，做了好多检查，都没有查出瘤子在哪里。我坐了好几天火车来这里，这个病让我没有办法上班，家里的钱也不多了，我好累……"当我思考时，小群不断低声诉说着患病的艰难与求医路上的艰辛。几经权衡、分析，我告诉她：

"或许可以采用CT灌注进行肿瘤定位。"

小群眼前一亮，因奔劳而疲惫的面庞爬上了欣喜与希望，"太好啦！协和医院是全国最好的医院了，我全部的希望都寄托在您身上啦！"

在她期盼的目光中，我忽然感受到了一种沉重的责任感与使命感。健康所系，性命相托，患者将最宝贵的健康托付在医生的手上，我们更应该竭尽全力救治。尽管我只是辅助科室的医生，并不似外科医生那样握着生死攸关的手术刀，但是我做出的决定小则影响患者检查的烦冗或快捷，大则关系患者治疗的失败或成功。

小群欣喜的话语，让我忽然有一种强烈的紧张感。万一CT灌注还是不能检查出来肿瘤的确切位置，万一她再一次失望，我该如何调整扫描参数，该推荐她做何种检查，该如何安抚她，该如何面对她的信任……不敢多想，也没时间多想。

幸运的是，经过图像重建及后处理，在血流量参数的伪彩影像上清晰地显示出高强化的肿瘤，我悬着的心终于放下。后来，外科医生按照我给出的定位对病灶进行了准确切除，术后患者恢复良好。

难忘的经历，让我更深刻体会到何为医者的职责，何为患者的希望。患者对医生的信任与依赖，带给医者的是所要担负起的责任。古代名医张仲景说过："进则救世，退则救民；不能为良相，亦当为良医。"这是对医者使命和责任的定位。而医者使命和责任的定位，是通过一次次尽量精确的病症定位实现的。

定位所系，不仅是好医生在临床工作中的锲而不舍、一丝不苟和对生命的敬畏，更是患者的健康和幸福。大医精诚，不仅要求医生有精湛的医术，更要求医生怀着"见彼苦恼，若己有之"的同理心与人文关怀来对待患者。这件事之后，我更加深入探究了胰腺疾病放射学，期望寻找到疾病检出效率更高，对患者副作用更小的检查方法。与此同时，我也更加关注对患者的人文关怀。

后来遇见前来复查的小群，我也尽我所能为她排忧解难。经过治疗，小群的症状完全消失，生活也渐渐步入正轨，事业与爱情都有收获，一家人在上海谱写着人生新的篇章。

作者简介 ♥〰〰

薛华丹

北京协和医院放射科副主任兼西院放射科主任，消化系统及女性生殖系统影像诊断专家，主任医师，教授，博士生导师。

北美放射学会教育展板委员会委员，中华医学会中华放射学分会第十四届、第十五届青年委员会常务副主任委员，中国医师协会放射学分会泌尿生殖学组副组长。

*Radiology, European Radiology, Academic Radiology*等SCI杂志审稿专家，《中华放射学杂志》《中国医学影像学杂志》等多本国内专业杂志编委/审稿专家，国家自然科学基金及北京自然科学基金评审专家。

获国家科技进步奖二等奖、中华医学奖一等奖、华夏科技进步奖二等奖及多项院校级医疗、科技成果奖等奖项。

在胰腺疾病的影像诊断方面，有着丰富的临床经验和深入且广泛的研究，十余年来开发多项先进的影像学技术，带头开展极有意义的临床科研工作。

19

当医生成为战士

王郝

● 如今，这场与疾病的战斗已经过去，我们从战士又回归成
  了医生。但我知道，若有"敌人"再次到来，我们又会成
  为战士，义无反顾地走上战场。

前几年的某个春节，照例，不值班的医生和护士们去科主任家里拜年，顺便蹭一顿午饭。席间，不知是谁开的头，大家开始回忆起2003年的场景。"我们到底是几月几号去的中日友好医院？""那时候戴几层口罩来着？"

2020年伊始，全国乃至全世界又开始了一场与新型冠状病毒的战斗。前事不忘，后事之师，我开始回首当年的场景。

我是从事重症医学工作的。2003年的时候已经工作4年，当时在北京协和医院ICU（重症监护病房）里面已经算是比较老资格的医生了。SARS的全称就是严重急性呼吸综合征，正是典型的、患者可能需要进ICU的一类疾病。从广东等地发现SARS开始，到在北京蔓延开来，我们这个专业的医生一直在积极准备，2003年5月，我们上场了。

那真是一段与时间赛跑的日子。中日友好医院被腾空，按SARS隔离病房标准进行改造，并于2003年5月8日装修完成。仅仅过了4

天，在5月12日，北京协和医院开始支援中日友好医院，在该院建立并全面负责20张床的ICU病房，收治全北京最重的病人。我们随即开始准备需要的仪器设备，制定工作流程。5月14日，协和人进入中日友好医院。连续两天，我都在和中日的设备管理人员交接大大小小的仪器设备：大到最重要的呼吸机，由于是全新的，需要逐一进行调试，小到护目镜，我们不断尝试用什么样的皂液能解决哈气问题；传统的如吸痰管怎样变得密闭，高科技的如对讲机放在什么频道，充电如何保障，监视镜头清晰度如何；细节的如床旁的记录怕传染不能带出，一律传真到10米外的缓冲区办公室，等等。我在头两天主要负责协调这些事情，碰到全新的设备，则要自己先上手，学会如何使用，然后培训其他医生和护士。

5月16日，我们开始收病人。回顾当时的照片，一幕幕都记载了我们与时间、与病毒的战斗。专业医生护士不够，就从心外科、麻醉科、胸外科、妇产科甚至口腔科抽调，训练两个月，就上前线了，而我们ICU只有2天。SARS病房需要严密隔离，工作强度很大，又要保障医护自身安全，因此，护士4小时一班、医生6小时一班分5班、二线医生8小时一班分4班，24小时倒班。加上监督消毒人员、检验放射科人员、后勤保障人员、通勤司机等，20张床的病房，我们医院倒去了接近200人，包下了一个宾馆。

5月阳光下的樱花宾馆，是所有人紧张时期里最舒适的回忆。尤其是一线的医生护士，完成几个小时精神高度紧张的工作后，整队点名（这点也和军队一样），集体上车，直接回樱花宾馆。无论是凌晨几点，想要吃什么，大师傅都给做，各种零食，小卖部自取，吃饱了换一套干净的病号服，睡觉。在如此高强度的工作压力下，我们必须学会适时放松自己，不让脑子里的那根弦绷得过紧。于是，早上没轮到班的，就开始打牌、下棋，或是打球锻炼身体。这场"战争"比的也是后勤。除了吃的喝的，医院还下了很大的功夫保障N95口罩、猴服（一次性连体隔离衣）的不限量供应，在当时的环境下是极其难得的。但其实我们是没有自由的，门口拉着黄色警戒线，不得迈出，时间长了还是不好受。后来有一天凌晨，几个医生护士下班出来，一通诉苦，让司机师傅动了恻隐之心，开车拉着他们几个去亚运村兜了一个小时，在车上看看风景，算解了眼馋。

　　要是回忆都说吃喝玩乐，好像不够严肃。其实，我也有一件很是英勇的行为，或者说是鲁莽的行为。SARS后期，我们对这个疾病已经有了一些了解，当时也许还不很清楚是病毒还是"非典"，但都知道是飞沫传播。好的口罩、护目镜肯定可以大大减少传染的概率，但防护到什么水平可以万无一失，谁也不知道。出发前，医院组织各科讨论插管流程和装备，一度提出是不是需要消防用全密闭呼吸系统，后来考虑背着氧气瓶进行操作难度太大，计划以防毒面具为主要手段，放在清洁区。如有需要，每班排好的一个麻醉科医生进去操作。不能放在病房里面，是因为面具数量有限，需要反复使用，只能放在相当干净的区域，才能避免传染医生的风险。

　　但谁也没想到，第一个气管插管被我这个计划外人员赶上了。那天我值二线的班，接班后对讲机里面传出护士的报告，有一个病人的呼吸机在报警，搞不清楚为什么，值班医生也判断不清。我逐层穿戴整齐，大概耗时20多分钟后，进入病房。这个时候病人的呼吸已经越来越差，我判断病人的气管插管必须立即更换，也就是说，要重新进行气管插管。流程是制定好的，应该由技术更为熟练的麻醉科医生操作，但麻醉科医生和防毒面具都在清洁区，她穿戴整齐进来至少还要20分钟，如果继续等下去，我判断病人最多还有5分钟就会心跳停止。没法再等，我憋住一口气，想着我不喘气病毒还能把我怎样。好在我无比顺利地完成了操作，病人也转好。当年光棍一条，老婆闺女都还没有，还真没想过万一被传染的后果，也就更谈不上"思想斗争"，只想着一定要做好。后来有同事告诉我，那时候好些人都在打听我每天早上统一测量的体温数值，几天后，看潜伏期过了，也没被传染，大家才放心面对面和我说话。

这么多年了，我一直记得一个场景。有一天，我感觉SARS病房里面实在太热，就站在了全力开动的5匹空调柜机前10厘米的地方，但竟是一丝凉风也感觉不到。我无奈地走到窗前，希望能透透气。从楼上看下去，绿色的草皮球场上，一群学生在踢球，我恍惚觉得自己是个战士，在进行一场阳光下的战争。

如今，这场与疾病的战争已经过去，我们从战士又回归成了医生。但我知道，若有"敌人"再次到来，我们又会成为战士，义无反顾地走上战场。

作者简介

王郝

重症医学主任医师，硕士研究生导师。

1999—2021年，北京协和医院重症医学科工作。

2021年至今，北京积水潭医院ICU副主任。

20

雨夜

许力

● 那个雨夜，年轻的我没有信心，甚至想放弃。是她的信任
和鼓励教会我：作为医者，不要轻言放弃。后来，我给学
生们讲这段经历时，常常说："那根管子是我和患者一起
插进去的。"

窗外电闪雷鸣，风雨大作，把我的思绪拉回到18年前那个难忘的雨夜。

2003年是我读研究生第二年，刚刚开始作为麻醉科一线医生值班。除了完成急诊手术，值班的另一个重要任务就是参加全院抢救气管插管。麻醉科医生最精通的一项操作，应该就是气管插管了。毕竟，这是我们每天都在重复的工作。然而，紧急困难气管插管却曾是我的"噩梦"。

那个雨夜，我和我的二线老师正在做一台剖宫产手术，临近孩子娩出的关键时刻，我的呼机响了。电话那头，护士的声音非常急促："急诊抢救室，一个病人要插管，我们的人不敢插，麻醉科快来……"

一头是产妇的关键时刻，一头是紧急抢救，二线老师当机立断："我看着产妇，你去插管，带好插管箱！"

"老师，可能是个困难气道，急诊科的大夫都不敢插！那我……"我有些担心。

"你能行的！不要慌，快去！"

我拎着插管箱，飞奔至急诊抢救室。患者是一名34岁女性，咽部肿痛3天，高热，晚上出现喘憋症状，夜里感觉不好，被母亲送到医院。目前，神志尚清楚，呼吸困难，面罩吸着纯氧饱和度仍进行性下降，极度痛苦，气管插管是当前首选的抢救措施，然而这正是我们麻醉大夫最担心的紧急困难气管插管病例。患者70多岁的老母亲，一边哭一边跟我签字："我闺女刚从国外回来，工作狂，病了不去医院，拖成这样，救救她啊……"

"我会尽力的，但她的咽喉部严重感染，咽后壁重度肿胀，气管插管的路径可能被堵住了，插管失败的可能性很大。"我向老太太交代风险。

"那怎么办？"

"请耳鼻喉科气管切开。"

"许大夫，气管切开成功的概率也很小，她无法躺平，不能配合我手术，而且颈部也受感染波及，切开后很难找到气管！"前来会诊的耳鼻喉科陈大夫对我说。陈大夫是我们医院喉组技术最好的医生之一，他说困难，就一定是非常非常困难了。我从陈大夫的眼神中读到了四个字"就看你了"！

　　我来到患者身边，准备插管。她半坐在病床上，神情疲惫，急促地吸气，但每一次都吸不进去多少氧气，口唇越来越紫，我不知道她还能撑多久。以我所学经验，纤维支气管镜经鼻插管可能对于这位患者来说创伤和刺激更小一些，但彼时是十多年前，各类气管插管的可视化设备还没有普及，我不可能立即找到纤维支气管镜，因此只能选择喉镜经口插管。

　　要知道，经口插管的刺激非常大，患者通常无法耐受，需要在全麻下完成。而对这个患者却不能用哪怕一丁点儿让她睡觉的药，因为一旦她睡过去，就会完全无法呼吸，无法通气，如果气管插管不顺利，后果将不堪设想。我决定：清醒经口气管插管。

　　当我做出这个决定后，立刻出了一身汗。从来没有人教过我这个方案。这样的做法是否正确？患者会不会无法耐受而更加恶化？我有多少时间能够用喉镜挑开咽腔穿过严重的水肿组织，找到声门？会不会根本找不到？没有肌肉松弛剂的帮助，我能否把管子插到气管里面？这一连串的问号狠狠地砸在我的心中，令我手脚冰凉。

　　我知道，自己必须先镇定下来。我对患者说："我是麻醉科大夫，你现在呼吸困难，情况很危险，我要为你进行气管插管，会很难受，我需要你的配合，请慢一点、深一点吸气，不要着急。"患者已经说不出话，她深深看了看我，轻轻点了点头。虽然很瘦弱，但她的目光坚定，努力按我的指导调整着呼吸，氧合指数一点点升上来。

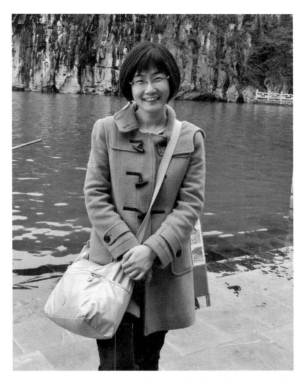

"现在，我要把你放平，你肯定会觉得憋气，但是先忍一忍。我要把喉镜放到你的咽腔中。"我给她看了钢制的、粗大的喉镜片，她点了点头。

"接下来会非常痛苦，你会想吐、想咳。请一定不要躲开我，我要帮你找到声门，插上管子，救你的命。"我一边说着，一边开始第一次尝试。患者努力地配合我张开嘴，喉镜抵达咽腔后，视野里红肿一片，正常的组织结构已经被肿胀的咽后壁组织代替，我将喉镜向深处探入，试图认清结构，然而患者立刻发生严重呕吐呛咳反射。她受不了这种刺激，躲开了我的喉镜。

我把她重新扶坐起来，问道："我还能再试一次吗？"

她的眼里全是被我操作刺激出的眼泪，但是，她的目光仍然坚定，仿佛在说："再来一次吧，我可以配合你！"等患者缓过来一点儿后，我又开始第二次尝试。这一次，我看到了肿胀的会厌。而声门就在会厌底下，但是我还没有看到就又被迫撤出了。

第三次尝试失败后，我的心剧烈地跳动起来，看到她的情况越来越不好，我深深自责起来，内心感到严重的挫败感。我让护士通知我的二线老师，但是我知道她也很难短时间支援我。耳鼻喉科陈大夫已经开始准备气管切开了。

"你已经尽力，插不进去也不能怪你啊。"脑海中，仿佛有另一个自己在为我找借口。

此时，患者仿佛被抽走了所有的力气，闭上了眼睛，我的心跟着一沉。我轻轻拍着她的脸，着急地喊道："别睡，我再试一次可以吗？"她没有回应，我以为她要放弃了，忽然，患者睁开眼睛，那眼神我至今还记得，是信任，是坚持，是托付，仿佛还有鼓励。

我进行了第四次努力，吸取前面三次的经验，她也仿佛学会了配合，我成功地将导管插入了气管。随后，在麻醉药物的作用下，患者睡着了。随着她的呼吸顺畅，我觉得自己也喘过气来。

回到手术室，正准备出门支援的二线老师看到我后，问："你救了病人？"

我点点头，眼睛有些湿润："病人也救了我。"

一周后，我在走廊里碰到陈大夫，他告诉我那个病人经过治疗后很快拔了气管插管，痊愈出院了。"那个病人一直要感谢你！"陈大夫笑着对我说。

其实，我一直想谢谢那位患者。那个雨夜，年轻的我没有信心，甚至想放弃，是她的信任和鼓励教会我：作为医者，不要轻言放弃。后来，我给学生们讲这段经历时，常常说："那根管子是我和患者一起插进去的。"

作者简介

许力

北京协和医院麻醉科副主任，兼帅府麻醉科主任，副主任医师，硕士生导师。

中华麻醉学药理学组副组长，中国研究型医院学会委员。从事临床麻醉20年，致力于老年患者围术期管理、冠心病非心脏手术麻醉管理、围术期液体管理及慢性疼痛的基础与转换医学研究。

作为课题负责人主持多项科研基金项目，以第一作者或通讯作者发表论文30余篇，其中SCI论文10余篇，部分研究成果发表在*Anesthesia & Analgesia*，*Brain Behavior and Immunity*等有国际影响力的期刊上。

21

惊心动魄的一刻

倪道凤

● 我切身体会到了何为"行医之路，战战兢兢"，也明白了
作为医生，唯有时刻保持"如临深渊，如履薄冰"之谨
慎，才能使患者收获平安和健康！

一台局麻下的蝶窦手术正在进行中。我和助手的对话引起了患者近乎绝望的惊呼："倪教授呀，栓子拿出来就会大出血的，我就活不成啦！"

这是我手术生涯中最惊心动魄的一刻！这一刻，跨过了20年的时光，始终铭刻于我的心中。

那是一名38岁的男性患者，出现头痛已有40天之久。一个月以来，他的视力也在减退。他于2001年1月3日入住我院神经内科。进一步询问得知，他早在2000年11月20日开始感冒发烧，体温38℃左右。两天后突发头右顶部剧烈胀痛，但不伴有恶心呕吐，脑膜刺激征阴性。

外院经头颅CT和腰穿脑脊液等检查，诊断为脑炎，给予菌必治、阿昔洛韦治疗。其后，患者热退，但仍有头痛。12月3日，他出现了双眼复视，右侧重，直至12日视物模糊。又过了3天，数字减影血管造影术（DSA）显示，患者右颈内动脉海绵窦段有动脉瘤，遂行介入栓塞治疗。介入后第二天，患者的视力迅速下降。到了12月20日，右眼仅存光感，左眼前手动，以甲泼尼龙1.0g一次性冲击治疗，一过性视力好转，后右眼视力下降，逐渐累及左眼。

12月28日，患者来到协和医院急诊，右眼前手动，左眼光感；瞳孔直接对光反射右侧消失，左侧正常，间接对光反射右侧减弱，左侧存在；双视盘色红界清，双黄斑区中心凹反光消失。头颅MRI及CT显示，其右海绵窦区域见不规则中等T1、中强T2信号，蝶窦及右后筛内不规则信号。

考虑到患者的视力改变与介入治疗有关，再以甲泼尼龙1.0g每日1次冲击治疗。患者的头痛缓解，眼一过性光感增强，以头痛失明待查收入院治疗。

查体发现，患者神清语利，对答切题，眼结膜无充血和出血，巩膜无黄染，眼球不突出，运动正常，调节反射和辐辏反射迟钝，角膜透明，双瞳孔等大等圆。眼底无出血及硬化，视盘无水肿。其他神经系统检查未见异常。

实验室检查显示，其白细胞和中性粒细胞升高。眼部超声球内、眶内未见明显异常回声。鼻窦CT示双蝶窦高密度影。2021年1月12日，在气管插管静脉复合麻醉鼻内镜下行蝶窦开放病灶切除术，术中见左侧有黄白色稠脓自蝶窦口涌出，吸除脓液后见蝶窦黏膜水肿息肉样变，自蝶窦口突出。右侧蝶窦腔小，粘膜水肿。切除双侧病变黏膜，开放双侧蝶窦。次日头痛明显缓解，其后双眼视力有好转，右眼光感较灵敏。1月19日，患者右眼视力光感，左眼30cm指数。直到30日均无头痛，31日右侧头顶部有时胀痛。2月5日，医生再次为其作头颅MRI，发现双蝶窦区仍有高密度影。

2月11日，患者开始出现持续头痛，双太阳穴及额顶部胀痛，伴跳痛，程度剧烈，视力又有所下降，清理术腔见左蝶窦内有黄白色脓液。从14日开始，夜间头痛剧烈难忍，无法入眠。20日，内镜检查见左侧蝶窦内搏动性溢黄白色稠脓，吸除后见蝶窦底及内壁黏膜水肿，右蝶窦腔内有血迹。

由于症状未明显缓解，家属持头颅MRI片至某医院咨询，接诊鼻科大夫阅片后告诉家属，蝶窦并未打开，你们从协和医院出院来我院治疗吧！家属仍不甘心，又到另一家医院咨询，接诊大夫阅片后告诉家属，蝶窦已经打开，你们就在协和治疗吧！

家属到我院医务处寻求帮助，医务处领导给我打电话告知上述情况。我有点儿不服气，临时决定次日（手术日）其他手术后再到手术室处理。26日局麻后内镜下见双侧蝶窦均已开放，但自双蝶窦内上角有黄白稠脓溢出，吸尽左侧脓液，清除影响引流的增生组织。再吸尽右侧脓液，见蝶窦内上角有一黑色小间隙，我不服气地想，难道这侧蝶窦真的未开放，试以咬钳尖部（仅能容下咬钳尖部的小裂隙）扩大之，不承想取出了金属丝，吃惊地自语，鼻腔里哪儿来的金属丝呢？

　　助手说："这位患者做过动脉栓塞，会不会是栓塞动脉瘤的栓子？"局麻下清醒的患者听到了我们的对话，于是就有了本文开头的惊呼，我当时的心情，可想而知。好在鲜血喷涌的场景没有发生！

　　为什么海绵窦段颈内动脉瘤的栓子会出现在鼻腔里？本例血管造影发现海绵窦段颈内动脉瘤，而患者无头颅外伤史，是发热后出现的头痛，动脉瘤可能与感染有关，可能是感染性的。蝶窦引流后次日头痛明显缓解，18天后头顶部又阵发性痛。术后23天MRI后头痛加重至不能忍受。患者血管栓塞后两次头颅MRI，第二次MRI后头痛加重。第一次头颅MRI报告右海绵窦区域见不规则中等T1、中强T2信号，再阅第二次头颅MRI片显示栓子移位，结合术中所见可能移入右侧海绵窦，海绵窦内异物、脓肿是头痛复发的原因。蝶窦开放后有脓液自蝶窦内上角流出，可能与海绵窦脓肿穿破蝶窦顶壁，脓液流入蝶窦有关，栓子也自此显露在右侧蝶窦内上角。

　　这个病例给我的教训是深刻的。首先，医生也是人，也有喜怒哀乐，但正因为你是医生，当你走上手术台前，要抛开一切杂念，淡泊宁静地站到手术台上，心中只有面前的患者。不得不承认，在我将手术钳的尖部伸向黑色裂隙时，我心里有着不服气，难道蝶窦真的如他们所说，没有打开？

其次，对每一例、每一次手术都要术前认真准备，不可能有完全一样的患者和完全一样的病情。作为耳鼻咽喉科医生，不仅要听取住院医师的汇报，还要阅读病人所有相关资料，走到患者身边，亲自询问并仔细检查，掌握一手资料，认真分析病

史和各项检查所见，熟悉病变的部位、范围和邻近的解剖关系。了解患者是什么问题，手术能解决哪些问题，如何解决问题，可能发生什么问题，也就是对每一例手术的适应证、禁忌证和并发症要了然于心。就如这名患者，我对其术前的颈内动脉瘤和栓塞治疗没有给予足够重视，视野主要局限在蝶窦上，才有术中"鼻腔里哪儿来的金属丝呢"的自语。

对于医生，手术可能有大小之分，而对于患者，不论手术大小，都和生命相关。记得一位病人请我做鼻中隔手术，术前我到这个病人的单位开会，所有我遇到的他的同事都过来感谢我。我就想，鼻中隔是一个小手术，但对于患者，只要是手术，就是以生命

相托。因此，作为医生，小手术也要当大手术对待。

言归正传，这个患者怎么样了呢？庆幸的是，在手术次日，头痛减轻，以后头痛未再复发，出院时左眼视力恢复为0.2，但右眼视力未改善。因为取出了异物（金属栓子），自蝶窦引流了海绵窦的脓液。

我切身体会到了何为"行医之路，战战兢兢"，也明白了作为医生，唯有时刻保持"如临深渊，如履薄冰"之谨慎，才能使患者收获平安和健康！

作者简介

倪道凤

北京协和医院耳鼻咽喉科主任医师，教授，博士生导师。

曾任北京协和医院耳鼻咽喉科主任，中华医学会耳鼻咽喉—头颈外科学分会副主任委员。

获北京协和医学院优秀教师奖、卫计委妇幼司授予的优秀国家级师资、北京医学会耳鼻咽喉—头颈外科学突出贡献奖、中华医学会耳鼻咽喉—头颈外科学分会树人奖。

22

生命相许 "医" 路同行

张保中

● 生命相许，体现的是患者对医生的信任。这种信任是医生
职业生涯中最有分量的勋章，更是医生去挑战病魔时最坚
固的铠甲和最锋利的刀剑。

我是一名骨科医生，34年前踏出山东医科大学的校门。时光荏苒，经治了形形色色的骨与关节创伤患者。一路走来，从初出茅庐的紧张与忙乱，到历经风雨、日渐从容，再到如今带出自己的团队、每年主持数百例各类创伤患者的救治，心中已少有波澜。

　　然而，每当我在闲暇时坐下来翻阅以前的病案，总有一些病情特殊或者印象深刻的患者，会慢慢浮现在我眼前。与其说是我救治了他们，倒不如说，是他们让我感受到生命的顽强和对健康的渴望。与他们的交流，让我开始思考生命与健康的本质，从某种意义上来说，也使我的思想得到了升华。这些故事，都是我的亲身经历，难以忘怀。

垂髫之年　重获新生

2001年秋天，一对年轻夫妇用轮椅推着一个小女孩来到我的诊室。这个家庭来自内蒙古草原，原本幸福美满，却被一场突如其来的车祸改变了命运。面前这个浓眉大眼、年仅9岁的小女孩虽然保住了性命，留下的却是几乎残缺的右腿。全家人辗转了数家医院，都说腿保不住了，需要截肢。这对于一个人生才刚开始、对未来充满向往的孩子来说，无疑是残酷的。

我慢慢掀开女孩右腿上沾满血污的纱布，触目惊心的景象映入眼帘——整个小腿中下段的皮肤坏死，黑紫色的皮肤下露出了流着脓水的肌肉。再看片子，右侧胫骨骨干开放性粉碎性骨折，有多个游离骨片及坏死骨块，上下骨干缺损竟达10厘米以上。

折磨这一家人的不仅仅是孩子的病痛，更是面临截肢的绝望。其实，我的第一反应也是选择截肢。但当我看到孩子和父母期盼的眼光，想到自己在骨外固定技术方面的积累，还是决定试着保住孩子的腿。

我把这个想法告诉孩子父母："情况确实很严重，孩子受伤已经两个多月了，骨折端出现了明确的感染、大段的骨缺损，再加上大范围的软组织坏死，治疗十分困难，一旦感染蔓延，很有可能不得不截肢。我们只能尽力去尝试一下。""您说的我们都听明白了。这么多天以来，您是唯一说能够保住孩子右腿的大夫，我们相信您，拜托了！"孩子的母亲说完后，泪水夺眶而出。

在女孩父母的殷切期盼下，我们开始了对她的治疗，这意味着一次接一次的手术。初次手术，需要清理坏死的皮肤、肌肉，以及发黑的死骨。在过氧化氢水和生理盐水的冲洗下，创面终于露出了鲜红色组织，与此同时，10厘米的胫骨缺损及皮肤软组织缺损也暴露在医生面前。我们使用了国际上领先的Ilizarov外固定联合牵张成骨技术，在女孩小腿上交叉穿入8根直径2毫米的钢针和四个圆形钢环进行固定和牵拉。看着那么多的钢针插在骨头里，女孩的父母心疼得哭了，但这个坚强的小姑娘却咬紧牙关，从没有喊过一声疼。每次治疗时，她总是先看看自己的伤口，再看看医生，眼里充满渴望。我想，孩子可能知道，想要保住小腿、拥有幸福的生活，这是必须要迈过的一道坎。

历经六次进出手术室及每天四次的牵拉，承受住病痛的考验，耗时整整四个月，女孩原本缺损的骨头终于对合了，缺损的皮肤也覆盖了，小腿保住了！所有人的脸上露出了笑容，当然笑得最灿烂的还是天真无邪的大眼睛女孩。在医护人员的精心护理下，孩子闯过了一个又一个治疗的关口，骨折断端一点一点生长，终于补上了10厘米的死骨缺损。

转眼，20年过去，当年那个喜欢跳舞的小女孩，已经长大。白驹过隙，时间消弭了一切苦楚，最终在记忆里留下了重获新生的喜悦。那个曾被病房所有医生护士关爱着的孩子，如今成为一名优秀的大学教师；那个曾经坐着轮椅来到协和的孩子，不仅站了起来，而且走得那么好、那么远……

协和医院建院百年来，治疗各种复杂、疑难的病症，靠的是高超的技术、准确的诊断、规范的处理，和医护人员对患者精心的呵护。然而更重要的是患者对我们的信任。他们选择协和，就是将生命交给了我们，有了这份信任，我们就会全力以赴。

期颐之年　生命相许

2020年8月底的一个周日，中午11点时，来自医院的电话响了——"有位年长的保健患者急需会诊，请马上来医院。"电话就是命令，我立即放下手中的事，直奔协和。

病床上，躺着一位面带痛苦的老人。检查生命体征，还比较平稳，左侧大腿根部明显肿胀，伴有淤血，稍微活动就疼痛难忍，X片显示左侧股骨转子间粉碎骨折，移位严重。

这是一种老年人的常见骨折，近年来我们已经积累了多达上千台手术的治疗经验，对这类骨折的处理可以说是轻车熟路了。然而，当我得知这位老人是蜚声中外的国画大师、版画家——96岁高龄的黄永玉先生时，还是不由得紧张起来。很早之前我就知道，那幅令人记忆深刻的戴军棉帽的版画《雷锋》、栩栩如生的《阿诗玛》以及奥运巨制《中国=mc^2》等，都是老人的名作。面对这样一位声名卓著的人物，我们身上的担子不会小，但救治患者、解除病痛是医生的职责所在，我责无旁贷。

　　我向黄老简短介绍自己后，告诉他手术治疗对于这种骨折的必要性：如果不及时手术，不仅疼痛难忍、骨折难以愈合，而且下肢不能有任何活动，卧床时间稍长就会出现许多并发症，甚至造成终身残疾，重则危及生命。

　　老人非常开明，心态也很乐观："张大夫，我信任你们。这条腿就交给你们了，放心按你们的意见去做吧！即使有个什么闪失，我不会埋怨你们，这把年纪也算为医学事业做贡献了。"

　　老人这番话增加了我们的信心，也让我对他那宽阔的胸怀敬佩不已。我们细致地研究了最合适的治疗方案，考虑了治疗的各个环节中可能发生的每一种情况。多科医生通力合作，在黄老伤后第二天，为他做了微创的髓内钉内固定手术。手术采用半身麻醉，整个手术过程中，老人都是清醒的，他幽默地说："我都96岁了，这辈子啥都经历过了，把命交给你们，放心去做吧！"老人朴实的话语，使我原本还存在的一丝紧张感消失得无影无踪。因为前期准备充分、精心且细致，我的胆子更大了、手更稳了。手术非常顺利，不到半小时就结束了，黄老风趣地说："手术一点儿都不疼，敲锤子的声音像打铁，挺好听的！"

凭借坚强的毅力和平时健康的体魄，黄老手术后的恢复非常顺利。术后第一天，他就可以在病床上坐起来，第二天在病房里度过了他的97岁生日，第四天就能坐在床边、把腿放在床下了，第五天就闹着要回家了……"我得回家，把床位给需要的人用吧。"他开心地笑了。

有一次，我去病房看望黄老时，他兴致勃勃地聊起了自己跟协和医院的渊源。1921年，协和医院开张那天，黄老的父亲就来"看热闹"，后来还跟孩子们"炫耀"了协和医院的华丽，有很多外国大夫，等等。他还讲了协和第一任华人院长，以及20世纪50年代时陪父亲来看病，70年代张孝骞大夫为他诊治胃肠疾病的故事。掐指一算，黄老与协和结缘也有70余载。他充满智慧地说："人一生应该尊重的两个最伟大的人，一个是妈妈，是她给予了你生命；一个是大夫，是他保护了你生命。我大半辈子都是在这里看病，在中央美院时跟协和做了半辈子邻居，我相信你们，一切都交给你们了。"

黄老提笔写下了"生命相许"四个力透纸背的毛笔字，这就是一个既平凡又不凡的患者对我们的嘱托和信任，正是这种信任，使我们有勇气去面对和处理遇到的任何困难。出院后，黄老在家自行开展康复锻炼，第二周就可以下地站立了，经过四个月时间，站立和行走就基本正常了。这完全得益于他平时良好的身体基础、坚定的意志力和积极乐观的心态。

髋部骨折是老年人的常见病，如果不进行快速有效的治疗，一年内死亡率高可达30%。我们每年治疗这类骨折达百例以上，而死亡率降到了2%以下，优于国外的治疗效果。近年来，超过百岁的老人也有10余例，基本上达到了手术后可自理，多数患者半年后恢复到伤前水平。而老年人常伴有各种并发症，心脏病、糖尿病、高血压等，不仅手术风险大、对医生技术要求高，也是对患者意志力的极大考验。黄老是众多患者中的一位，正是他的信任以及与我们医疗团队良好的配合，才使得后期康复非常顺利。

生命相许，体现的是患者对医生的信任。这种信任是医生职业生涯中最有分量的勋章，更是医生去挑战病魔时最坚固的铠甲和最锋利的刀剑。当千千万万的患者把自己的健康乃至生命交给我们的时候，当他们无条件地信任、理解、配合我们的时候，也正是我们最幸福、最有动力、最有使命感的时候。

▌作者简介

张保中

北京协和医院骨科副主任，主任医师，教授，博士生导师。

AO创伤国际讲师，SICOT中国部创伤学会常委，OTC中国区讲师，中华医学会创伤学会委员，骨科学会创伤学组委员，《中华创伤杂志》等10种专业学术杂志编委。

擅长各类骨折的手术治疗，在国内较早开展和推广了髓内钉和外固定技术，在高龄骨质疏松骨折手术和康复方面造诣颇深。

23

遇见

辛兵

- 遇见，是一种机缘巧合。有时候，医患之间只因那偶然的一瞥，就注定了彼此的缘分。

遇见，是一种机缘巧合。有时候，医患之间只因那偶然的一瞥，就注定了彼此的缘分。

　　肢端肥大症患者是一类特殊的群体。对于有治疗垂体疾病经验的外科大夫来说，"只因在人群中望了你一眼"，我们就能立刻将肢端肥大症患者认出。

　　夕阳西下，已经放学的孩子们在小区里嬉笑打闹，退休在家的老人则三五成群地在院子里遛弯、散步。这天下班回家时，我刚走进院子，看到对面过来几位散步的中老年女性，其中一人身材比较高大，立即引起我的注意："她不会是得了垂体生长激素瘤吧？"

　　多年的工作经验，让我在与他人的一个照面中，总是下意识地关注对方的外貌——通过外貌，诊断某些疾病，有时只需一眼就能判断出个大概。可是，我们虽然住在一个院子里，也只能算是陌生人。若我突然走过去，和她说你可能得病了，会不会太唐突？

短暂的犹豫中，大家相对而过，她很快走远了。我虽然相信自己的判断力，但也没有追上去。再后来，我在院子里散步的时候，又遇见她两次，但她都是和朋友一起。每次错过以后，我都会有稍许的遗憾和失落。我反复对自己说："我应该告诉她得病这件事。"

终于有一次，我刚下楼，就看到她从不远处走来。我觉得机会来了，脑子里飞快地组织语言。等面对面走近时，我伸手拦住了她。

"大姐，我是住在这个单元的，是个大夫，我觉得你可能患有肢端肥大症，我能问你一些情况吗？"

大姐将信将疑地看了我一眼。好在，她的眼神里没有表现出特别的抵触情绪，似乎想听我继续说下去。

"你有没有觉得平时爱出汗？手脚发胀或者头晕？穿鞋觉得发紧或者以前买的戒指戴不上了？有没有打鼾？"我抛出一连串的问题，然后等待她的回答。

"我确实有你说的那些症状，这有什么问题吗？"

"初步判断，你可能患了肢端肥大症。我是协和医院的大夫，等我出门诊的时候，你可以过来，我帮你开个抽血检查、做个核磁就能明确。"

为了消除大姐的顾虑，我打开手机上的协和移动医疗APP，让她拍下了我的出诊时间。

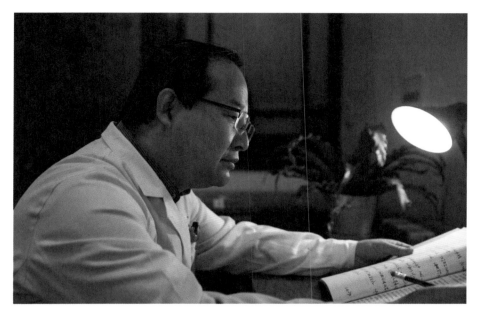

这一天，邻居大姐按约定时间来到我的门诊。我帮她开了相应的检查，并留下自己的电话，叮嘱她结果出来后再来门诊。

又过了两星期，大姐来复诊了。这一次，她的丈夫、女儿、女婿悉数到场，全家都很重视。不出所料，邻居大姐确实患了垂体生长激素腺瘤，需要手术治疗，在和她全家人交代了手术的必要性和注意事项之后，我们约好了住院手术的时间。

虽然知道这是一个微创手术，但在手术当天，患者还是非常紧张。手术室护士扎针输液时，她紧握的拳头都出汗了，平时还在正常范围的血压都达到了160/100mmHg。我拍了拍她的头，轻声说："没事儿，放心吧。等手术完，我通知你女儿。" 我轻轻握住她的另一只手，又说了几句安慰的话。

静脉麻醉药很快起作用了，大姐的血压也恢复了正常。

手术很成功，术后第二天生长激素就降到了正常水平，三个月后的复查达到了内分泌治愈水平。

因为是邻居，后来我们多次遇见，慢慢熟了起来。有一次我问她，那天得知自己可能患垂体瘤时，心里是怎么想的？

"幸大夫，真的很感谢你。其实，我感觉不舒服有很长时间了，但因为不影响日常生活，就觉得是岁数大了都会有的小毛病。想想我真幸运，院子里住着这么专业的医生。要不是你一眼就判断出我的病，这个问题可能还要困扰我很久。手术那天，就是你摸了摸我的头，说了让我放心的话，我一下子就平静下来了！"

遇见，对医患来说，是一种缘分；能告知患者，是医生的责任，也是患者的幸运。

有一个患者在我的一段科普视频下留言：真是一个幸运患者，茫茫人海遇见高级专家。

是的，类似的小故事还很多。我院外科门诊的谷老师在乘坐111路电车时，发现司机可能是肢端肥大症，于是善意地递给他一张纸条："我是协和医院外科门诊的谷老师，您可能患有垂体瘤，可以来协和医院查查。"字条虽小，却饱含着一名护士的职业敏感性和对患者最大的善意与关心。后来，这名患者找到了协和，找到了我，获得了最快速、最准确的诊治。

在不同的场景，不同的人群中，遇见不同的患者，沟通的方式也可能不同。那一次，我在医院的走廊上，碰到了一个类似的患者，因为还有紧急的事情等着我，同时也担心患者拒绝，我没来得及与她细说。等我乘电梯返回科室时，竟然再次遇见了这个患者，我想，真是缘分啊！我必须把她的病情告诉她。

"你好，我是神经外科的幸大夫，我觉得你可能得了垂体瘤，可以来我门诊看看。"

"我正在协和内分泌科做检查呢，等结果出来就去看您门诊。"也许是我的白大衣和胸牌拉近了我和患者的距离，增加了患者的信任度，以至于患者来门诊复查时，总是开玩笑地说："幸大夫，你还记得我吗？我就是在你楼道里'捡'来的患者。"一句玩笑话，拉近了医患之间的距离。

有人说，现在的医患之间、人与人之间缺少必要的信任。但是，医生这个行业还是赋予了我们这个群体一种天然的使命感。更多的时候，我们看到的是在高铁上、在飞机上紧急呼叫医生时冲上去的普通医务人员，在遇到SARS、新冠肺炎疫情时第一时间出现在防疫一线的医护工作者。有人说，协和附近的东单路口已经成了北京最安全的路口，因为无论你在出地铁上班的路上，抑或是在东单体育馆打羽毛球，还是在去协和医院就诊的路上，都不用担心。一且出现险情，一定会有医护人员来到你的身边，因为他们遇见了，就不会不管，既是他们的本能反应，也是他们的责任所在。

▌作者简介 ﹒⩗⩗⩗ⵁ

幸兵

北京协和医院神经外科主任医师，教授，博士生/博士后导师，神经外科垂体专业组组长。

中国垂体腺瘤协作组专家，美国垂体协会会员。

获北京协和医学院优秀教师、华夏医学科技奖和中华医学科技奖。

擅长垂体腺瘤的微创手术和临床研究以及垂体疑难病的诊治和全病程管理。

24

那一束红杜鹃，就是促我前行的烛光

刘欣燕

- 时光荏苒。多少年过去了，领导的鼓励、导师的赞扬、患者的感谢，我都获得过。

  但蓦然回首中，最难以忘怀的——还是女园艺师亲手捧来的那一束红杜鹃！

如果从进入医学院的那天算起，今年已经是我从医的第41个年头了。满头黑发在四季更迭交替中，两鬓渐渐斑白。回望恍如昨日的桩桩往事，我也会驻足问自己：到底是何种信念，支撑我一路走来，始终不悔？

　　那一年入冬，天气渐凉。作为住院医师，年轻的我刚刚独立当值急诊夜班。时时战战兢兢，事事如履薄冰，生怕任何一个细微差错耽误了患者的病情。

　　协和夜班急诊的规矩是：当值医生接班后必须检视每一个交班的患者。那个晚上，我按照老师们的再三嘱咐，紧握接班记录本去探视患者。我在一一核准对号后发现，有一名患者不见踪影。

　　据前一班大夫交代：患者40多岁，没有明确的停经史，下体出血10多天，以为自己只是月经不正常，一直没有在意。当天下午，患者因小腹疼痛阵阵下坠，才赶来看急诊。当时查过尿妊娠试验为阳性，急诊白班大夫很重视，马上让其抽血查HCG（绒毛促性腺激素），并告诉患者，喝水、憋尿，准备做盆腔超声。

交班医生特意嘱咐：要紧盯超声结果。那是在30多年前，急诊腹腔镜还未普及，宫外孕手术都要剖腹开刀；而开腹非同小可，事先一定要诊断明确。当时也没有阴道超声，只能从腹部做超声；手术前要想看清子宫附件，膀胱里必须有大量液体。

几十年前，没有网络、没有手机，更没有处处追踪患者情况的摄像头，我都不知道患者长什么样，想要找到她，只能靠到处去喊。

我到超声室门口喊她，没有；到诊室附近喊，仍然杳无回应；跑回急诊分诊台，护士也说一直没见踪影。

我一时慌了，脑子里闪过种种不好的联想：难道她已经悄悄回家了，等再被送来医院时，已经大出血休克；或是此刻晕倒在医院某个冷清的角落里，情况危急……

我的脑袋开始嗡嗡作响，这可怎么好？只能硬着头皮，继续找！

在灯光并不明亮的走廊里，人声冷清，一路急走的我却满头大汗。只要看到女患者，我就会大喊一声，同时心里盘算，如果再过5分钟还找不到，就要给保卫科打电话，让他们和我一起拉网式寻人。

时间一分一秒地过去，就在我的眼泪都要急出来时，终于——在开水间那老式蒸汽小锅炉的腾腾水汽之间，我看到了一个身影伛偻的女人！我赶忙跑过去，是她！

　　患者的情况并不好。由于肚子阵阵疼痛，她已一整天没有吃东西，也没有喝水，面如土色，有气无力。

　　这里不得不说一下，几十年前不像现在，随处都有纸杯和瓶装水。协和对面的副食商场也早就关门了。眼前，患者的丈夫刚找到一个搪瓷茶缸，接了滚烫的开水，还晾在地上。

　　我脑子里迅速计算着：等喝完水，水变成尿，尿再慢慢变多，直至膀胱充盈至可以做腹部超声的程度，至少需要三四个小时。可她的情况却是一刻也不能等啊！

　　我急忙从别处拉过一辆平车，让患者躺上去——量血压、号脉搏、叩移动性浊音，一气呵成。万幸、万幸！患者的情况都好，没有腹腔内出血，生命体征非常平稳。我和她的丈夫合力将平车拉到妇产科诊室门口，并叮嘱患者，先不要喝水，等我去和超声大夫沟通一下。

　　我的眼前就像有一本教科书，在一页一页地翻过去：如怀疑宫外孕，患者已开始腹痛，就说明宫外孕的包块张力很大，随时都有破裂风险，那就可能要马上急诊手术；若此时喝下大量的水，不仅会增加麻醉风险，还有可能延迟手术。

　　我长吁一口气，心说：阴差阳错，患者还没喝水，正好可以和超声大夫商量：是否可以膀胱注水，赶紧把超声做了？

狭小的超声室里外，从接夜班后就忙到抬不起头的超声大夫，和我几进几出，超声检查床被抬到走廊，再把平车换进去，超声检查探头在患者小腹来回滚动，果然不出所料，膀胱里一滴尿液也没有。

我立刻拿出早已经准备好的导尿包，消毒、铺巾、插尿管一气呵成！随着液体缓缓进入膀胱，子宫和卵巢的图像慢慢显现：

"这里有一个包块，还有胎心！输卵管妊娠没错了！"听到超声大夫坚定的声音，我一直悬着的心终于落下几分。诊断明确了，后边的事情就是之前在医学院实习时已经被操练无数次的"规定动作"了！

我抓起电话，汇报三线；开具手术前的全套血化验，联系手术室的同时又联系病床，然后找家属谈话、签字。一边是额头汗水沁出，一边是大脑指挥行动的有条不紊。一切都在井然有序地进行着。忙中偷闲，我还不忘向旁边护士"邀功"道："帮你们插好尿管了！"护士马上回我一句："你妨碍我们备皮了呢！"相视一笑中，感觉我们又共同排除了一颗"定时炸弹"。

患者很快被手术室护士接走了。第二天，放心不下的我，专门赶去病房，查看一下她的病历：确实是输卵管妊娠，幸好处置及时并且随后手术非常成功。

再后来，我又投入急诊的紧张工作中。接待了更多患者，处置了更多的病情救急，一次又一次的化险为夷，当初穿行在走廊呼喊、寻找她的这件事，早就被忘在脑后了。

时间匆匆过去。眼看还有几天就是大年三十了，那个早上我刚交班，同事说病房门口有人找我。

我赶忙跑出去：有一个皮肤白皙，身材颀长的中年女性，手里拎着一个包裹，被报纸包得严严实实。

我有些疑惑地看着她。对方的声音温婉亲近："我是您的病人……"

我仍然在发愣，只听她说："那天在急诊开水间，您扶起我，抬我上车，推我去做超声。"

我一下全想起来了，连连摆手道："手术是主治大夫做的，不是我……"

她的眼里沁出泪花，颤抖的手慢慢将里三层外三层的报纸打开："您在走廊里一声一声喊我，为我检查，还送我去手术，帮着联系病房……您没把我当病人，而是把我当亲人啊！"

说话间，她捧起一个精致的花盆，里面赫然是一株杜鹃，油绿油绿的叶子间，缀满娇艳欲滴的红花蕾。我顿时被那火红的杜鹃花吸引住了。

"刘大夫，求求您，千万不要拒绝我。我是一名园艺师，常年在苗圃工作。这是我培育的新品种里最漂亮的一盆杜鹃。我是从郊区坐公交车赶过来的，就为感谢您。您是我在这里的亲人！"

她的语气越来越平静，我的眼角却不由湿润了。

这是我学医后第一次接受患者送花——并且是由园艺师亲手栽培的。

一时惶恐，无言以对，只能接过红杜鹃向她深深一躬。我真没做什么，就是遵循协和惯例、按照前辈教导，本本分分地做了我的分内之事……

我抱着花盆，目送园艺师离去。当时，最想与之分享这个故事的人就是妈妈——女儿此时为她争光了。

烈烈寒风之中，我小心地用毛围巾将花盆包好，放进自行车前筐。

回到家后，杜鹃花被我端正地摆在桌上，妈妈伏身之间，火红的杜鹃在她眼里映出一团温暖。她满脸欣慰地说："好，好！我闺女学会救人了。"

时光荏苒。多少年过去了，领导的鼓励、导师的赞扬、患者的感谢，我都获得过。

但蓦然回首中，最难以忘怀的——还是女园艺师亲手捧来的那一束红杜鹃！

作者简介

刘欣燕

北京协和医院妇产科主任医师，教授，博士生导师。

中华医学会计划生育学分会候任主任委员，北京医学会计划生育学分会主任委员，妇幼健康研究会生育调控学专委会主任委员。

致力于生殖健康和计划生育的基础和临床研究，在妇产科常见疾病、避孕节育、早中孕期妊娠并发症、剖宫产瘢痕妊娠、胎盘植入和习惯性流产等方面经验丰富。

25

亲情

许莹

● 这个大男孩儿既是我的患者，也是我的亲人。

不同的是，我们之间的亲情，是从他接受治疗的那一刻开始的。

这个大男孩儿既是我的患者，也是我的亲人。

不同的是，我们之间的亲情，是从他接受治疗的那一刻开始的。

2003年3月，突如其来的SARS疫情打乱了人们的正常生活。在北京协和医院血液病房工作的我，严阵以待，坚守在自己岗位上。

一天上午，儿子打来电话："妈妈，同事弟弟的眼睛里长了个肿瘤，要在同仁医院手术。因为他有点儿发热，手术前必须在你们医院呼吸科先排除'非典'。你能帮忙找个医生看看吗？"

在呼吸科诊室，我见到了儿子电话中所说的男孩儿臣臣（化名）。近1.8米的身高，面孔却依然稚嫩。而最为明显的是，他左眼眶外侧连带着左眼高高隆起。随后，呼吸科医生将一张血常规化验单递到我面前。

臣臣年仅14岁，"白细胞3.5×10^9/L，血红蛋白100g/L，血小板

$37 \times 10^9/\text{L}$。"我抬起头，看向眼前的大男孩儿：低热、高白细胞、贫血、血小板减少、眼眶上肿物——心里对他的诊断已经形成：急性髓系白血病，伴骨髓外浸润。

急性白血病是起源于骨髓造血干细胞的血液系统恶性肿瘤。男孩儿眼眶上的肿瘤是由于异常的白细胞在骨膜下或软组织内局限性浸润形成的实体肿物。急性髓系白血病最初的治疗只能是化学药物治疗。而在治疗过程中，患者所要经历的痛苦不言而喻，预后也不理想。这对于一个年仅14岁的孩子以及他的家庭来说，都是非常残酷的。从这天起，他开始了自己漫长的治疗之路，我与他的不解之缘也由此展开。

在SARS疫情时期，我作为主管医师，在管理血液科病房。那时的病房里非常安静，没有一个陪床家属，只有"全副武装"的医生和护士在为患者做着治疗。

臣臣站在走廊，看了看安静的病房，又回过头看向被隔离在病房外的爸爸和妈妈。对这样一个生理发育达到成年人标准，但心理发育还不完善的男孩儿来说，得知自己得了急性白血病，需要独自住院做化疗，心里的不安和恐惧可想而知。我和护士长走过去，轻轻拍了拍他，低声说道："臣臣，是紧张吗？不要怕！有什么不舒服，或者不明白的问题，就找病房的护士姐姐和医生，我们都会帮助你的。相信我们好吗？"

就这样，臣臣在血液科病房开始了40余天的住院生活。他先后经历了没有家人陪伴下的3次穿刺抽取骨髓液检查；具有严重胃肠道反应的2程化学药物静脉输液治疗；需要平卧6小时的3次腰椎穿刺注射药物治疗；在骨髓抑制期，他的中性粒细胞降低到0.3×10^9/L，粒细胞缺乏引发感染的7天高热及10余天静脉抗生素输入治疗；多次静脉输入单采的红细胞和血小板。在此期间，病房的医生和护士不仅为这个男孩儿治疗了疾病，更是在生活护理、心理咨询等方面竭尽所能地去帮助他，体现了以病人为中心的服务理念。在臣臣病情稳定时，护士姐姐甚至还会为他辅导初中课程。

在病房医生及护士姐姐们无微不至的帮助和照顾下，这个大男

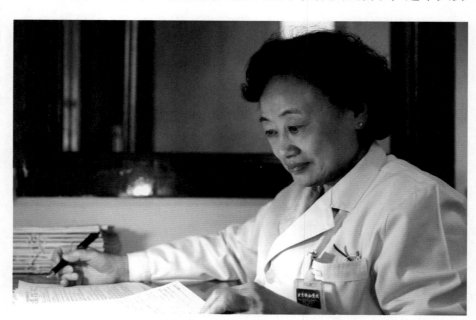

孩儿坚强地挺过来了。40多天后，臣臣的骨髓穿刺报告单显示：骨髓完全缓解。这个报告告诉我们，急性白血病的恶性细胞得到初步抑制，对急性白血病患者来说，是"万里长征走出了第一步"，也预示大男孩儿可以短暂出院、回家休养，他终于能和家人团聚了。

我清楚地记得，在臣臣出院的那一天，他站在病房护士站前，向与他朝夕相处40余天的医生和护士姐姐们，深深鞠了一躬。

转眼，2004年的夏秋季到了。因为没有做干细胞移植手术的条件，臣臣已经进行了13疗程的化疗。他下一步的治疗方案该如何制定？是就此停止治疗观察，还是再进一步强化治疗？参考国外文献报道，大剂量化疗药物阿糖胞苷（超出平时剂量的数倍）可使急性髓系白血病患者获益，这一点启发了我。当时，国内只有为数不多的医院开展了此项技术。我认真分析了臣臣的自身条件、疾病的类型及治疗过程中的反应，决定对他进行大剂量阿糖胞苷的强化治疗，这是我们医院的首例病案。

化疗后出院仅一周时间，正是化疗后骨髓抑制期，臣臣再次因高热住院。发热的原因竟是胳膊被蚊子叮咬后引起了感染。住院后，这个大男孩儿的中性粒细胞降低到$0.05 \times 10^9/L$，达到严重的粒细胞缺乏状态，我们立即给予足够的对症药物治疗。在治疗观察中，臣臣被蚊子叮咬处的皮肤逐渐由红变得发黑。住院第3天，皮肤感染的中心部位自然脱落下5分硬币大小的坏死组织，胳膊上留下一个2厘米深度的"坑"。如何才能填平这个"坑"呢？除了全身药物治疗外，局部换药至关重要。臣臣发着烧，又在输液，进行伤口的处理非常痛苦。我和他的管床医生每天进行伤口坏死组织的清理，再填进去药物纱条。在治疗的同时，不忘从精神上去安慰、鼓励臣臣。最终，我们赢得了大剂量阿糖胞苷强化治疗的胜利。

作为臣臣的首诊医生，我对他的治疗方案全程给予了跟踪和关注。特别是采用大剂量阿糖胞苷的强化治疗，对他急性白血病治愈起了关键作用。

可以说，在SARS疫情特殊时期，没有家属陪床的情况下，医护人员就是臣臣的"家属"，陪伴他走过了最艰难的时光。我们帮助他缓解了心理压力，教会他自我保护和护理方法，辅导他不落下功课。每个人都付出了爱心、耐心和责任心。正因如此，在近2年的治疗过程中，臣臣总能积极与医护人员互动配合，战胜了化疗药物不良反应、严重感染和各种操作带来的痛苦，这对于他也是一生中最难忘的经历。

在臣臣的治疗全部结束之际，他和爸爸妈妈找到我，问道："我可以认你做我的大妈吗？"看着他期盼的目光，没有人能拒绝一个孩子的乞求。从此，我又多了个亲人。我们不光过年过节走动，平时他也会来看我，将他的学习、工作，乃至家庭生活中的点点滴滴讲给我听。

一晃18年过去了，当年的大男孩儿已经成长为人父。我的亲人，真心希望你永远健康幸福！

作者简介

许莹

北京协和医院血液科主任医师，教授，硕士生导师。

曾任中华医学会健康管理学分会常委，健康体检及评估专业学组副组长，北京医学会健康管理学专业委员会副主任委员。

《中华健康管理学杂志》第一届、第二届、第三届编委。

在北京协和医院血液科工作40余年，承担着临床医疗、教学和科研任务，尤其擅长各类红细胞疾病的诊治。2005年创建了北京协和医院体检中心，并将其打造成全国一流的体检中心。

26

超越病痛，传递温暖

庄俊玲

- 我们经历过病痛甚至生死，才更珍视健康，享受幸福。
  把温暖传递下去，生命就会熠熠生辉。

2019年10月4日中午，我节日听班，一个陌生的号码打了进来。

"庄大夫吗？我是口腔科周大夫，抱歉打扰你，我在国外休假，有个病人在急诊想咨询一下你的意见……"

我时常会接到这样的电话，有时在异国他乡，有时夜深人静。我站定听完，是一位晚期口腔肿瘤的中年女士，化疗放疗后出现严重血小板减少，有致命性出血风险，可节假日血小板又特别紧缺。如果血小板不达标，放化疗不能继续，肿瘤就可能复发，前功尽弃。

节后门诊，我第一次见到了这个病人，她竟然是30年前红遍大江南北的歌手——张咪。我当时有点儿小激动，那些熟悉的歌曲在耳边响起，可她憔悴的面容和布满出血点的双腿又把我拉回到诊室。

患者病情的复杂程度和治疗风险超出预期，并不是单纯放化疗引起的血细胞减少，输血小板只能维持两三天。作为主线的放化疗必须刹车，何时重启取决于血液能否改善。为了进一步明确原因，张咪接受了骨髓穿刺。结果血液系统出现了新问题——重症再生障碍性贫血，即使最有效的治疗方案，血小板达到正常也要半年左右，而且可能对肿瘤不利，如果中途肿瘤复发，我们将陷入进退维谷的僵局。

　　这样的病例没有标准方案可以参照。北京协和医院是全国的疑难病诊治中心，遇到复杂困难的病人，同行们都建议转到协和，但即使我这个有20多年工作经验的协和"老大夫"，面对如此棘手的问题也感到了压力。前期治疗过的一些类似病人大部分结果令人满意，但过程漫长而煎熬，而且总有少数人效果不好，我真怕张咪落在那部分不好的人中间。

　　尽管困难很大，我们也别无选择，只有治好血液病，才能在肿瘤治疗中占据主动。而张咪此时的心情极为复杂，肿瘤刚稳定下来，又出现威胁生命的血液疾病，一点希望的亮光瞬间熄灭。最让人沮丧的是，起初三个月，尽管用了最有效的方案，血小板却纹丝不动，一直在危急值附近徘徊。她几乎每周都要来急诊输血小板，每次抽完血，甚至不敢从手机上查询结果。

　　我的信心在这3个月也受到很大挑战，怕走了弯路，怕肿瘤复发，怕辜负了患者的信任。可除了坚持，更无退路。思前想后，我掩藏起内心的不安，每次都鼓励张咪积极配合，调整心态，哪怕一点点的进步都是令人开心的事。可能是压力太大，还有一点儿灰心，圣诞节时张咪提出外出度假。我理解她此刻的心情，尽管有风险，能放松一下也好，所以没有阻拦。可很快就收到她出血加重的消息，只好在当地医院输了血小板。回来之后没多长时间，又出现了疫情。虽然张咪很坚强自律，但我仍然能感受到她的焦虑和对未来的担心。

时间一天天过去，每次就诊我们都彼此鼓励，她说这次生病她才意识到健康对一个人来说是多么重要，家人的关爱是多么珍贵，也第一次体会到医生是多么辛苦和伟大。终于，在4个月之后，张咪的血小板开始缓慢上升，肿瘤依然稳定，我们悬着的心终于放下了一点儿。

张咪的病情渐渐好转，除了定期来门诊调整药物，她开始关注癌症患者，经常和我分享帮助和鼓励其他病人的故事，其中一位就是她朋友的弟弟。这个白血病患者在疫情期间发病，持续高烧只能先在发热门诊控制，血源紧缺，生命垂危。张咪自己还没有痊愈，却为这个病人多次和我沟通，最终他转到血液科治疗。虽然是恶性极高的白血病，但经过靶向药物加化疗，病人很快转危为安，最终通过骨髓移植治愈了疾病。

更让我感动的是，张咪除了四处奔走鼓励癌症病人，还创作了十首歌颂生命和关爱的歌曲，其中《一如既往》是她和口腔科周大夫一起演唱的。"如雨的汗水是我的回答，无悔的执着是我的回答；一如既往，春秋冬夏。"这首歌在2020年8月19日医师节发行，特别致敬白衣天使。我听着自己的同事和治疗有效的患者一起深情演唱，心中涌起阵阵暖流。

8月，又到了张咪复诊的时间，这次她不仅血细胞完全恢复正常，肿瘤也全部消失了。我们激动地拥抱在一起。这一次她还给我带来了刚出版的新书《逆境重生》，真实记录了她抗癌和治疗血液病的经过。那个她帮助过的白血病患者寄来100本书，送给血液科的病人们。张咪动情地说："我用亲身经历写下这些文字，希望能让正在困难中煎熬的人们、在病痛中挣扎的人们知道，即使在最黑暗的时候也要心存希望，永不放弃。"

血液科大夫每天都在面对肿瘤、化疗、衰竭、输血……即使治疗手段日新月异，还是常常面对无力回天的痛心场面。于是我们变得更加严肃、谨慎，甚至有些"不近人情"，怕给病人和家属不切实际的希望。和张咪相处的一年多以来，她的信任和真诚让我放下包袱，专注治疗。我常常用她来鼓励其他病人，其实也是在鼓励我自己。只有医患配合、齐心协力，才能战胜病痛，迎来希望。

如果你现在看到张咪，一定不相信她经历过那么多的痛苦、折磨、绝望和挣扎。她在抖音上讲癌症科普，提倡健康生活方式，做公益活动，呼吁全社会理解和支持医务人员……就像她写的书——

"逆境重生"。我们经历过病痛甚至生死，才更珍视健康，享受幸福。把温暖传递下去，生命就会熠熠生辉。

作者简介

庄俊玲

北京协和医院血液内科主任医师，博士生导师，血液内科副主任、党支部书记。

国家卫生健康委员会优秀党务工作者。先后在美国 Vanderbilt 大学和 MD Anderson 癌症中心做访问学者。在血液系统肿瘤和疑难疾病诊治方面有丰富经验。谦虚谨慎，对患者秉有仁爱之心；热心教学，寄青年医者博学笃志。

27

初心·使命

纪志刚

 时时刻刻从病人获益最大化的角度出发，以过硬的医术为病患治疗疾病、缓解病痛、安慰心灵，如此方能不负医者之名，不负身上白衣，不负医者之初心，不负医者之使命！

医者，仁术也。总书记号召我们要"不忘初心、牢记使命"，在我看来，医生须做到不忘医者仁心的初心，牢记为患者服务的使命！

一

"主任您看，我这肾脏肿物是癌症吗？"坐在我面前的是一个五十多岁的中年男性患者，正满心期待而又惴惴不安地望着我。

他姓张，一个月前的一份体检报告彻底打破了他平静的生活，在B超检查结果一栏，赫然写着"右肾实质内可见4cm低回声肿物，考虑右肾实性占位，恶性不除外"。

我看着观片灯上的CT片子，右肾中部可以看到非常明显的团块样肿物，增强扫描肿瘤可见明显强化。多年的经验告诉我，基本可确诊为肾细胞癌（简称肾癌）。

　　早期肾癌通常没有明显症状，在过去医疗检查手段还不发达、体检重视程度不够的年代，肾癌的发病相当具有隐蔽性，当出现所谓"血尿、腰痛、腰部肿块"的典型症状三联症时，肿瘤通常体积较大，甚至会出现局部侵犯或远处转移，导致一部分患者错过了最佳的治疗时机。现在，随着人们对健康体检的重视程度增强，越来越多的早期肾肿瘤可以在体检中通过影像学检查被偶然发现，这使得肾癌患者有机会在肿瘤很小时就能得到及时的诊断和有效的治疗。

　　"从您的CT片子上可以看到，右肾有一个4cm左右的肿块，根据现有的证据来判断，我认为肾肿瘤的可能性非常大，但最终确诊需要依靠术后的病理结果。"我指着片子上肿瘤的位置，向老张解释道。

　　老张显得焦虑起来，有些不安地问道："那现在情况严重吗？需要怎么治疗？我还能活多久啊？"

　　我明白，此时此刻医生的每一句话都会深深影响患者的心境，尤其是对于初次就诊的肿瘤患者，除了要在诊疗方面提出专业性建议，还需要对他们进行人文关怀和安慰，从而引导患者敢于面对疾病，积极配合治疗。"现在应该是肿瘤早期，好在发现及时，目前还没有向远处扩散转移的征象。但毕竟怀疑是恶性肿瘤，建议尽快手术治疗，"我继续宽慰了几句，"您先别太紧张，现在还远远没有到谈及生死的时候。大部分早期肾癌患者通过手术治疗，可以达到治愈的效果。"

听到这些，老张紧锁的眉头舒展了一些。开完术前常规检查，留下老张的个人信息，开好住院证后，我默默目送他离开诊室。老张比来的时候背挺直了一些，似乎心里有了些许着落。

二

再次见到老张，是我们在病房讨论手术方案的时候。他的右肾肿瘤并不是很大，直径约4cm，但位置却很深，这样看来似乎最适合的手术方式应该是肾癌根治术，可以确保肿瘤的完整切除，而且术后不会出现出血、漏尿的并发症。弊端是切除一侧的肾脏可能会影响肾功能，但如果对侧肾脏功能正常，完全可以维持正常的肾功能和血肌酐水平。然而，命运却和老张开了个小小的玩笑，术前的肾血流功能显像检查结果显示，老张的左侧肾脏功能并不完全正常，左肾功能$37.9ml/min \cdot 1.73m^2$，那么，老张在肾癌根治术后出现肾功能不全的风险就会升高，如果对侧肾脏的功能无法代偿或发生病变，甚至会进展至尿毒症被迫接受透析治疗。

为了最大限度为老张保留足够的肾功能，我开始认真考虑肾部分切除术的可行性。这种手术方式仅切除肿瘤，然后缝合创面，从而可以保留肿瘤周围的正常肾组织，最大限度保护患者的肾功能。但由于老张的右肾肿瘤位置较深，位于肾脏中央的重要血管和收集尿液的肾盂、肾盏很有可能在切除肿瘤时被损伤到，手术难度较大，不仅是对医生手术技术的考验，还增加了术中及术后继发性出血等并发症的发生风险。而且，在保留周围肾组织的过程中，甚至可能导致肿瘤切除不完整，术后很快出现肿瘤复发转移，这更是本末倒置，不利于患者的预后。

面对如此风险，我一时难以决断，这种肾部分切除术的难度是个挑战，而且还要承担着术后并发症的风险，远不如直接选择肾癌根治术简单直接。但确保患者最大程度的获益是外科医生在手术决策前必须要慎重考虑的第一原则，考虑到老张术后的长期获益，我决定尝试在完整切除肿瘤的前提下，将右肾保留下来。于是我将两种手术方案的利弊向老张一家人做了详细说明，并征求他们的意见。

老张和家人的态度非常一致："主任您费心了，我也倾向于保留肾脏功能的手术方案，我们相信您的医术和团队的能力，潜在的风险您解释得很清楚，我们也愿意承担，一切就交给您了！"老张一家人的这番话让我感受到了信任和安心，也坚定了我啃硬骨头的决心和信心，最终决定：机器人辅助腹腔镜右肾部分切除术！此时此刻，我和老张是同一条战线上的战友，切除肿瘤，保住肾脏！

　　手术过程非常顺利，肿瘤切除得完整且彻底，术中快速冰冻病理证实为肾透明细胞癌，切缘阴性说明没有肿瘤残留，创面缝合也非常满意，术中出血量不多。第一步有效控制肿瘤的目的已经顺利达成，下一步的重点就转移到并发症的识别和处理上。

　　为了安全起见，我让老张术后绝对卧床休息了2天，术后第3天正常下地活动，也恢复了正常饮食，肾周引流量也日渐减少直至顺利拔管。老张术后恢复得不错，表现出了久违的轻松，还用自身的经历鼓励着同屋病友。但我仍不敢全然松懈，因为在术后1周左右，由于组织水肿的消退或创面脱痂，仍有出血的风险。

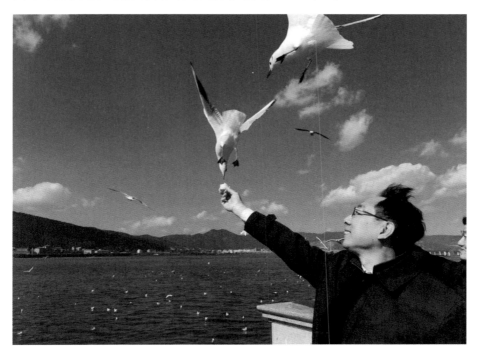

果然，在术后第7天，我一直担心的事情还是发生了。老张开始尿血，血常规提示血红蛋白水平下降，B超和CT显示右肾周围出现了血肿，种种迹象说明：右肾创面出现继发性出血。我立即要求老张继续绝对卧床休息，同时应用止血药物、抗感染药物对症治疗，监测血红蛋白水平和生命体征，密切观察病情变化，必要时及时输血纠正贫血。面对并发症，老张却不像术前那样不安与焦虑，他认真地说："纪主任，您和您的团队为了我能得到最好的治疗效果，付出了那么多努力，我都看在眼里。有你们保驾护航，我很安心！"

有什么能比这番话更让医生感受到自我价值呢？然而，看着积极配合治疗的老张，我的心里却没有那么轻松。如果保守治疗仍然不能有效控制出血，可能就需要进行二次手术止血，甚至需被迫切除好不容易保留的右肾，那么之前的一切努力都付诸东流。幸运的是，老张很争气，继发性出血很快得到控制，经过治疗后血尿症状消失，血红蛋白水平稳定且逐渐回升。老张最终顺利出院，我长舒一口气，心中的石头也终于落地。出院当天，老张送来了锦旗，上面写着"仁心暖病患，医术妙回春"，一个劲儿地说着感谢。那天窗外的阳光很明媚，给人以温暖的力量！

踏入杏林以来，我已行医三十多年，经手的病例各种各样，有的平稳，有的则比老张的病情更为复杂，过程也要更加凶险，但医者正是要在这种风平浪静和大风大浪的交替洗礼中才能不断成长，磨炼自己的意志，锻炼自己的医术。唯一不变的是那颗医者仁心的初心，和全心全意为人民服务的使命，历尽铅华而不改，时时刻刻从病人获益最大化的角度出发，以过硬的医术为病患治疗疾病、缓解病痛、安慰心灵，如此方能不负医者之名，不负身上白衣，不负医者之初心，不负医者之使命！

▌作者简介 ♥⌁⌁⌁

纪志刚

北京协和医院泌尿外科主任，学科带头人，主任医师，教授，博士生导师。

中华医学会泌尿外科学分会常委，中国医师协会泌尿外科分会副会长，中国医师协会男科分会副会长，世界华人医师分会男科分会候任会长，北京医学会泌尿外科学分会副主任委员，北京医学奖励基金会泌尿外科专家委员会主任委员，中华医学会泌尿外科学分会微创学组委员，北京医学会泌尿外科学分会机器人学组副组长，国家食品和药品监督管理局药品审评中心审评专家，中央保健局保健会诊专家。

《中华泌尿外科杂志》《中华医学杂志》《临床泌尿外科杂志》《现代泌尿生殖肿瘤杂志》编委，《中华外科杂志》《国际外科学杂志》通讯编委。

获中华医学科技奖、华夏医学科技奖，主持完成多项临床科研工作，先后发表专业文章200余篇，编写专著6部。

28

发烧二三事

马明圣

 儿童发烧是再常见不过的症状，但每次发烧的源头，都藏着
各不相同的病因，而每个发烧的宝宝背后，又藏着他小小人
生的经历和故事。很多时候，儿科医师可能是他心声的第一
个倾听者，也可能是唯一能读懂他故事的人。

说起儿科，大家时常会加一个"小"字。"小儿科"三字连在一起，除了能够表示我们这个关照儿童健康的科室，还常在俗语中表示"价值小、不值得重视的事"。有时候，人们会调侃儿科医师看的多是些"小"毛病——跟外科的惊险、内科的繁杂比起来，儿科不就是常看些"发烧、咳嗽、拉肚子"吗？

　　这句话正确与否我们暂且不论。作为一个儿科医生，我职业生涯中确实有不少时光都围绕在"发烧"二字周围。今天，我便来说说我与发烧的小朋友的故事吧。

一

　　第一个故事，已经过去10年了，但我每次回想起来，总觉得一切都记忆犹新。那是一个来自海南省的15个月大的小朋友，她来我们医院前已经发烧一个多月了。经过了抗病毒、抗生素、丙种球蛋白等治疗，病情却越来越重，一开始孩子还能走路，等到后来连下地都不行了。

孩子的家长心急如焚，一到我的诊室，就拿出了厚厚一沓检查单。我稍稍安抚他们，开始详细询问孩子的病情。体格检查时，我发现孩子特别易激惹，双下肢力量正常，却不能站立，一站就剧烈地哭个不停。撕心裂肺的哭声回荡在诊室里，让人听着非常心疼。

我仔细看着她的每一个化验单，一个个熟悉的符号：白细胞、红细胞、血小板……忽然间，一个小小的异常数字吸引了我的注意力。这孩子血常规中嗜酸性粒细胞的计数有些偏高。"激惹、发热、嗜酸性粒细胞升高"，我的脑海里忽然间闪过一个念头——会是寄生虫引起的吗？这个小女孩儿是不是得了嗜酸性脑膜炎？

我赶紧追问病史，可孩子的家长左思右想，始终想不起什么时候可能接触过寄生虫。

不过不要紧，还有个检查项目，能帮我最终解开真相。我给小朋友安排了腰椎穿刺，腰穿针刺入、测压——很显著的颅压升高。我的心中更有把握了，觉得脑炎的诊断八成没错了。没多久，脑脊液细胞学的检查结果也回来了，镜下发现了大量的嗜酸性粒细胞。

确诊嗜酸性脑膜炎后，接下来的治疗就很顺利了。用药3天后，孩子的体温恢复正常，很快就可以下地走路，经常带着一脸天真的笑容，跟在我们医生护士后面。孩子出院后，我与她的家人继续保持联系，坚持随访了近一年。孩子生长、发育都正常，再也没有出现不适。

嗜酸性脑膜炎多见于成人，多是因近期进食了全生或半生的螺肉引起，主要表现为发热、头痛，皮肤感觉异常或肢体麻痹，畏光、复视等症状。但这个病在婴儿中还是很罕见的，加上孩子不能诉说肢体麻木等感觉，导致嗜酸性脑膜炎在小儿身上临床表现不典型，极大地增加了医生的诊断难度。

回看这个病历，其实许多线索都隐藏在孩子的信息之中。首先，这个小患者来自海南省，当地属于引起嗜酸性脑膜炎寄生虫病的高发区。其次，婴幼儿不能表达自己的具体不适，医生只能通过观察哭闹轻重情况，推测不适的部位。孩子一站立就剧烈哭闹，可能是因为下肢的感觉异常。最后，哪怕是最简单的化验检查，也不应轻易放过。她的外周血嗜酸性粒细胞升高就是一个重要的提示，也是揭开谜底的关键。

我后来常常回想这个病例，它就像一盏小小的明灯，时时提醒我细节的重要性。对于医生来说，再常见的症状检查都疏忽不得。无言的小病人会用发热、哭闹这些信号向我们求助，对于儿科医师来说，最重要的就是永远倾听小病人的"诉说"，抓住他们能够给出的每一处线索，争取每一次都能拉着他们的小手，找到病因、驱走病痛，把他们健康地送回父母怀中。

二

第二个故事发生在一个冬日的深夜。那天我在急诊值班，诊室里来了一个一岁的宝宝。患儿此前发热三天，伴有些轻微的咳嗽流涕。这是他出生后第一次发烧，家长很是着急。

我仔细为孩子查了体，诊断为上呼吸道感染（普通感冒）。这原本是个小病，但这对新手爸妈依然被孩子的高热搞得心绪不宁。我耐心地告诉他们回家后应如何处理，还需注意哪些事项，等等。一番讲解下来，家长焦虑的心情终于慢慢平静下来。

这或许是我们儿科门急诊最常见的情形，初为父母的家长面对宝宝第一次生病，哪怕只是小小感冒，也总是很惊慌。诊病开药之外，"常常安慰"就成了我们的主要工作。

　　孩子走之前，我决定再看看他的身体情况，以免遗漏什么。我拉起他烫烫的小手，忽然发觉他手腕皮肤纹理中有条细细的金黄色条纹，就像是带着条极细的金手链。

　　我询问家长有否注意到这个特殊现象，对方摇摇头，说家中没有金色彩笔，也不知道这是在哪里沾上的。

　　我开始向家长解释这条"金手镯"的特殊之处——比起让家长焦躁不已的发热，这条金手纹要令人担心多了。一岁婴儿手腕皮肤出现黄色条纹，这让我很快想到了先天性脂蛋白代谢异常的可能。后续的检查印证了我的推测：血液生化检查结果提示胆固醇明显升高。我又为孩子安排了基因检测，经过外显子测序发现，ABCG5基因存在2个致病变异——这个宝宝被诊断为植物固醇血症。

　　植物固醇血症是一种常染色体隐性遗传性脂质代谢性疾病，颇为罕见。如果不予治疗，患儿会因为谷固醇等植物固醇代谢障碍，导致血清谷固醇、豆固醇含量异常升高，引起黄色瘤、早发心血管疾病、溶血性贫血等病变。这种疾病如果不能有效控制，青壮年时期死亡率很高。

　　因为一次普通发热带来的缘分，我与这个罕见病宝宝意外相遇了。目前，他的家长定期带他到我的门诊随诊，经过饮食控制，血脂已经控制在正常范围。植物固醇血症如果诊断及时，通过严格的饮食控制，就能让宝宝避免严重的并发症，相对健康地长大。

儿童发烧是再常见不过的症状，但每次发烧的源头，都藏着各不相同的病因，而每个发烧的宝宝背后，又藏着他小小人生的经历和故事。很多时候，儿科医师可能是他心声的第一个倾听者，也可能是唯一能读懂他故事的人。

"小儿外科之父"张金哲院士曾说："我们要为家长解决问题，给孩子解决痛苦，目标是儿无痛、母不悲。"这句平实的话，一语道出了儿科医生脚下的路，以及未来的方向。

儿科看似平凡，但同时也非常崇高。在儿科医生心里，没有任何疾病应该被看成"小儿科"。有时候，儿科的疾病复杂程度比大人所患疾病更甚，即便是医生眼里那些普通的"日常二三事"，也因为儿科疾病背后关联的家庭，而变得至关重要。

作者简介 ♥⩘⩘

马明圣

北京协和医院儿科主任助理，副主任医师。

中华医学会儿科分会内分泌遗传代谢学组委员，中华医学会医学遗传学分会青年委员，北京医学会医学遗传学分会委员，北京医学会儿科分会青年委员，北京医学会罕见病分会神经肌肉学组委员。

29

我们，一起走过

曾学军

● 对于医生而言，患者的生命之托，重于泰山；患者的康复，
是最好的馈赠。

六月的一个晚上，夜已深，朋友圈突然看到一条状态："今日10：38—15：23是我近五年精神最紧张的时段，也是创了和系主任谈话时长新高。"看到这句话后面的学士帽表情，我高兴地问："啥时候毕业？"答："8月就能拿到毕业证书啦，成功申请到9月本校东亚学研究生，准备再战两年。"

我仿佛看到她兴奋的笑脸，欣慰又心疼地说："格格，加油，保重！"

这是一个在H国读大学的孩子，经过多年的努力，终于要毕业了。"就想要帮助她读完大学"的我，看到这条状态，一下子精神了。来不及等到明天，夜深人静时，我把这条朋友圈里的消息截屏，发到名为"关注细节"的群中，群里是我各个科的朋友。没想到，夜猫子还真多：

"太赞了！为格格加油！"

"所有的努力都值了！"

"只要临床往前走，我们一定不计一切代价挺大家！"

"有一天早上在医院看到她，自己去做放疗，真的不容易啊！心疼孩子。"

这个牵动大家心的孩子小名叫格格，是我们在2016年春节后，齐心协力，为之"搏一把"的病人。5年前我和同事们携手救治的一幕幕像电影画面那样鲜活，至今令我记忆犹新。

那时候，我们普通内科刚从协和西院区迁回东院区。在普通内科成立和发展的12年时光里，我们得到了来自兄弟科室的大力支持。回到东院区，前接急诊、后联内科重症医学病房，给内科兄弟科室做平台是我们学科的临床定位。

2016年4月9日，一早上班，心内科张抒扬教授打电话给我："学军，急诊有个多科会诊，是个年轻女孩儿，病情危急，你去看看吧。"

赶到急诊后，我开始了解患者的情况。

两个月前，在H国读大一的格格突然不对劲了，常常搞不清楚自己在哪儿，和家人视频时也有些词不达意，家人以为是学习压力过大，就让她回国休息一段时间。没想到，她的精神状况越来越糟糕，更让人担心的是，检查发现格格的腹部有个巨大的包块。4月1日，家人陪她来到北京协和医院急诊科，刚到分诊台，格格突然倒下，呼之不应，牙关紧闭，四肢强直，口吐白沫，数十秒后自行恢复，十余分钟内反复发作四次，被直接送进急诊抢救室。

由急诊科、神经科、基本外科、内分泌科、麻醉科组成的多科会诊已经进行过多次了。格格神志不清，血糖飙高，上着呼吸机，大家讨论认为，这一切都和腹部的肿瘤有关。然而，肿瘤性质尚不明确，瘤子可能具有内分泌功能，如何考虑手术方案？肿瘤体积巨大，紧挨肝、胃、胰、脾及左肾，有可能切掉肿瘤吗？患者神志不清，反复抽搐，可能与高血糖有关，更可能是肿瘤对神经系统的影响或肿瘤的远程影响（免疫反应、副肿瘤综合征），但即使切掉瘤子，人能醒吗？患者为熊猫血，患者的血色素、血小板也开始下降，这样的病人手术能扛得下来吗？

大家看着这个正值青春年华的女孩，很想帮助她。但多个专科问题都很严重，盘根错节，每走一步都风险极大。各个科的会诊医生都在思考该如何平衡孩子的情况。

当我们向格格的父亲交代病情时，他轻轻地说：

"不用跟我们多谈，我们充分相信医生，您说怎么做就怎么做。"孩子的父亲看上去极其疲惫，爱女突然的病情恶化对他打击极大。

我们谨慎地斟酌用词，尽量避免刺伤父亲悲痛欲碎的心，但又必须要讲清楚病情的复杂和凶险，"孩子的情况不太乐观。一来可能抢救不过来，更有可能的是，即便手术把肿瘤切下来，也许，人就醒不过来了……"

"我只要女儿在，"他说，"我相信你们。"他深刻的父爱以及对医生的信任深深触动了我。"把孩子收到我们普通内科病房吧。我们努力配合大家，做好准备，调整血糖，加强支持治疗，尽最大的努力，争取手术机会！"

会诊的同事们都很感动，基外总值班请来了基外的李秉璐教授，李教授亲自查看病人，认真阅读腹部CT。随后，她坚定地说："这个瘤子能切下来！" 李教授又请来她的老师郑朝纪教授，一同商量手术方案。

"太好了！需要做哪些准备，您说！管理好血糖，做好麻醉，考虑细节，充分备血……"

半小时后，相关科室的朋友们被我召集到"关注细节"群里，大家一起努力，为格格的手术做准备，再一次的多科会诊后，郑老师亲自向家属交代了手术风险、手术后孩子的各种情况。

手术前，病房团队的小伙伴们细细微调，纠正了格格的电解质紊乱，稳定血糖。神经科的陈琳老师和关鸿志医生认为，患者的神经系统表现可能是副肿瘤性的，也就是说体内有肿瘤，其产物造成了自身免疫性脑炎，于是我们加上激素、静脉用丙种球蛋白（IVIG）拮抗肿瘤导致的免疫损伤。因为孩子是熊猫血，输血科甘佳主任积极进行血源支持，还得到了很多志愿者的爱心帮助。麻醉科李虹老师在主任们的支持下，仔细安排手术前后的各种细节。终于，在大家的共同努力下，格格在收入病房后的第三天，被推进了手术室。

郑老师是我在基外实习时的老师，时隔三十年，我又进到手术室，再看郑老师站在手术台前，郑老师一助，秉璐主刀，手术室的黄金搭档！外科医生的内心世界我不知道，在我看来一切都是那么流畅，一如行云流水，巨大的瘤子终于切下来了！手术后，孩子被送到了ICU病房，我去看她，遇到了不约而同赶来的"关注细节"群里的几位朋友。她的一点点病情变化，都牵动着大家的心。

"她生命体征平稳，引流量不多，血小板恢复正常。""我在床旁询问、说话，她眼睛睁了一下，ICU大夫说要再镇静深一点儿，我真的希望她能听到我的声音……"我不断向群里的朋友们报告孩子的一点点进步，排气了，脱机了，醒来了，没再抽搐。孩子回到我们病房了，能说出爸爸妈妈的手机号码了，认识人了，下地了……

我们都为格格的好转而倍感欣慰。与此同时，病理科梁智勇主任对切下的组织加急制片，亲自阅片。入院后，核医学科霍力主任使用不同的示踪剂为格格做了PET-CT的检查，常见的内分泌肿瘤的特点这个大瘤子都没有表现。内分泌科的童安莉教授根据影响血糖的内分泌激素的特性找来特殊的抗体，配合病理科确定了肿瘤的内分泌特性，以最快的速度给出最终诊断"胰腺混合性腺泡内分泌癌"。但文献报道"这是一种十分罕见的恶性肿瘤，具有侵袭性，中位存活率18个月，5年存活率<10%……"

我把最终的病理诊断发到群里。秉璐轻轻地说："孩子的父母正沉浸在孩子手术平安、神智恢复的幸福里，让他们享受一个快乐的周末吧。"

作为一个工作30年的医生，我对于本专科的病人，或者常见内科疾病的病人，也有一定的诊治经验了，病情的发展、治疗的收放，大致也有些心得，但对一个外科手术后的病人、肿瘤的病人，我几乎没有经验。在格格手术后的五年里，我一直陪伴着她的诊疗：学习如何做一个家庭医生，帮助患者协调资源，和她及家人一起学习有什么样的治疗可能、治疗的风险、治疗的获益，共同决策如何取舍；向同事学习如何随诊这样复杂的患者，有何诊疗进展，如何对待治疗这把双刃剑等；学习如何站在肿瘤患者和家属的角度考虑问题——为了给孩子一个平静的生活，减少痛苦，在手术后他们不再积极争取化疗的机会，但也是为了孩子的生命，当再发现肿瘤转移后，他们迫切寻求医治；以及如何理解和转达介入科杨宁大师对于创伤性治疗带给患者的伤害可能大于益处的考虑。

在这五年中，我看着这个女孩逐渐恢复，玩滑轮，吃好吃的，慢慢变得更有活力，爱美调皮，但最开心也最感动的是格格重返校园了。在这五年里，她的学业进展并不顺利，常要回国接受治疗、复查，特别是去年的新冠肺炎疫情，让出国求学愈发艰难。在我都觉得艰难的时候，孩子却积极、乐观地面对这一切，而且变得越来越阳光……直到我看到她即将毕业的消息，我心里突然想起一首歌的歌词：请让我来帮助你，就像帮助我自己！

本书征集文稿时，我就在想，我要写写格格的故事，但如何下笔，我真的觉得好难，于是我告诉格格有这样一项作业我要完成。

她说："也写一写我的故事呗。希望通过我的故事可以让更多病人能充分理解医生的工作，信任医生，缓和一下医患关系。同样我现在身心状态特别好，希望也可以激励病人不放弃自己的生命。"

我说："你知道吗？我其实并不知道我能不能帮到你，但当时就有一个很强烈的愿望，想让你把大学读完。"

"是的，我也特别感谢您，结合我的身体状态，给出我中肯的意见。我之前偷偷搜过医学杂志，看到过关于我当时病情的文章，看过之后又从另一个方面了解到了我自身疾病的情况。之前还很任性，生病之后遇到了很多给我人生启示的朋友、老师、长辈，我现在状态这么好，也是因为他们给了我太多的帮助和激励。"

"我对你的疾病并不懂，但我很想帮助你，协和医院有很多的朋友和我一样，愿意一起尽力去帮助病人。帮助病人，成功了，对我们而言，没什么，那是应该的；更多的时候，我们是在反思，有没有没做好的地方，有没有细节被忽略，下次我们能不能做得更好一些。"

"是的，上次去看了放疗科苗政医生的门诊，我后面的患者和我一样的疾病，我看到了他也在看您的门诊记录。我还在心里想，有我这个先例，您对这个疾病的治疗一定胸有成竹。这些年来我感觉真的经历了很多苦难，父母家人也在这段时间太辛苦，我现在还在慢慢让自己变得更好。我有一个好状态，也能让父母家人心里不那么难过。感谢您陪我走过了人生最重要的时期。""一直陪着"，我轻轻地输入这几个字。

"谢谢格格，你也让我学习到很多，学习陪伴病人、协调资源、建议取舍。我更从你的积极成长中感受到我们要不断努力帮助病人。只是我的文笔不好，写出来只能是平实地反映我的感受。"

"我觉得平实反映是最好的，再华丽的辞藻也不一定能表达出您对病患的感情，反而平淡更能让人感到其中的温情。"

在我的临床生涯中，很少有这样与患者的深度对话。五年里，格格的信任，让我与她一起走过；与格格的对话，给了我最大的鼓励，让我记下与她的故事。对于医生而言，患者的生命之托，重于泰山；患者的康复，是最好的馈赠。但是，医学并不是万能的，做医生，得到患者的信任，会激励医生真正去体会、了解患者的需求，给她最适宜的帮助，这其实也是患者给医生的滋养，教会医生放下骄傲，更懂得"有时是治愈，常常是帮助，总是去安慰"。

（在格格手术后出院不久，她爸爸作为志愿者做了北京协和医院临床教学的标准化病人，帮助我们一起培养协和未来的医生。）

作者简介 ♥〜〜

曾学军

北京协和医院全科医学科（普通内科）主任，主任医师，博士生导师。

1986年毕业于湖南医学院后一直在北京协和医院工作。曾先后出国学习三年，稍开眼界，更在乎行医为人，不忘初心。专注临床三十余载，如履薄冰，如临深渊，细微之处不敢疏忽。临床教学乐此不疲，高深技能未能附身，问诊查体不敢怠慢。科学研究从无到有，虽不深入但似有感悟。愚钝多年，渐悟导师张乃峥教授赠语："学而不思则罔，思而不学则殆。"2004年以来在普通内科执事，深得兄弟姐妹相助，在内科-风湿-内科-全科医生转型中"有时是治愈，常常是帮助，总是去安慰"，和不同的患者一起走过，感谢信任，学习很多。

信任与传递

朱惠娟

● 我始终觉得，医生和患者之间的关系就像战友，保持医者的
纯粹和善良不仅会让医患关系更加坚实，也会让这种积极正
向的能量不断传递。

医生的一生是和疾病斗争的一生。我们经历过无数次跌宕起伏、险象环生的战役，曾捷报频传，也曾屡屡受挫。幸运的是，我们能感受到患者的信任和坚持，也正是这份信任，激发了我们心中的责任感和进取心。我始终觉得，医生和患者之间的关系就像战友，保持医者的纯粹和善良不仅会让医患关系更加坚实，也会让这种积极正向的能量不断传递。

记得在2005年我作为主治医师第一次独立管理病房时，收治了一名15岁的患者。这个男孩儿因突然出现多尿、多饮和生长停滞就诊，在当地医院已经进行了较为完整的检查和检验，发现垂体柄上有一个结节样的占位，正是这个病变导致了全部垂体功能的障碍。垂体是全身多个内分泌腺体的司令部，患者因此出现了包括生长发育停滞、甲状腺功能低减、肾上腺皮质功能低减和中枢性尿崩症等一系列临床表现。

　　可是，这个结节是什么？是肿瘤还是炎症？垂体柄解剖位置的深在使得活检难度和风险很大，病因不明确导致在当地的诊断陷入困境。儿童青少年垂体柄上的占位以肿瘤性疾病更为多见，因此当地医生建议，按照最常见的生殖细胞肿瘤进行诊断性放射治疗。考虑到男孩儿是家中的独子，这个诊治建议让家长难以接受，如果放射治疗没有反应，接下来怎么办？放射治疗会造成垂体功能特别是生育功能不可逆的损伤吗？就这样，一家人抱着最后的希望来到北京协和医院，希望我们能给出更加确切的诊断和治疗建议。

　　随着国家医疗水平的飞速发展，医院间诊疗水平的差异在不断缩小。这个难题对我们来说同样是个挑战。不能进行病理活检的情况下，我们也难以确认病变的性质，也就不能选择针对性的治疗方法。于是，我们开始努力寻找提示病因的蛛丝马迹。

　　查体时发现，这个男孩儿的甲状腺明显肿大，质地韧，但当地的超声检查已经诊断为"慢性淋巴细胞性甲状腺炎"，似乎和垂体没什么关系。同时发现了患者胸部有个小疤痕，追问病史是发病前曾经在打篮球时出现了气胸，在当地进行修补后就缓解了。垂体柄的结节——甲状腺肿大——气胸，这些看似并不相关的疾病为什么会同时出现在一个花季少年的身上？这些是巧合还是背后有潜在的联系？医生诊断疾病最重要思维方式之一是一元论，就是尽可能地用一种疾病解释患者临床表现的全貌。于是我提出能不能针对患者肿大的甲状腺开展深入检查，因为甲状腺的解剖位置就在颈前的皮下，位置表浅，可以通过穿刺或外科的活检获得标本进而进行病理检查。

　　这个想法并未获得家长的认可。男孩儿的妈妈认为，孩子的甲状腺肿大已经通过超声有了明确的诊断，他们来北京是为了解决垂体的问题，不想耽误更多的时间在甲状腺上，而延误了垂体的病情。于是，针对这个疑难的患者我提请了全科大查房，也提出如果没有病理诊断，我们能做的也是诊断性的放疗，而难以逆转的垂体功能异常会让这个孩子不得不终身使用激素替代治疗。全科的讨论结果支持了我们的想法，随后的医患沟通更加顺畅，因为家长感受

到了科室对孩子病情的重视，诊治决策的出发点真正是为了孩子。一周后，甲状腺穿刺的病理结果出来了，这个男孩儿患上的竟然是非常少见的朗格汉斯细胞组织细胞增生症。而这种血液系统疾病的特点恰

恰就是多器官多系统的受累，包括垂体和肺。

随后，患者快速转到血液科开始规范的化疗。我每天都会跑到血液科看这个患者，化疗后几天患者的甲状腺就不断在缩小和变软，规范的治疗让他的病情得到了全面的治愈，包括垂体柄上小结节缩小、消失，垂体功能逐渐恢复，并逐渐脱离了所有激素的替代治疗。此后，他开始了规律的随访，每隔一段时间，就要往返于故乡与协和医院。在我们的共同努力下，他终于成为人群中一位健康、阳光的少年。

故事并未就此结束。过了几年，男孩儿在高考结束后来到协和医院随诊。他告诉我，说自己要报名医学院，这些年的就医经历让他喜欢上了医院的环境。就在两年前，我受邀到一家医院做讲座，竟然收到了这个小患者的微信。此时的他已经是一名外科医生了。

"朱大夫，我看到微信推送你周末要来我们医院讲课。"

"是呀，就是讲你曾经患的这类疾病，"我说，"要不我就讲讲你这个病例吧。"

"好啊，我会坐在某个角落里听。"

在讲座的最后，当我说这个小患者已经成长为我们中的一员，在场的听众无不为之感动，我的心里同样深受触动。在回北京的路上，我收到他的微信："听了当年协和团队的治疗细节，我好感动。医生的投入会改变患者的一生，我要努力做一位好医生。"我相信他能做到。同时，越来越多垂体柄病变诊断困难的患者也推动了协和垂体多学科团队的创新，今天神经外科的垂体柄活检技术已经让诊断不再是困难。

蓦然回首，自己做医生已经有26年了，遇到多少患者已经无法计算。年轻时，对前辈师长所说的"如履薄冰，如临深渊"并无太多感觉，而现在越来越体会到这句话精准地描述了临床决策时的感受，越来越懂得医者仁心的可贵。医院大平台的支持和前辈师长的引领让我们从"小大夫"成长为骨干医生。前辈言传身教，在一言一行中熏陶着一代代青年医师。这种仁爱、慈悲和奉献的人文精神不仅在协和人中传递，也在不断地向社会传递。

作者简介

朱惠娟

北京协和医院内分泌科常务副主任、临床博士后项目办主任，主任医师，博士生导师。

中国垂体瘤协作组常委兼秘书，北京医师协会内分泌专业医师分会副会长，中国医师协会青春期医学专业委员会副主任委员。

毕业于华西医科大学，1995年起于北京协和医院从事内分泌疾病的临床诊疗和基础研究，师从史轶蘩院士、金自孟教授和邓洁英教授，专注下丘脑-垂体疾病、儿童生长发育和肥胖等领域。

31

前进的动力

李玉秀

● 医生的成就感来自于为患者解决了实际的问题。虽然我们对医学认识得还不够充分，很多问题还找不到解决的办法，不管是诊断还是治疗，都存在很大的不确定性，或者没有很好的办法，可我们必须一直努力。患者的信任，是作为医者的我们努力和前行的动力！

如常的门诊。一个24岁的女性前来复诊。一周前，她在门诊进行了各项化验检查，没有发现异常。从外表上看，这个姑娘除了身材微胖，并没有什么特别的地方。我问她："各项指标都是正常的，为什么来化验啊？"

姑娘的回答令我很意外。她说："李大夫，你是个很神奇的医生啊！"

我很好奇，问她为什么这么说。接着，她向我讲述了自己陪母亲看病的故事。

半年前，这对母女来到我的门诊。患病的是这个微胖姑娘的母亲，她患糖尿病和高血压已经3年有余。降血糖的药物使用了3种：二甲双胍2片一天三次、格列苯脲2片一天1次、阿卡波糖1片每天3次，很认真地服药，加上控制饮食和锻炼身体，可血糖就是降不下来，空腹血糖在8~9mmol/L，饭后的血糖则更高，经常达到

15~18mmol/L。血压很高，服用两种降血压的药物，氨氯地平1片、缬沙坦1片，可血压依然在140~150/90~110mmHg。

我仔细询问了病史，没有发现特殊的情况，但在体格检查中又有了一些新发现——患者和普通的2型糖尿病和高血压的患者相比，同样是偏胖的体型，可是她的脸确实更圆，腹型肥胖更明显，四肢相对细小，皮肤偏薄……一番询问下来，患者告诉我，她经常出现磕碰后的淤青，发现颈部两侧锁骨上的脂肪堆积得更为明显。这些发现令我想到，在高血糖和高血压的背后，是否还藏着其他的疾病呢？有可能是库欣综合征吗？

库欣综合征是肾上腺分泌过多糖皮质激素而引起的综合征，又称为皮质醇增多症。相较于2型糖尿病和高血压大大少见，却有着特殊的表现，如我们通常说的满月脸、水牛背、向心性肥胖，可以合并高血糖、高血压、骨质疏松等，主要病因为垂体瘤、异位的肿瘤或者肾上腺的肿瘤。有时候患者的临床表现并不都很典型，可能只有某些方面的表现。这名患者以糖尿病和高血压为表现，且血糖和血压很难用常规的手段控制。当临床遇见比较难以控制的高血糖或者高血压的时候，我们要更关注查体和实验室检查，看看患者是否有其他的可能性。

接下来，围绕着患者的病情，我们安排了一系列检查。检查发现，患者的血清皮质醇水平明显升高，垂体分泌的促皮质激素释放激素水平明显降低，腹部的CT显示左侧肾上腺部位1.5cm的占位，综合考虑该患者的诊断为库欣综合征。

考虑到患者的糖尿病高血压是肾上腺的肿瘤导致，我们在调整控制血糖和血压的基础上，联系患者到泌尿外科进行了手术治疗。针对患者的病情，术后逐步停用了降血糖和降血压的药物，患者的体型逐步变得正常了，人也精神了。患者和家人都很惊奇！本来看糖尿病和高血压，医生却帮她找到了藏在身体里的肿瘤，切除了，患者的病全好了。

随后，这个微胖的姑娘拉着她全家人，逐一带到我所在的门诊进行了各项检查。在全家人排除了各种疾病的可能性后，这个姑娘才来为自己做检查。这也是为什么她的身体明明没有异常，却要到门诊来检查，这当中也体现了患者对我们的信任。

写到这里，我想起多年前在病房做主治医师时管过的一名患者。他来自沈阳，当时已有50岁。患者注意到自己脸变圆了，网上查找说"脸圆"可能是库欣综合征，遂到当地医生那里就诊。医生并未发现患者的脸圆，在患者的再三坚持下，医生给他开了化验，结果发现，患者的皮质醇水平确实增高，便转诊到协和医院进行了相关的检查和后续的治疗。我们仔细看看，和之前的照片对比，发现患者的脸确实有变化。

　　这件事给我们的启发就是：有的时候患者注意到的事情我们一定要重视。内分泌疾病很多时候会发生容貌的改变，我们甚至会让患者找来多年前的照片进行比较。

　　医生的成就感来自为患者解决了实际的问题。虽然我们对医学认识得还不够充分，很多问题还找不到解决的办法，不管是诊断还是治疗，都存在很大的不确定性，或者没有很好的办法，可我们必须一直努力。患者的信任，是作为医者的我们努力和前行的动力！

▌作者简介

李玉秀

北京协和医院内分泌科副主任，主任医师，教授，博士生导师。

中国医学科学院糖尿病研究中心副秘书长，中华医学会内分泌学会委员，北京医学会内分泌学会常务委员。

《中华内分泌代谢杂志》《中华老年多器官疾病杂志》等编委。

国家医学医师资格考试临床类试题开发委员会委员、内分泌专业组组长。

32

坚 持

于春华

● 我很欣慰，坚持治疗不放弃，坚持努力再努力，病人预后
好比什么都令人开心。

望着满满两盆子的空安瓿，我终于呼出了一口气，两条腿因为站了整整15个小时而有些发抖。倦意席卷而来，同时涌上心头的是对刚刚送到ICU的病人未来的担心。

　　在这场战斗开始之前，整个团队没有人预料到它会如此艰苦。40岁的海涛，心脏上长了一个嗜铬细胞瘤（学名：副神经节瘤）。嗜铬细胞瘤最常见于肾上腺组织，长在心脏上的真是少之又少，是一个非常罕见的疾病。这个肿瘤释放儿茶酚胺，会引起头疼、心悸、大汗等症状，而心脏副神经节瘤还可能压迫心脏结构或者冠脉而引起相应的症状。查阅文献时发现，世界上报道该病的医学中心也都是个案报道。而在北京协和医院，我们在遇见海涛之前，已经积累了10例心脏副神经节瘤切除的经验，在世界上也属于例数非常多的医院。

　　海涛是从外院转诊至协和的。按照常规，病人由内分泌科收住院，进行各项术前检查和药物准备。准备手术前，医院组织了会诊，心外科、内分泌科、心内科、泌尿科、麻醉科、ICU、放射科、手术室、血库等科室参加了多科会诊。海涛除了心脏上的副神经节瘤，在颈动脉和腹主动脉旁还各长了一个副神经节瘤，但是心脏上的副节瘤压迫冠状动脉左主干，并引起左主干90%狭窄。我们要考虑的首要问题是先做哪个副节瘤，泌尿外科建议因为心脏副节瘤压迫左主干，所以先做心脏的比较安全。

协和麻醉科从2008年开始正式成立心脏麻醉亚专业，我是第一批加入心脏麻醉亚专业的麻醉医生，2012年成为心脏麻醉亚专业组组长。海涛的病情牵动着大家的心，麻醉科资深专家罗爱伦教授非常关心，亲自过问患者病情。麻醉科主任黄宇光教授进入316手术间看望病人和全体医护人员，并给我们加油打气。内分泌科专家曾正培教授和心内科朱文玲教授都进316手术间进行手术指导工作。海涛前面的麻醉过程相对平稳，我们给他扎了桡动脉、中心静脉，气管插管，做了经食管超声心动图（TEE），一切有序平稳。

但是进入体外循环后，患者的血压越来越不好维持。血压开始缓慢下降，必须依赖血管活动药物去甲肾上腺素（简称去甲）的泵入，血压才能维持。奇怪的是，患者需要的去甲量越来越大，已经是正常去甲剂量的50倍。这已经完全超出了任何教科书和指南，完全超出了我们对医学和这个疾病的认知。怎么办？能不能给这么大

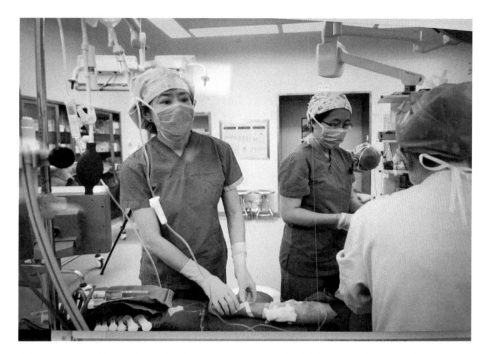

剂量？还坚持用这么大剂量吗？可血压如果维持不住，患者几乎就没有生存的希望了，不断加大去甲的剂量，血压勉强能够维持。

肿瘤长在升主动脉根部和肺动脉之间，还压迫了左主干，切除及重建手术极其复杂，难度极大。转机5小时后心脏复跳，此时去甲的量将近平常剂量的100倍，转机近6小时后，准备停机。

尝试停机后血管活性药物和正性肌力药物剂量都非常大，去甲是用不经过稀释的原液，两个静脉泵同时以最大速度泵入。同时泵入的一共是9种药物。但是，情况并不见好转，我们焦急地处理着，不停地调整药物和剂量，查血气，检查TEE。我们以前做的心脏副神经节瘤患者没有死亡的，这是我们心里的底线，不容突破，也不希望突破。怎么办？台上主刀苗齐教授果断放置了IABP，随后又放置了ECMO。其间整个手术室的去甲都用光了，手术室资深心脏专科护士魏立伟老师专门带领两名护士不停地掰去甲的安瓿并配药，病人依然命悬一线。

术后，海涛进入了ICU。虽然在那里经历了种种术后并发症，但他还是挺过来了——2周后，撤离ECMO；4周后，拔除气管插管，转回普通病房。

麻醉一线惠尚懿大夫术后去病房探望海涛，他瘦了40斤，但是对前途充满信心。后来，海涛顺利出院。

我很欣慰，坚持治疗不放弃，坚持努力再努力，病人预后好比什么都令人开心。

▌作者简介 ♥⌇⌇

于春华

北京协和医院麻醉科心血管麻醉亚专业组组长，麻醉科主任医师，教授，硕士生导师。

中国心胸血管麻醉学会理事，中华医学会麻醉学分会心血管麻醉学组副组长，《中华麻醉学杂志》通讯编委。

擅长心血管手术的麻醉和经食管超声心动图及经胸超声心动图。

帮 助 篇

艰难的选择

高志强

● 我们不能保证任何一个患者都能达到痊愈的治疗效果，但是我们有责任帮助患者做出到任何时候回想起来都认为在当时的条件下做出了最好的选择的决定。

刚看到病人的CT片子时，我着实吃了一惊：一个巨大的颈动脉瘤占据了她的左侧颈内动脉的远端，直至颅底，大约有三四厘米大。我把手放在患者颈部，可以明显地感觉到动脉搏动和血流湍流导致的剧烈振动，感觉到那股巨大的恐怖的能量——这个动脉瘤一旦破裂，不论是大量的出血导致的失血性休克，还是颈部组织肿胀导致的窒息，都足以让这个生命瞬间消失。

　　病人是一个只有31岁的年轻妈妈，有两个小孩儿，家境很好，受过良好的教育，有体贴入微的丈夫和坚定支持的双方父母。坐在我们面前时，由于已经辗转多家医院，她对自己的病情有了比较深入的了解，没有表现出很多侧颅底疾病患者那样的恐惧和绝望。这对年轻的夫妇表现出的更多是镇静和渴望，似乎在说：希望能在不可逆的恶性事件来临之前得到治疗。

　　她在4年前劳累后出现枕颞部头痛，偶尔也会出现呕吐和眩晕，稍微休息，吃一点儿止痛药后就可以缓解。刚开始她并未在意，直到后来症状越来越重，发作频率也越来越高，由每个月一次逐渐增加为每两周一次，才引起了她的注意。在当地一家医院的检查中，终于找到了疾病的罪魁祸首——颈内动脉远心端动脉瘤。然而，病因的发现让全家人的心情更加沉重，他们辗转好多家医院，得到的都是令人绝望的选择项：如果不治疗，等待她的将是动脉瘤破裂导致的死亡，几乎没有抢救机会；或是由于动脉瘤形成的血栓脱落导致脑梗，进而导致偏瘫或者死亡。如果治疗，有两种方法，一种是创伤较小的介入手段，置入一段动脉支架越过动脉瘤，需要面对的是终生抗凝治疗及相应的出血风险，以及血栓形成支架堵塞后导致的偏瘫或者死亡风险；另一种是手术切除动脉瘤，同时取一段大隐静脉进行重建，这种方法没有了介入治疗的远期风险，但是所有他们咨询过的医生都认为这个部位的手术是不可能实现的。

像这样没有优选项的选择题，对于任何患者和家属都是极其困难的。同样的困难也摆在医生面前，如果要实现动脉瘤的切除和同期血管搭桥重建，就意味着必须实现动脉瘤远端和近端的良好暴露。动脉瘤远端的血管在颞骨的骨管里，周围极其狭小的骨质内穿行有重要的颅神经。暴露颈内动脉远端需要用电钻将远端的颞骨磨除，让这些脆弱的血管神经游离出来。这意味着患者可能出现听力丧失、面瘫、声音嘶哑、吞咽呛咳、咬合困难等影响生活质量的并发症，甚至出现颈内动脉损伤导致偏瘫或者死亡的风险，操作难度极大。

　　我非常理解以前所有同行知难而退的原因，毕竟医学的首要原则是不造成损害，然后才是帮助。对于我们，也是一样。尽管我们以前完成过一些类似的手术，但是这个患者因为肿瘤的大小和位置，导致手术难度上升了几个数量级，我们团队有这个把握吗？

　　北京协和医院颅底外科MDT（多学科协作）是在院领导的支持下，本着"治别的医院不能治的病"的初心建立起来的，主要由耳鼻咽喉科、血管外科、神经外科、口腔颌面外科、骨科、整形外科、神经内科、放射科、麻醉科、手术室、病理科等相关科室组成，使命是解决颅底部位疑难手术能不能做的问题，成立以来，已经帮助上百位疑难病患者摆脱困境。

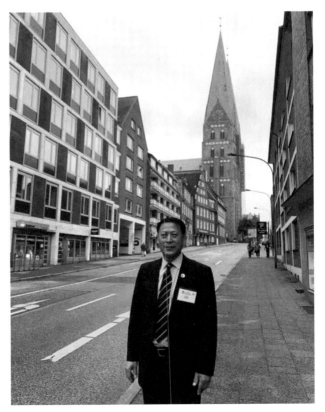

　　我们启动了颅底外科MDT，经过20多位不同领域专家的讨论，反复权衡利弊，评估我们团队的手术能力，决定为患者实施手术切除动脉瘤并大隐静脉、颈内动脉重建手术治疗。为了最大可能保留患者的功能，我们制定了两套手术方案。

　　第一方案，去掉乳突尖，移位面神经垂直段，争取暴露动脉瘤远端至颅底骨质之间的动脉。如果成功，即可吻合，这样就可以保留患者的听力，并避免下颌关节的并发症，也缩短了手术时间。但是，考虑到一旦损伤就没有退路，再往远端暴露时间非常长，如果远端的血管质量太差，则不适合吻合，这个方案不能勉强。

　　如果第一套方案不顺利，即启动第二方案：采取颞下窝进路TypeB，暴露颈内动脉水平段，这样患者需要牺牲传导听力，但是生命更加安全。神经内科的同事还采用了精细磁共振的方式排除了动脉瘤内已经形成血栓的可能。麻醉科和手术室也做了相应的准备，配备了这方面经验最丰富的麻醉师和上台护士。同时提醒，手术前一天，所有参战人员注意休息，贮备好体能，这将是一场硬仗。经过MDT讨论演练后，大家信心增加了很多。

　　由于预案准备充分，手术当天发现颈内动脉远端吻合困难，于是启动第二方案，历时14小时，手术顺利完成。由于术前沟通充分，在术后恢复过程中，患者配合得很好，恢复得很顺利，除了可恢复的面瘫外，没有其他并发症发生。

患者出院的那一天，耳鼻咽喉科、血管外科的很多同事一起与患者和家属合影留念，大家都为在非常艰难的情况下相互信任，做出了最佳选择备感欣慰。

颅底外科是近几十年来刚刚兴起的一个新的学科，是人类不断努力挑战"手术禁区"的成果。这个区域的疾病往往都是良性或者低度恶性的，成功的手术切除往往意味着患者痊愈，过上正常人的生活，但是直到目前为止，我们无论怎么努力也很难让患者不付出任何代价就达到这个目的。这个时候，就特别考验外科医生的智慧和担当，考验我们能否认真分析病情，是否有能力充分利用我们目前能够利用的条件，权衡利弊，为患者做出最有益的选择。

我经常告诉我们团队："颅底外科疾病发病率不高，整个学科的经验都很有限，每一个病人都是个体化的，我们要充分告知患者每一种治疗方案的收益和风险，让患者及家属理解和参与这种选择。我们不能保证任何一个患者都能达到痊愈的治疗效果，但是我们有责任帮助患者做出到任何时候回想起来都认为在当时的条件下做出了最好的选择的决定。"

我们也相信，通过不断努力，外科技术一定能够不断提高，疗效一定会不断改善，希望在不远的将来，需要我们做如此"艰难的选择"的情形也会越来越少。

作者简介 ◦◦∿◦

高志强

北京协和医院耳鼻咽喉科主任，北京协和医院耳鼻咽喉科学系主任，主任医师，教授，博士生导师，享受国务院政府特殊津贴专家。

中华医学会耳鼻咽喉头颈外科分会前任主任委员，《中华耳鼻咽喉头颈外科杂志》总编，*World Journal of Otorhinolaryngology - Head and Neck Surgery* 副总编。

曾获Fisch国际显微外科基金会教学杰出贡献奖，德国耳鼻咽喉头颈外科学会名誉会员，国家卫生健康委突出贡献中青年专家，香港中文大学客座教授，北京协和医学院校级教学名师。

专业特长为耳显微外科、耳神经外科、耳颅底外科、人工听觉植入。

02

隐匿的肾脏病

李雪梅

● 我已经在肾脏病领域工作30年了，深深体会到医学是科学，但又不是纯科学。这意味着，在医学的领域里，1加1可以等于2，也可以小于2或者大于2。因此，在救治病人过程中遇到困难时，我都不会轻易放弃。

中国人对肾脏的"情感"有些复杂，往往是既爱又怕。说"爱"是因为人们都想好好儿护肾、保肾，而"怕"则是指被诊断为"肾病"后，病人自己的精神垮了不说，全家人的生活质量也会下降，从直接相关的物质生活水平到个人或家庭幸福指数，都可能大打折扣。

　　多年前我在初管病房的时候，收治了一个10多岁的小男孩儿鹏鹏。发现血尿、蛋白尿时，肌酐也已经升高，肾穿刺病理提示肾小球肾炎。而且，鹏鹏的多数肾小球已经硬化，意味着肾小球失去功能。在慢性肾炎患者中，一旦肾脏功能下降到10%以下，往往需要接受透析治疗。

　　鹏鹏的父亲是外来务工人员，支个摊子卖早点，一家人的生活并不富裕。考虑到这一点，当时专科查房医生认为，鹏鹏的肾脏功能可能在一两年内就会衰竭，进而必须接受透析治疗，因此建议不应用免疫抑制剂，把钱留下来给孩子做透析或移植用，以防万一感染，可能需要花费很多钱。

当我向鹏鹏的父亲交代专科医生的意见时，他的眼神和表情实在令人心酸、心痛。心有不甘的我再次跑到实验室，仔细读了鹏鹏的肾穿病理片子，发现尚有30%左右的肾小球没有硬化。换个角度想，如果这些肾小球没有进一步恶化、硬化，那么孩子可以在肌酐不正常的状态下继续生活而不用透析，或者至少可以延缓开始透析的时间。对于肾小球肾炎，当时可行的办法就是使用激素等进行免疫抑制治疗，但这可能使患者面临感染的风险。若鹏鹏不幸发生感染，严重时可危及生命。

我再次和鹏鹏的父亲进行了谈话，坦诚交代了上述情况。他非常信任我们，决定为孩子试一试。从那之后，鹏鹏开始了长达十余年的治疗。在我们共同度过的这十多年，我也成长了很多。比如，为了帮鹏鹏预防感染，我先是自己学习、逐渐掌握，然后又教会了他如何用丹田发力，定时清理深部呼吸道。后来，这个方法也应用到了我的很多病人身上，不少人都因此受益。又比如，为了帮鹏鹏节省部分开支，我主动联系了原来不认识的厂家，找到了价格便宜1/3的药物。再比如，当我面对鹏鹏的肾炎病情，思考如何控制疾病的进展时，逐渐体会到了"敌进我退、敌驻我扰、敌疲我打、敌退我追"的作用。除了毕增祺老师常说的"效不更方"，病情进展加

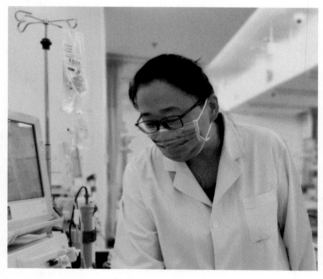

点儿药，病情稳定撤点儿药……

遗憾的是，在鹏鹏21岁时，肌酐较前进展，某一天清晨，已经几年不见的鹏鹏父亲推着平车到我办公室，说儿子发烧咳嗽10多天了。我赶紧安排他住院。

某一天，鹏鹏的父亲再次找到我，说孩子已经离开了，他来是想当面感谢我。我心中五味杂陈，忍不住追问："当初说好只要孩子有咳嗽、发烧，一定要来找我，为何不及时带鹏鹏就诊呢？"

鹏鹏父亲说："有半年了，孩子成夜打游戏。这次发烧不来医院，家里也都知道，但就是没来。"他的神情，和十多年前一样令我印象深刻，没有悲伤和绝望。

一晃多年过去，我仍然会反省自己，当时是否只是看了"病"，而缺少对患者、对家属的人文关怀。是否当时应该让鹏鹏透析或移植？但高昂的费用他们能负担吗？我不了解长成大小伙子的鹏鹏是在上学还是已经工作，可看父子俩的表现，难道他们已经打算放弃……

我已经在肾脏病领域工作30年了，深深体会到医学是科学，但又不是纯科学。这意味着，在医学的领域里，1加1可以等于2，也可以小于2或者大于2。因此，在救治病人过程中遇到困难时，我都不会轻易放弃。然而，患者因慢性肾病肾功能受损进展时，是积极治疗还是保守看护，一直是困难选择。重要的是，无论做出怎样的选择，都不能忘了患者本人是一个整体，甚至可以说，患者和他的家庭是一个整体。

2017年5月的一次门诊中，一对30多岁的壮实的中年夫妇，神情凝重地走了进来。我知道，这是外地患者第一次来协和就诊时的表情。因为在多数人看来，肾病就等于肾衰，而肾衰就意味着透析，个别人甚至将其等同于"死亡"，心情没法不沉重。

我对就诊椅上的患者问道："怎么不好来看病？"患者反应迟钝，一脸木然。"肾衰了。"旁边的妻子轻声回答。"告诉我你自己有什么感觉，怎么不好？"我继续问患者。他的表情无辜又诧异，像是做错了事的孩子，怯怯地说："我没什么感觉，怎么会肾衰呢？"

通过仔细询问，我了解到，患者发病前3年就有高血压，因没有任何不适感觉，他并没有继续就诊，错过了早期发现疾病的机会。"因为不影响吃喝，也不影响工作，我就没管，哪知现在医生告诉我要透析了。"患者带着哭腔说。这是很多肾病患者常说的一句话，一句既像是解释，有时又更像是懊悔的话。我暗自难过，因为这也是很多肾病患者常有的说法："没什么不舒服，就是有点儿肿；没什么不舒服，就是头有点儿晕、血压有点儿高；没什么，就是有点儿憋气；没什么，就是不想吃东西；没什么，就是有点乏力、老抽筋……"这些"没什么"，恰恰都是肾脏受伤后身体发出的信号，都因为"没什么""没去管"，如果做一个尿常规检查，也许一切就都不一样了。

再仔细翻看患者从外院带来的检查化验单（早期各种检查化验单很重要，要保留，对后期疾病的诊断和调整很有帮助），发现患者确实肾功能严重受损，肌酐达到了430 umol/l，尿有5g/天的大量蛋白排出，肾脏病理提示高血压肾损害。

我请当地大夫传过来病理的具体描述，有代表免疫复合物的噬复红物质，有2个新月体，小管间质性大量炎性细胞浸润。和夫妻俩充分沟通后，我们一起开始控制病情。至2019年12月，免疫抑制治疗基本减停，患者肌酐在201~350 umol/l波动。

从医三十余年，与隐匿的肾脏病交锋成了我的日常工作。我知道，我们还需要做更多的努力。

作者简介

李雪梅

北京协和医院大内科主任，博士生导师。

国家百千万人才工程人选"有突出贡献中青年专家"，国务院特殊津贴获得者，全国巾帼建功标兵，连续多年北京协和医院医疗成果奖获得者，优秀教师。

中华医学会肾脏病分会副主任委员，北京医学会肾脏病分会主任委员，中国肾脏病联盟副主席，中国医院管理学会血液净化分会副主任委员，中国生物医学工程学会人工器官分会副主任委员，中国非公立医疗机构协会肾脏病透析专业委员会副主任委员，北京市生物医学工程学会人工器官分会副主任委员。

03

让我帮助你

宁晓红

- 23年后，我走在一条名为"帮助"的路上，这条路就是"安宁缓和医疗"。

  我愿一直走下去，并将我的所有教给医学生们。

  我想一直走下去，并对我遇到的患者说："请让我帮助你。"

医生都能做什么？怎样才算是一个好医生？

在我从医的23年时光里，这两个问题一直伴随着我。我从一个懵懂、年轻的住院医师，逐渐成长为能独当一面的肿瘤内科医生，再到后来找到自己的专业方向——安宁缓和医疗，对于"有时是治愈，常常是帮助，总是去安慰"这句话，我的体悟越来越深……

也曾经历痛苦

作为医生，我们经常要和各种指标打交道。那些高高低低的符号与数字，可以帮助我们更加直观地了解患者的情况。但是，从一名年轻医生成长为经验丰富的"老大夫"，过程中所经历的"痛苦"，却很难用数字来衡量。这种痛苦并不是长期的夜班或加班带来的身体上的疲累，而是遇到无解的问题时，源于内心的困惑与煎熬。我常常问自己："我还能怎么办？我能做一个好医生吗？"

在我第一年做住院医师的时候，曾遇到一个患淋巴瘤的21岁男孩儿。他接受过很多治疗，身体已经难以承受。记得那一天，我值班时的任务就是扶着他的氧气面罩。我们之间的距离是那么近，近到他每一次呼吸时，我都能清晰地看到喷在氧气面罩上的血点。

患者艰难地喘着气，每一次都会变得更加微弱。一个年轻的生命一点一点地在我面前消逝了。

回过头再看，当时的我做得很不好。纵使是在生命最后的时刻，我也可以好好儿帮助到这个大男孩儿。可我没有跟他说过话，不知道他的家人在哪里，他们的感受是什么。后悔、自责……只叹那时我懂得太少了。

后来，我完成了6年的内科轮转，进入第一个专科——肿瘤内科，这一干就是12年。令我印象深刻的不是那些治愈出院的背影，而是我无法治好的患者。

田大哥五十出头，食管癌晚期，从老家来到协和医院肿瘤内科做化疗。每隔三周就要住院一次，每次都要持续四五天。化疗后他经常会恶心、没力气、吃不下饭，还出现了很严重的打嗝现象。

田大哥经常无助地问我："宁大夫，我为什么总打嗝呀？求您赶快帮帮我，我太难受了。"我请教了很多老师，希望能缓解患者的痛苦。这种共同对抗疾病的经历，让我和田大哥之间产生了很深的情感联结。我们就像亲人一样，我非常希望他的病情能够得到控制，但天不遂人愿，田大哥的肿瘤还在不断发展，并扩散到了全身各处。他的体质越发虚弱，很难再接受化疗了。

田大哥的兄长找到了我："宁大夫，真的没有别的办法了吗？一个方案不行就换第二个，第二个不行再换第三个……"

那种对生充满渴望，同时又十分绝望的眼神令我于心不忍。医生能有多少治疗方案可换呢？即便有，化疗的副作用就摆在那里，田大哥的身体也受不了啊！

那个时候我非常难过。我一直认为自己是一个好医生，可面对晚期肿瘤，我却没办法拿出一个行之有效的治疗方案。这种无能为力的痛苦不断啃噬着我的心，让我非常压抑。医生职业耗竭大多源于此，不仅是我，我的同事们也经历过这样的痛苦。

救死扶伤是医生的天职。但在面临很难治愈的疾病时，我们还能做些什么呢？

在痛苦中成长

机缘巧合之下，我接触到了安宁缓和医疗。我开始明白，医学的意义不仅在于"治愈"。对于那些我们治不好的疾病，设法减轻患者身体上的痛苦，让他们的心理得到安慰，陪伴其平静地走完最后一程，也是医学要做的事情。甚至可以说，这是一种更伟大的帮助。

安宁缓和医疗是帮助衰老和身患重病的患者及其家人平安地走完生命最后一段旅程的学科。它不仅着力于减轻患者身体上的痛苦，同时也关注他们在心理、社会层面等方面的痛苦和需求，帮助患者找到人生的意义和完成心愿；指导患者和家人互相道歉、道谢、道爱、道别，帮助家人度过哀伤……在安宁缓和医疗的帮助下，我开始主动走近患者，倾听他们的故事。

那一天，我见到了一个50多岁的女性患者。在沟通中我了解到，患者的丈夫刚刚被诊断为间质性肺炎。

"看到他憋得慌，总是呼哧带喘的，我这心里别提多难受了。每次看他喘，我也特别害怕，外面有什么声音我都会吓得不行。晚上睡觉总觉得气不够用，必须打开窗户透气……"

"您家里还有什么人呢？"我问。

"我有两个女儿和一个儿子，小女儿特别听我的话，可是我害了她呀！我帮她张罗的对象，但孩子才7个月大时两人就离婚了。我女儿抱着孩子一个人回来了。你说我该怎么办呀，都是我的错呀……"

我轻轻抚摸着她放在诊桌上的手："您真是太不容易了。"

听了这句话，她的眼泪像决堤的洪水一样，"哗"地一下就流下来了。之后，她继续说起家里的大事、小事："小女儿刚做了乳腺手术，为了不让她着急，我劝她住在她姐姐家。可所有的家庭支出，都是靠在北京打工的大女婿支撑……"

在她倾诉的过程中，在场的人都掉下了眼泪。了解到患者经济困窘，我只给她开了两个排除器质性疾病的必要检查。当我起身送她出门的时候，她突然抱住了我，边哭边亲吻我的脸。

我知道，没有人听她说过这些压在心底的苦楚，但那一天，她却可以尽情地把这些负面情绪都抒发出来。能够帮助这个患者的，绝不是一句"你没什么病，可以回去了"的诊断，而是一种在医药之外的、心与心之间的交流。

在我的诊室里，经常会有患者洒下眼泪，而我的眼泪常常比他们还要多。这种真情流露既是对患者和家属的一种理解，也是我所能给予的支持。于是，医患之间的信任关系便牢牢建立起来了。

当我将这些所知所感应用于重病患者的照顾上，结合充分的症状控制、人文关怀和哀伤陪伴，在这一刻，患者身体和心灵上所受到的伤痛就得到了更广泛意义上的"治愈"。与此同时，他们也治愈了我。我终于明白了，作为医生，我们不得不面对生离死别的痛苦，但我们也在痛苦中成长着。

帮助的力量

多年来，我在医学上帮助了一个又一个重病患者以及他们的家人。这些人也在用生命教导我，让我看到人是如何经历疾病和死亡的过程，一个家庭又是如何齐心协力、携手渡过难关的。

有一天，我遇到了一个颈部有巨大肿瘤的老人。他刚做完一个右耳肿瘤的切除，手术伤口还没有长上，肿瘤就再次复发，并以飞快的速度生长，几乎一天一个样。老人的肿瘤开始破溃，甚至烂掉一块再出血。

老人疼得不行，伤口在出血。因为肿瘤正逐渐侵犯咽喉部，他睡不着觉，后来连吞咽都很困难。即便如此，老人还是坚持说："我不去医院。"不得已，他的儿子只好在家里为他换药。

我知道，"止好疼，止住血，吃好饭"才是这个患者最需要的。我为他开具了止痛药物，联系安宁缓和医疗组护理人员，为他上门指导换药。为了持续指导和支持家属在家中照顾老人，我组建了一个微信群，并告诉老人的儿子，尽量满足父亲的愿望，把身后事也安排好。

在最后阶段，老人虽然经历了痛苦，但因为疼痛减轻了，他可以好好儿地和家人、朋友告别。

那一刻，我感受到了"帮助末期病人走好最后一程"的意义有多大。帮助这样的患者，或许比"救死"更伟大，也更难得。

医院有一名退休职工，患有慢性肺病多年。他很早之前就跟自己的老伴儿说过："如果我到了那一天，不能自己喘气了，你不要给我插管、上机，我不想遭那个罪。我在医院工作这么多年，见多了，我不要这些……"

可这一天还是到来了：他的二氧化碳分压很高，氧分压很低，发生了呼吸衰竭。医生问家属："插不插管？"

老伴儿说："插！我舍不得他。虽然他说过不想插管，但我不能按他说的做。医生，还是插上吧……"

这位老职工就这样被插上了管子，一插就是好几年。因为神志还比较清楚，他经常想要拔掉管子，无奈，家属只能绑住他的手。有一次，他用口形对自己的老伴儿说："我恨你。我说过不要给我做这些，你高低不听，让我受这些罪……"

如果这件事发生在今天，我会在老人出现呼吸衰竭，还没插管的时候就和他以及他的家人谈"未来"。我会把老人的"生前预嘱"作为我与家属沟通的指引，尽力朝着"减轻患者的痛苦，减少家人的纠结，帮助全家一起做一个大家都不后悔的决策"这个方向去努力。因为我知道，有时候，"插管""多活"并不是医学的唯一目标。患者和家人对生命的期许才是我们医者的努力方向。

23年前，我曾问自己："医生究竟能做什么呢？怎样才算是一个好医生？"

23年后，我走在一条名为"帮助"的路上，这条路就是"安宁缓和医疗"。

我愿一直走下去，并将我的所有教给医学生们。

我想一直走下去，并对我遇到的患者说："请让我帮助你。"

作者简介

宁晓红

北京协和医院安宁缓和医疗组组长，北京协和医院老年医学科主任医师，曾任肿瘤内科副主任医师。

北京协和医学院"舒缓医学"课程负责人，北京协和安宁志愿团队指导教师，LWPA中英联合培训中方执行主席。

2016年被授予"中国魅力人物"称号，2017年获得《环球时报》"敬佑生命，荣耀医者，人文情怀奖"。

04

答案

田欣伦

● 正是因为患者和家属给予的信任和支持，我们才能在面对
未知或不了解的疾病时，摸索着向前迈进。一次又一次，
在寻求答案的过程中，我们越来越深刻地理解了疾病，也
挽救了越来越多的生命。

医学上的未知远远多于已知。但身为医生，我们必须努力去寻找答案。

而我始终记得，14年前寻求答案的那个过程。

云阿姨撕心裂肺地咳着，心电监护仪显示，心率飙升到了130次/分。

我冲到病床边，迅速为其拍背，同时不客气地数落云阿姨的老伴儿："喂饭不能太快！您拿的勺子太大了，一定要换成小勺，照顾病人必须要有耐心！"

我如此担心是有特殊原因的。对于普通人来说，吃饭呛一下没什么大不了，但年过七十的云阿姨身患淋巴瘤，在外院治疗时，还出现了肺空洞，痰中有曲霉菌。经过几次化疗，她的身体已经非常虚弱，合并有心功能衰竭。若是因呛咳诱发肺炎，造成心衰加重，那就是雪上加霜！

"对不起，实在对不起，"云阿姨的老伴儿全伯伯一个劲儿地道歉，"我太心急了，昨天入院的时候，大夫说营养一定要跟上，我光想着让她多吃点儿，太希望她好起来了……"

好在处理及时，云阿姨慢慢平静了下来，全伯伯也跟着松了一口气。

但我丝毫不敢放松。我知道，还有很多考验等着我们。

由于存在心功能衰竭，云阿姨平卧都有些困难，进食不足以满足她的日常需要，还需要依靠静脉输液来补充营养以及治疗需要的各种抗生素。想要控制好这么多的液体量，必须小心再小心。好在经过医生护士的精确管理以及全伯伯的细心照顾，云阿姨终于迈过了第一个坎——液体平衡得到改善，心脏负荷有所减轻，达到了做有创检查的条件。

之所以进行有创检查，是因为我们要解决一个悬而未决的难题：云阿姨的肺空洞，到底是之前推测的曲霉菌肺炎，还是其他因素导致的呢？查阅资料发现，肺空洞的病因至少有几十种，如果是肿瘤化疗后的免疫功能受损患者，病因则更为复杂。想要找到症结所在，肺穿刺是非常关键的一步，但云阿姨比较衰弱，患高血压多年，加上呼吸急促，肺空洞靠近胸壁，空洞壁又比较薄，这种情况做肺穿刺的风险较大，发生出血、气胸或是空气栓塞的风险都比常人高。可如果不做穿刺，又无法确定是否存在曲霉菌感染。继续使用抗曲霉菌的药物，增加肝肾负担不说，还是笔很大的经济开支。

做，还是不做？

"我很信任你们。"得知了我的纠结，全伯伯说，"看到你们对我老伴儿这么着急，你们一定是非常好的大夫。"

这种信任让我感到了几分压力，但更让我觉得，需要给两位老人一个交代。

我马上联系了放射介入科的同事，请他帮忙完成这个高难度的肺穿刺。其间我全程陪同，以防云阿姨出现意外。还好，穿刺过程有惊无险，虽然出现了少量气胸，但没有大问题。从CT引导下的肺穿刺中，并未获得曲霉菌的证据，反而发现云阿姨的穿刺物中有淋巴瘤细胞。

我们再次进行了多科会诊，讨论的焦点又一次回到患者痰曲霉菌阳性的结果上。因为有各种可能感染的情况，大家仍然觉得，云阿姨的曲霉菌感染不能排除，建议继续积极的抗曲霉菌治疗。但是，经过仔细对比影像学资料，我认为云阿姨的肺空洞可能与化疗相关：化疗后，病灶减轻；休疗后，病灶增大。但我也不敢说病变没有真菌感染的可能。

我说服不了肿瘤科大夫开始继续化疗。抗真菌药顺着血管进入了云阿姨的身体，可她依旧日渐衰弱，失去了肿瘤治疗的机会。我们能做的，只能是给予云阿姨更多的关心和照顾，让她能感觉舒服点儿。

几周后的一个清晨，云阿姨离开了我们。她的家人非常悲伤，但也很克制地处理后事。作为主治医生，云阿姨病情恶化的关键一直困扰着我，遗体解剖或许能够帮我们找到答案。

几经纠结，我给全伯伯打了电话。

"全伯伯，有个事情想和您商量一下……"

电话那一端的全伯伯似乎察觉到了我的欲言又止，很和善地问："田大夫，您有什么事情需要我做吗？"

一位刚刚失去至亲的老人，反而问我有什么事情需要他做，这是怎样的胸襟？

我鼓起勇气，问他是否愿意进行遗体解剖。

"田大夫，我老伴儿的解剖对医学有帮助吗？"

"我们非常希望了解云阿姨的疾病进展。她进行了那么多抗真菌和抗细菌的治疗，在生命最后阶段也输了很多液体，如果可以进行遗体解剖，能帮助我们更好地认识这个疾病，让我们能在日后更好地治疗其他病人。"

全伯伯听后说："我和老伴儿都是老知识分子，懂得人死不能复生。如果您觉得有价值，我们愿意为医学进步做一点点贡献。"

当今，愿意进行遗体解剖的患者凤毛麟角。那是我做主治医生以来的首次遗体解剖。在医务处和病理科的大力支持下，云阿姨的遗体解剖流程正式启动。

半年之后，医务处打来电话："田大夫，医院想在近期的全院临床病理讨论会中探讨云阿姨的病例。您能不能拿到患者的第一手影像学资料，给参加讨论的医生做个参考呢？"

为此，我再一次联系了全伯伯，问他是否还保留有云阿姨的检查资料。老人的声音还是那么温和："我都给你们留着呢，就是担心你们还需要用。"

听了这句话，我躲到墙边，抹掉眼泪，暗暗下决心，一定要把这次临床病理讨论做好，这样才能对得起患者和家属的付出。

讨论会上，呼吸科、感染科和肿瘤科的医生争论得很激烈，最后，病理科医生揭示了答案——如我之前推测的一样，云阿姨的空洞病灶并没有感染，只有淋巴瘤的进展。抗真菌治疗对她并没有帮助，反而因大量液体输注加重了心功能不全。经此一事，我们了解到空洞型的淋巴瘤肺部浸润也是淋巴瘤的一种特征性表现，对于淋巴瘤的认识更加深入、全面。

　　我时常想，如果全伯伯对于能否进行遗体解剖的回答是"不"，那么，我们可能还深陷在这一医学难题中，百思不得其解。正是因为患者和家属给予的信任和支持，我们才能在面对未知或不了解的疾病时，摸索着向前迈进。一次又一次，在寻求答案的过程中，我们越来越深刻地理解了疾病，也挽救了越来越多的生命。

作者简介

田欣伦

北京协和医院呼吸与危重症医学科主任医师。

中华医学会呼吸分会感染学组委员，中国罕见病联盟呼吸病学分会副主任委员，中国研究型医院学会罕见病分会理事，中国医师协会呼吸医师分会疾病预防工作委员会委员，美国 NIH 呼吸罕见病学者，美国 Mayo Clinic 呼吸及危重症科和美国 Cincinnati 儿童医院医学中心肺部转化医学中心访问学者。

05

无声亦有声

张抒扬

 无声，是理解患者后细微而富专业意义的心理关爱。有声，是医与患互动的生命交响曲。无声亦有声，是医护人员协作的默契、争分夺秒抢救生命的紧张而有序，又是医患之间不言而喻的信赖和配合，传导的是对敬畏生命的心性相通、是对生命珍重的心灵交互。

她是一个才14岁的小姑娘。

　　二十年前，一对外地夫妇带着她来协和看病。不明原因的心脏扩大，严重心力衰竭，生活不能自理，更谈不上上学了。经心脏科查房，认为由于心律失常引起的心肌病可能性大。查房教授一致认为，经导管实施射频消融治疗快速房性心动过速，对孩子的症状改善应该有好处，甚至有可能使扩大的心脏缩小，从而改善心功能。当时，导管射频消融治疗在国内虽刚起步，但协和最早开展此项技术，被认为是有相当经验的医院。

　　小姑娘上了手术台，心脏科电生理医生和护士做好了术前准备。在有经验的教授的指导下，心腔内各电极导管都已经放到位，按流程做心内电图标测，定位了早搏和心动过速的发生部位后，开始用导管电极放电进行消融治疗。手术室里医护人员缜密分工，各自全神贯注，分别盯着病人、X光机视屏、血氧检测仪、血压记录仪、心电图记录仪等，手术顺利进行着。电极再次放电后，刺激心脏，看是否还有心动过速发生，结果仅有几个早搏出现，证明手术很成功。为巩固效果，减少复发可能，术者建议再次电极放电。

"开始！1秒，2秒，3秒……"，得到大家的赞同，手术医生再次端起射频导管。护士数着放电时间，在场的所有人睁大眼睛。导管室里安静极了，视屏上显示心脏在一下一下有规律地跳动着，监护仪也发出"嘀、嘀"的声音，如美妙的音乐响起……

正要停止放电的一刹那间，患者血氧饱和度突然从98%下降到70%，心率减慢至40次/分，视屏上心脏跳动也随之变弱、心影变大，血压也下降了……

"气管插管，心包穿刺！"教授指挥着，"阿托品静脉入壶""肾上腺素、多巴胺静脉滴注"，刹那间，大家忙碌起来，严肃、紧张但有序。大家都清楚，患者出现了严重并发症——急性心脏压塞。经过抢救，小姑娘的心跳和血压恢复了正常，但，遗憾的是，好久好久，她没有醒来，一直没再醒来……

再后来，在呼吸机维持，各种医疗支持和精心的医疗照料下，她每天如睡觉一样，但心跳呼吸正常。小姑娘的生命维持了十年……

这不是职业生涯里的故事，而是想起来心就会隐隐作痛的一段亲历。

无声，是对生命的敬畏

二十年过去，导管射频消融治疗技术不断成熟，从单纯的室上性心动过速治疗，到复杂的心房纤颤射频治疗，成功率从当初的30%～50%，提高到80%～100%。但每当看到十几岁的孩子进导管室接受导管射频消融治疗的手术时，我都不免要想起那个小姑娘。

我时常会想，小姑娘手术后虽然不能说话，却存活了十年，她心里一定知道，医护人员和她的父母当时所作的全部努力。她一定清楚我们内心的焦急，还有因当时医学发展的局限，最终未能让她站起来的沮丧。

没有哪个医生敢打保票，医学能达到完美境地。因为对生命的敬畏，因为伦理的约束，科学家和医学研究者，在生命研究方面有很大局限。不少疾病虽已发生但不知什么原因导致发病，目前仍缺乏更有效的治疗方法。医生、医术做不到万能，但我的心里却因此对生命更敬畏，对每个病人更细心、更专心。

十年前一个寒冷的冬天，我家已经从医院附近的宿舍楼搬出来了。因孩子发烧40℃，上班忙碌一天的我夜里三点钟还抱着生病的孩子。正给孩子喂药时，电话铃猛然响起。接电话前，家人都没有讲话，但心里清楚，这会儿来电话，一定是医院有急事。"张大夫，来了一个大面积心肌梗死的病人，病情危重，需要您来医院。"电话那头，内科住院总医生焦急地说。

我把孩子放下，立即换衣服准备走。孩子大声哭起来："妈妈不要走，我也有病。"我对三岁的儿子说："有爸爸呢，爸爸也是医生。""爸爸不是内科医生，我要妈妈。"一点点大的孩子，似乎懂得了外科医生和内科医生的不同。我心疼孩子，内心何尝不想继续在家照顾他？但我是一名心脏科医生，"病人大面积心肌梗死"，如同战场上指挥员下了冲锋命令！

没有迟疑。我一边开门，一边对孩子说："妈妈必须尽快赶去医院。"不管孩子是否听懂，也顾不上自己是多疲乏，已经出了家门。因为抢救及时，那个患者脱离了生命危险。

记不得有过多少次这样的经历。不是亲人，因为彼此对生命的敬畏，因为医生对生命的救治，不曾相识的两个人，拥有了特殊的"生死之交"。

"我的命就交给你了！"手术前总能听到患者充满期望的生的托付。

"我的命是您给的！"患者与死神擦肩而过，康复后的感慨又常常让做医生的我欣慰。

"嘀、嘀、嘀"，手术室的主旋律

进导管室后，患者很少有不紧张的。

患者躺上手术台后，或心率加快，或血压升高，大多因手术室内的严肃气氛。

"冷不冷，要不要多盖一个单子？"一句寻常的问话，在导管室里会让患者感受到温暖。有意地跟患者聊聊天儿，或牵牵患者身上的单子，给患者盖好，或者将吸氧的鼻导管松紧放正，让患者感觉更舒服点儿，会让患者紧张的心情放松些。

"氧气流量大不大？""冲不冲鼻子？""家人今天都谁来医院了？"……简单几句话，这个时候，会让患者因温暖而感受到有一种生命的力量在传递。盖好患者肩头的单子，会让患者变得踏实下来，而轻轻地抚摸一下额头，会让患者的心里有亲人般的依靠。

从患者进手术室那一刻起，便进入严格的程序。护士核对姓名后，患者仰卧在手术床上，鼻孔里插上吸氧导管，身上贴上心电监护电极，手臂上静脉穿刺持续输液，皮肤经消毒后盖上手术单。

"嘀、嘀、嘀"，记录患者心率的心电监护仪发出的声音，成了手术间的主旋律。按程序默默进行着的心导管检查和治疗，静谧中更显患者心率比平时明显加快。偶有主治医生和助手间的交流，小声到只有他们彼此才能听见。医生护士们全神贯注配合做着手术，患者紧张又安静地听从医生的嘱咐。然而，这只是正常程序下的导管手术，考验医护人员心理和患者身体素质的，是心脏病人的急诊。

还记得那个桑拿天。一位37岁男性患者，因猝死被急救车送到医院急诊。经过胸外按压、呼吸机通气，心跳恢复，但仍神志不清，心电图示"广泛前壁心肌梗死"。患者是河南农村来北京打工的一位清洁员，发病前在骄阳似火的天安门广场开着清洁车工作。

急诊室几个医生护士推车、拉床、手捏着"皮球"给氧，一路小跑，由一层的急诊送到二层心导管室。一进导管室的门，我和心脏科的医生护士们立即接过病人及仪器设备，快速将患者推进手术间。自动分散，大家默契地站到患者头前、身体两旁和患者脚边，护士长小朱迅速抱起输液泵。"预备——起！"我一声令下，一百六七十斤重的患者和监护仪、输液泵等一起被挪下急诊平车，移到了导管室手术床上。

迅速检查静脉、吸氧通道等是否通畅，护士核对着正在使用的药物及浓度并报告给医生。不用嘱咐，一位医生站在了患者头前继续捏皮球辅助呼吸。我和助手穿上重重的铅衣，戴上帽子和口罩，刷手完毕，以读秒的速度穿上手术衣。

"血压仍测不出。""多巴胺剂量加大，氧气流量加大。"我一边给患者消毒、铺单、大腿根部动脉穿刺，一边指挥着。导管很快被送到主动脉根部，几分钟内迅速完成了选择性左右冠脉造影。结果显示：给心脏供血的主要血管——左冠状动脉前降支，从源头的左主干一发出，就完全闭塞了。这是冠状动脉内粥样硬化斑块破裂，导致急性血栓形成，是心肌梗死发生的最常见原因，也是引起猝死的罪魁祸首。实际上，患者送到医院时就已心源性休克

了。病人此刻虽然躺在手术台上，但仍可能随时发生死亡的危险。

无声亦有声。按常规流程，此刻，应由医生立即向家属交代救治方案，家属理解并在知情同意书上签字。但此时患者没有家属在身边，更谈不上办住院手续。

患者心律不齐，血压仍在下降中，血氧饱和度也在下滑。导管室里，除了心电监护仪发出的不规则的心跳节律声，安静得一根针掉在地上都能听到。此时，该怎么做？我的心中只有一个强烈的信念，一个大男人，家庭的顶梁柱，不能因为没有家属做主而失去最

宝贵的救治机会。

"指引导管！指引导丝！扩张球囊!"告诉护士我需要这些器械。有声亦无声，谁都没说话，助手迅速而默契地配合着我。导丝顺利通过了完全闭塞段到达血管远端，此时已有少量血流通过病变部位，球囊迅速通过导丝，被放置到血管开口处。"2，4，6，8个大气压!"我命令助手将球囊撑起扩张血管狭窄处。

"5秒，10秒，15秒……"护士长数着球囊撑起的时间。

小心撤出球囊后，"TEST（造影复查）!"提醒着助手，救命的关键时刻，我习惯用英文单词表达，因为省时。

看见了，一条粗大的前降支血管！助手注射造影剂，复查球囊扩张后的血管。尽管血流缓慢，还不能迅速到达血管远端，但它已经重现。

"血压60，70，80!"护士报告。

"3.5×23mm 支架!"我的话音刚落，护士快速取出我要的支架。撕开包装，转眼，我就将支架送到了血管病变部位。

"6，10，12个大气压!"助手准备好压力泵，一边用手旋扭着压力泵，一边报告着。

"TEST!"一个漂亮的粗大血管出现在视屏上，血流速度明显改善。

"血压100mmHg！"护士长再次报告。

"嘀、嘀、嘀，"患者心脏跳动的节律整齐而有力，而且较前明显变慢，听着更好听，我长长地吸了口气，再次球囊扩张已释放的支架，使其更好贴壁。再次造影复查，漂亮极了，血管好像什么都没发生似的。

"手累了吧？"手术结束，我一边脱掉手套，一边朝捏皮球的年轻医生说，此时我才看到这位医生满脸汗珠。

从患者送到手术台到手术结束，只有短短的30分钟，但这30分钟里，参加抢救的人员倾注了怎样的心力，只有他们自己知道！脱下手术衣时，铅衣里的衣服已被汗水浸透，可我浑然不知。

心肌梗死患者如命悬山崖，生死就在分秒之间。抢救时的全身心投入，阐释着什么叫忘我。

"谢谢大夫，您让我死而复生！"当把患者送到病房时，患者神智特别清楚。他紧紧抓住我的双手，泪如泉涌。那个时刻，作为医生的我备感生命脆弱而又顽强。

"感谢好人救了我当家的！"当我再去病房时，一位年轻妇女"扑通"跪到面前，抱着我的双腿，呜呜地哭起来。病床上的患者也已泣不成声。

仁心，是关切患者的纠结

挽救生命带来的职业情怀，是从医者最欣慰的，但这样的欣慰，在医患间一次又一次的心灵交互中才能真正地感悟。

我敬重的一位北医大老师因患癌症住协和医院诊治。老师是德高望重的心血管病医生，救治过不计其数的患者，不幸的是她自己腰疼很久，却一直以为是工作累的。学生们强迫她去检查，结果被诊断为肺癌，已全身骨转移。为明确肿瘤类型，老师在放射科CT引导下接受腰椎活检，没想到的是穿刺活检时，机器突然停了。医生不得不中断操作，迅速查看停机原因。

老师孤零零待在检查床上。闻讯赶到的我伏身贴着老师的耳朵说："别害怕，一会儿机器就好。"同时一只手捋着老师的头发，一只手抚摸着她的头。机器很快恢复工作，医生顺利完成了活检穿刺。

"我常认为自己是一个不错的医生，救过不少患者的命。但是，如果面对患者遇到我自己曾遇到的情形——被搁在检查床上，心里无助、恐惧难以言表，我能不能做到像抒扬一样对患者体贴入微呢？"像自问，又似询问在场听众。老师在多个场合，提起此事，但我觉得自己并没做什么特别的事。

仅仅是简单的安抚，老师的话却让我领悟到，医生的仁心，应是本能体现在虽细微但能传递安慰，言语不多但能传导给患者信念的温情之中。医者之仁，在你是否有关切患者纠结的心怀。

进程告知，有声的术中宽慰

躺在手术台上的人，都会觉得时间格外漫长，而有时疑难手术需要好几个小时甚至更长时间。这个时候，对患者不仅是心理考验，也是生理考验。

手术进程是否顺利，不仅关系到患者情绪的稳定，更关系到患者对手术信念的坚定程度。每每患者做冠状动脉造影检查时，我都会一边做一边向患者报告进程，如"左边做完了，相当于完成了三分之二，只剩下右边的一支血管了"，"左边的血管大致正常"，"右边血管病变比估计的轻些"。再平实不过的语言交流，在特殊的时刻——患者既陌生、紧张，又无亲人陪伴的情况下，不仅能给患者带来信念，更能让患者感觉到体贴和关怀。一位老革命曾术后吐露心怀："战场上出生入死，我没怕过，可来医院里真是心里没底。手术室里，就盼着张教授和我多说话，特别是说到我血管病得比估计的要轻时，我马上就放松和高兴起来，心里变得有底了。"

有的患者病变复杂，检查和治疗时间都比较长，我会在恰当的时候问患者"是不是想小便"。"您怎么知道？"患者说。我的学生也觉得老师神。其实不是神，只是用心了就能知道。假如是你自己躺在手术台上，两个小时过去了，一直在静脉输液，会不会想小便？手术中，患者一般不敢打扰医生，有尿也憋着。但是，只要你有心，用眼就能发觉，手术过程中患者情况没出现别的异常，但血压却逐渐上升，就可能是尿憋得难受的缘故。时常是在我询问下，护士拿来尿壶，患者排了小便，血压也不再高了，手术更顺利地进行。

无声，是理解患者后细微而富专业意义的心理关爱。有声，是医与患互动的生命交响曲。无声亦有声，是医护人员协作的默契、争分夺秒抢救生命的紧张而有序，又是医患之间不言而喻的信赖和配合，传导的是对敬畏生命的心性相通、是对生命珍重的心灵交互。

病情，是无声的命令；患者痊愈，是有声的欣慰。

▌作者简介 ♥ᴧᴧ

张抒扬

北京协和医院院长，主任医师，教授，博士生导师。

在心血管常见病和疑难重症以及罕见病诊疗方面，有丰富的实践经验。开展冠状动脉及周围血管的介入诊断和治疗多年，注重对疾病从预防、诊疗到康复的全程管理。

06

帮助

霍力

● 从常规意义上来说，医患关系中医生对患者的帮助应该更多、
更大，而我想讲的这个患者却是帮助我胜于我帮助他的人。

从常规意义上来说，医患关系中医生对患者的帮助应该更多、更大，而我想讲的这个患者却是帮助我胜于我帮助他的人。他离开我们已经快16个年头了，但老人家给我的感动和教诲铭记至今，激励我不断努力向前。

　　他就是清华大学李传信老师，2005年10月去世，遗体捐献北京协和医学院用于医学研究。

　　仔细算算，认识李老师也就短短的三年时间，其间他在我们科室做过几次检查，可以算是我的直接病人。在他回家休养阶段，因为两家住得比较近，我经常帮忙带药、解答有关病情的问题，李老师也算我的间接病人。更多的时候，老人喜欢和我聊天儿，我是他众多的"小"朋友、忘年交之一。

　　李老师1944年入西南联大，1950年毕业于清华大学电机系，"文化大革命"前曾任清华大学教务长，"文化大革命"后曾任清华大学党委书记，见证了巨变中的中国社会和教育发展，体味了各个阶层的人生百态。我喜欢和他聊历史，许多重大历史事件他就是亲历者之一，从他口中讲出来的历史事件栩栩如生，偶然和必然，社会和个人，都有清晰的前因和后果。

他坚信中国共产党是唯一能够带领全国人民走出苦海的政党，是因为亲眼看到西南联大校舍后面饿死者的累累尸骨，从那时起，他的信仰就没有变过。他坚定地说，高校必须坚持共产党的领导，这是为谁培养什么样的人的问题，因此北平解放前，他冒着死亡危险辗转穿过敌占区到解放区去找党，支持新中国成立后的高校教育思想改造。他还常常跟我谈起改革开放初期遇到的问题，继承传统与快速发展之间的矛盾，各种不同思潮在社会和高校中的碰撞，国家和学校如何应对复杂的历史事件，把握正确的方向不动摇，等等，让我受益匪浅。

说这些话的时候，他的目光炯炯有神，恍若昨日，历历在目。

李老师非常喜欢协和，"你看，协和院区里的每个厕所，每天都保持干净整洁，没有异味儿，如果哪个医院能够做到这点，才有可能赶上协和"。随后他还要加一句"清华就做不到"，我们相视一笑。李老师对清华校园每个角落、每块碑的典故和来历都如数家珍，他这样说一定是有道理的，但也透着孩童般的纯真和不服气，他一直认为协和人做事风格和传统与清华很像，务实、努力、有韧劲儿。

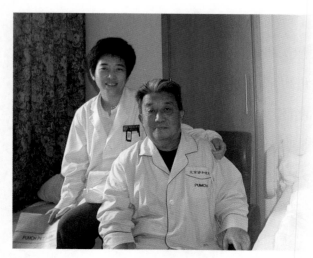

老人喜欢协和的医生，医生的每一句话对他而言都是"圣旨"，他都会用清华人习惯的做学问的态度认真执行。他对我这个小大夫也很尊重，关心我的发展。

认识李老师时正是我有些迷茫的时候，我经常会和李老师说起那些正在困扰我的问题，比如"事业与个人关系"。我至今都记得他说的一席话："每个人都是事业这条纽带上的一环，个人消失了，只要纽带能一直延伸，就是个人生命的延续。""对待事业要严谨认真，为事业发火不会得罪人，迟早会得到别人的理解，即使火发错了，去找人道歉，也会得到原谅！"

很幸运，在我迷茫的时候遇到了李传信老师，他用语言和事例让我相信在现实中确实存在着一心为公、不计个人得失的人，他的言传身教也在鼓舞、激励着我去成为这样的人！

后期在医院门诊治疗期间，都是我带着老人家去员工食堂吃饭，在我科找个地方坐会儿。有时候，他连我都不愿意麻烦，等待放疗时坐不住了，就躺在硬硬的长条椅上休息。我偶然路过发现，老人还有些不好意思。其实，以李老师的资历，随便给哪个校友打声招呼，都会有人伸出援手，但是，他不愿意那样去做。

"上善若水，厚德载物。"真正的教育家给予他人的帮助是全方位的、立体的，"润物无声"而又持久绵长。李老师没有具体指导过我一个课题、一个研究合作，但他用睿智的语言和鲜活的事实启迪、引领我做人、做事的方法，让我受益终生。

他告诉我要学会一分为二地对人对事，不偏激。告诉我没有一个事业是靠个人的力量完成的，要学会带队伍而不是单打独斗，要学会主动将个人奋斗融入到集体发展和社会进步的大潮流中。他告诉我一定要爱护传统，坚持传统，有传统才有发展的根基和灵魂，同时还要有向国际顶尖水平看齐的勇气，掌握先进方法，根据自身条件做突破现状的创新，创出新的传统。他说创新一定会犯错误，不要因为怕犯错误而故步自封……

医生是一个特殊的职业，患者伴随着我们整个职业生涯，他们中很多人是行业翘楚，在共同面对疾病的日子里，我们帮助他们的同时，他们面对疾病的达观、勇气和思维方法、思想高度，也在潜移默化地帮助我们重新认识自己、认识事业、认识奋斗。

在李传信老师离开我们的日子里，我专注业务水平提高，负笈远游学习欧美先进技术，不知不觉从一个独善其身的协和普通医生成长为全国排名第一科室的掌门人，变成一名有能力带领更多医生帮助更多患者的人。

　　李传信老师就是这样一位给予医者帮助的患者，一位真正的教育家。

作者简介 ·⅃\⅃\⅃\-

霍力

北京协和医院核医学科主任，主任医师，博士生导师。

国家核医学质控中心主任，北京医师协会核医学分会会长，北京医学会核医学分会副主任委员。

从事临床核医学工作30年，承担多项国家自然科学基金及北京市基金项目，以第一及通讯作者发表文章近80篇，曾赴美国JHU放射科核医学部（2012）及芬兰国家PET中心（2017）访学。

07

"生命线"

王志伟

● 我们要尊重病人，敬畏生命。病人能让我们诊治，是对我们的
充分信任，我们需要付出的不仅仅是技能，还有情感，在他们
最需要帮助的时候，提供一份温暖，帮助别人，历练自己。

2018年底，寒风凛冽，我一早来到诊室，打开电脑，翻看门诊病人列表，一个熟悉的名字映入眼帘。这是一位91岁高龄的老先生，在我们医院已经治疗了近十年。我刚开始工作不久就接诊过他，当时我还是助手，现在已经是他的主管医生了。

2009年，老先生因胆管腺瘤术后复发，胆管感染转至我科（放射科介入治疗组）。我们给他插了一个胆管的引流管，后来因为患者的营养问题，进食量少，我们又在他的胃上打个洞，插了一个胃造瘘管。因为患者的年纪太大，我们没有再做进一步的手术治疗，这样两根管就成了他的"生命线"——虽然会带来一些生活上的不便，但却是维持身体运转不可或缺的。

这两根"生命线"在使用过程中也会出现一些问题，比如堵塞。如果胆管引流管堵塞了，患者就会胆管感染发热；如果胃造瘘管堵塞了，就不能注射营养液，老人就要挨饿。所以，无论是医生、护士，还是家属，都需要时刻关注老人的状况，以维持"生命线"的畅通。

这位老先生与老伴儿的感情非常好，老伴儿也总是将他照顾得无微不至。平时在家，引流管都是老伴儿帮着护理的，每天都会按时冲洗导管，观察导管周围皮肤有无红肿溃破。这么多年的精心照顾，老人导管通畅的时间远远多于别的患者。

由于老先生行动不便，他的老伴儿定期都会来我的门诊，告诉我老先生的情况，也听听我的建议。一旦她发现管路出现问题，总是第一时间给我发短信，我也会尽快安排处理。老先生有几次因为胆管感染，高烧情况非常危重，但好在处理得非常及时，都转危为安。

这么多年下来，我们之间的关系既是医患，又是朋友。因为"生命线"之于老先生实在太重要，我自己也学习了不少导管护理知识，练就了一身相关的本领。

除了疾病本身，老两口的性格也给我留下了很深的印象：老先生风趣幽默，偶尔还飙几句英文，而他老伴儿精明干练，非常有特点。

这一天，老先生的老伴儿再次走进我的诊室，说了一下近况——一切都还不错，胆管的引流液比较清亮，他们可以踏实过个年了。临走前，她还将老先生的亲笔信交给了我。

王大夫:

您好!

春节即将来临,回顾一年来着实给您增添了不少麻烦。每次两个内管出问题,都是突然去找您处理,而您在手术繁忙和床位紧张的情况下都想尽办法挤出时间为我进行治疗,从而使我及时解除危难和痛苦,为此我衷心感谢您的关心和精湛的治疗。

值此佳节,祝愿您和您全家人春节愉快、幸福安康。

In the peace and warmth of the festival I do hope you will be happy throughout the coming year.

看到这样一封信,既温暖又感慨。温暖在于能为病人做一些工作,解决一些问题,缓解一些痛苦,得到病人的认可;感慨在于通过对病人的精心诊治,我自己也在成长。我当时正好工作了十年,在放射科从事介入治疗工作,从一名住院医师成为一名副主任医师,每天都跟各种导管打交道,可以说最熟悉的物品就是各种导管了。

十年对一个医生的工作生涯不算长,但第一个十年对医生的成长却是至关重要的。从医学课本到临床实践,是医生成长的必经之路。西方"医学之父"希波克拉底说过:"病人是医生最好的老师。"医学教材也好,文献指南也好,其实是大部分医生对大部分病例的经验总结。但正如德国哲学家莱布尼茨说的"世界上没有两片完全相同的叶子"，在临床实践中，也没有病情完全一样的两个病人，更没有与课本描述完全一样的病人。

对于医学来说，只有在临床实践中才能深刻地理解、掌握并最终灵活运用相关知识。医学不是数学、物理和化学，不是一门理论计算的科学，普遍性的知识可能并不是在每个人身上都适用，有些知识是靠不断地摸索及总结才最终得到的。临床上的病人给了我们不断实践的机会，在实践中我们才能结合课本、文献深入了解疾病的全貌、治疗的效果和病人的反馈，一个医学生才能成长为一名医生。

医生在诊治的过程中为病人解除痛苦，同时也在积累经验，以此来帮助更多的病人。医生和病人往往需要携起手来，共同对抗一个敌人——疾病。我们要尊重病人，敬畏生命。病人能让我们诊治，是对我们的充分信任，我们需要付出的不仅仅是技能，还有情感，在他们最需要帮助的时候，提供一份温暖，帮助别人，历练自己。

在协和，我周围有太多这样的前辈，对待病人，医者仁心始终如一，谦虚而严谨，没有高高在上的说教，只有耐心的倾听、精准的判断和合理的治疗，日积月累，才有今日之成就。虽然医学发展很快，但未知领域更多，我能做的就是学习前人的经验，尽最大努力来帮助病人。我的能力越强、经验越丰富，我能帮助的病人也就越多。若我帮助的病人越多，我的能力和经验也就增长得越快……从这个角度来说，其实是医生和患者共同描绘出了一条"生命线"，恰恰是在患者的帮助下，医生才得以成长。

正如张抒扬院长所说："好医生需要一生的历练，点点滴滴，贯穿于对每一个患者的诊治，因此而构成医者的仁心。尊重患者，是医生对生命的敬畏、对医之科学真谛的遵从。"

▌作者简介 ♥〰〰

王志伟

北京协和医院放射科副主任医师，放射科主任助理，介入治疗组负责人，硕士生导师。

中国医学装备人工智能联盟影像委员会委员，中国医学装备协会普通放射专业组委员，中华医学会放射学分会介入专委会血管介入组委员，中华医学会放射学分会介入血组呼吸系统疾病介入专委会委员，北京介入学会综合介入组委员，北美放射学会（RSNA）和欧洲放射学会（ECR）会员。

Chinese Journal of Academic Radiology、《中国医学科学院学报》等期刊审稿专家。

作为课题负责人承担国家自然科学基金项目1项，参与国家科技支撑计划、国家自然科学基金重大科研仪器研制项目、公益性卫生行业科研专项、北京市优秀人才培养资助课题等10余项，发表40余篇文章，参与撰写专著8部，国内外专题讲座50余次，荣获华夏医学科技奖三等奖、中华医学科技奖三等奖等奖励。

主要从事肿瘤的介入治疗和影像评估，分子影像技术应用研究。作为医院优秀科研骨干成为第三批"Clinical and Translational Science Institute"学员，接受了UCSF精品培训课程，系统学习科研方法。

难题

万阔

● 一份医生的责任、一份协和的荣誉，让口腔科团队毅然挑
起了这个担子！

28岁，孕28周，牙疼，怎么办?

多年前的一天，我值二线班时，忽然接到了一线医师打来的求助电话。

"万老师，孕妇牙疼，怎么办呀?"一线是刚值急诊的住院医师，虽然缺乏经验，但常规临床操作应该没有问题。她这样着急，患者可能不只牙疼这么简单。

"患者目前是什么情况?"我放慢语速，询问具体病情。

"28岁，怀孕后智齿反复肿痛，近1个月加重，近2周开口受限，右侧面部肿。目前患者右侧面部、颈部弥散性肿胀，神志模糊。曾在当地看口腔科，未做处理。产科给予了抗感染止痛药物，可患者没敢吃药。"电话那端，医生语速极快地向我叙述了病情。继而又问："万老师，怎么办?"

我思索片刻："请产科会诊，同时请内科、耳鼻喉科紧急会诊，密切关注患者呼吸、血压，有问题立刻抢救、喊人，我马上到。"挂上电话，我飞速赶去急诊。

——情况不容乐观。病床上，唤作小张的孕妇神志虽然清醒，但声音已经很微弱，因为肿胀严重，几乎无法张口。临床检查发现，其右侧颌下间隙、舌下间隙以及咽旁间隙等多间隙感染，心率加快、血压下降非常明显。

我暗道不好，心提了起来。在随即展开的各项检查和多科会诊中，小张被诊断为多间隙包括纵隔感染、宫内感染，已出现感染性休克，命悬一线。急诊马上进行了全麻手术，多间隙切开引流并抗感染处理，经过ICU抢救，小张渐渐康复，然而胎儿却没有保住。

这是小张的第5胎。由于前4次怀孕都是女孩儿，得知这一胎是男孩儿后，全家都非常重视。最初智齿肿痛时，因为怕影响胎儿，小张便生生挺着——既没看医生，也没有吃药或做任何处理。直到肿胀造成开口受限，严重影响进食时，她才前往当地医院的口腔科就诊。

胎儿的月份较大，口腔科医生不敢轻举妄动，只能建议产科会诊或转院。可在拿到产科医师开出的抗感染药物后，小张还是没有服用。因为担心对胎儿造成影响，她就这样一直熬着、挺着。

没想到，短短一周内，感染急剧加重，来到协和急诊为时已晚。

结局是冰冷的，对小张、对整个家庭，还有那个未出世的小生命……

　　这件事对我的触动很大。从那以后，我会有意识地关注急诊接诊的类似病人，发现每个月都会有一两例这样的患者。有的经过一系列治疗，母子平安；也有的就像小张一样，由于就医过晚，最终未能保住孩子。

　　经过多次调查，原因逐渐浮出水面：孕妇怀孕后，因为雌激素的变化、饮食和口腔卫生习惯的改变，极易罹患口腔疾病。这些口腔疾病大多是不可逆的，并不是挺一挺就过去了，只会越挺越严重。与此同时，在很多孕妇和家属的心里，有一种观念根深蒂固，他们认为：孕期治疗口腔疾病会危及胎儿，对看口腔科更是避之唯恐不及。在各种因素的作用下，悲剧便不断上演。

　　一份医生的责任、一份协和的荣誉，让口腔科团队毅然挑起了这个担子！

　　通过查阅文献，我发现，孕妇口腔治疗是世界难题，我们遇到的困难，别的国家也有。既往教科书里的内容容易让人产生误解，认为在早孕期和晚孕期不宜进行口腔治疗，其他时期也只做急症处理。有些产科医师因为对口腔专业不了解，认为牙病是小事，挺到产后再说吧！

　　最大的阻力来自口腔科医师。受传统观念以及医疗环境的影响，愿意开展孕妇口腔治疗的同人少之又少。一次，在各领域专家碰面时，我提出了开展孕妇口腔治疗的想法，没想到，大多数与会者都是反对的。有一名医生说曾接诊一个患口腔疾病的孕妇，产后一直有纠纷。形势所迫，他们不敢迈出这一步。

那天晚上，当我从会议室出来，心上就像压着什么东西一样，非常闷。冬天的夜渗出丝丝寒意，一下下刺着我。我问自己："难道就这样放弃吗？"

小张绝望的眼神在脑海中一闪而过。

不行！必须要解决这个难题！

治病救人的使命、医者仁心的担当促使我们不断向前：整个口腔科团队一遍遍查阅文献，参考国际指南和规范，孕妇口腔治疗这一难题的整体框架搭起来了；同时，我们不厌其烦地与产科医师沟通，向他们传递一个非常重要的观点，即常规口腔治疗操作是安全且必要的，希望在产科的帮助下，做到早发现、早诊断、早治疗；为了能让更多的孕妇和家属重视口腔疾病的治疗，除了日常的患者宣教外，在工作之余，我们也会和产科一起进行网络直播，只为帮助更多的准妈妈以及准备怀孕的女性……

我们的团队不断完善和修改治疗方案，并联合其他科室成立了"协和孕妇牙科治疗MDT多科会诊中心"，一年又一年，努力终于得到了回报。

记得在2018年，北京协和医院举办第一期"孕妇口腔疾病治疗规范化培训班"时，我对团队说："只要有10个人，咱们就开班。"结果，第一期培训班就爆满，直到后来也是"一座难求"。
中华口腔医学会俞光岩会长也发文："你们针对孕妇的口腔疾病诊
疗规范化培训项目很好！充分发挥了综合医院的综合优势，值得赞
赏和推广！预祝成功！"

曾有深受口腔疾病困扰的孕妇，在得到治疗后写下了这样的
话："谢谢你们，谢谢协和团队，终于明白了什么叫大医看北京！"
我们只不过是尽了医生应该尽的责任，患者却给了我们如此高的评
价，只有加倍努力才能不辜负这份信任。

欣喜的是，越来越多的同道勇敢地迈出了这一步。2021年4月，

在各方的支持下，中国医药教育协会妇儿口腔保健分会成立，我在主委致辞中写道：

"让我们作为一粒种子，努力生长、发芽，形成绿茵，在中国医药教育协会这片沃土上为孕妇的健康呈现一个美丽的花园。

"让我们作为一个音符，不断跃动、发声，在中国孕妇口腔保健与治疗事业这张白纸上谱写一曲优美的乐章。"

成立大会拍合影时，春光明媚。我突然想起，多年前的冬日里原来还有一缕暖阳。

作者简介

万阔

北京协和医学院口腔学系副主任，主任医师，教授，硕士生导师。

中华口腔医学会镇静镇痛专业委员会主任委员，中国医药教育协会妇儿口腔保健分会主任委员。

从20世纪90年代开始有关无痛牙科治疗技术及牙科镇静技术的研究，是国内最早开始相关技术研究的学者之一。

万阔教授及其团队，在国内最早开展了孕妇口腔的保健与治疗工作，并通过继续教育培训等方式在全国范围推广相关技术。

09

我所亲历的生、死与爱

赵静

● 武汉的春天又来了，樱花又开了，又可以站在蓝天下，看云舒云卷了。我知道，这片土地上的人们，会带着伤也带着爱，比以往任何时候都更加努力更加勇敢地生活下去。我相信所有的离别，无论时空距离是多么不可逾越，也最终会有重逢的那一天。凡人不可永生，唯爱可以！

我是一名年轻医生，如果问有什么经历让我刻骨铭心、难以忘怀，我想，应该是在武汉前线抗疫时所经历的生、死与爱。

一时间，思绪如潮，万般感触，不知从何说起。今日就说一说那些日子，我哽在心底的话。

"新冠"之战——白衣披甲，临危受命

2019年末，新型冠状病毒爆发，短短月余，便席卷神州大地。武汉首当其冲，成为被病毒攻陷的重灾区。北京协和医院医疗队临危受命，于2020年1月26日（正月初二）空降武汉，千里驰援。

武汉是我大学时代曾生活过7年的地方，乡愁犹在。然而再次见它，却恍若隔世。昔日热闹喧哗的街道，空无一人；原本灯火通明的写字楼群，黑黑的，站在夜幕下，像失去光明的眼睛。偶有救护

车的鸣笛声划破夜空，更显得整个城市一片死寂。记忆中的盛世对比今日的清冷，在这寒冬的夜里，尤显得刺骨凛冽。

我们被安排到武汉同济医院中法新城院区，接管新组建的重症监护室（ICU），共32张床位。在最初的2周内，困难远超我们想象：一是武汉疫情持续恶化，确诊人数不断攀升，拐点迟迟不现；二是尽管得到来自各方的捐赠支持，防疫物资仍捉襟见肘；三是各大医院急诊科人满为患，住院资源紧缺；四是当地医务人员出现感染病例，我们的处境也很危险。

外有强敌，内乏粮草，损兵折将，时局莫测——"新冠"这一役，开场就给了我们一个凌厉的下马威。

2月4日晚，由普通病房临时改建的ICU启动。当夜，我们就收治了18名危重患者。次日，病房全满。

患者们皆由疫情指挥部辗转多家医院收治而来，由于事出紧急，为了快速完成患者的转运和救治，护送患者的急救人员对他们具体的发病细节也不十分清楚，只能按照病情分级确定为危重患者。他们有的已经气管插管；有的缺氧严重、神志不清；稍微好一点儿的也是用力喘息，言语无法成句。对于我们医护人员而言，仔细询问病史已不可能。我们只能依据性别、大致年龄，以及患者生命体征，立刻做出判断和处理，否则，生命稍纵即逝。

32名患者中，高峰时期有28名需要气管插管、使用呼吸机，另外4名也需无创呼吸机或高流量吸氧。

巨大的氧气需求令人始料未及。氧气供应中心的压力始终无法达到理想状态，所有呼吸机都发出"滴滴"的报警声，此起彼伏。病房嘈杂轰鸣，如同战场。我们身穿防护服，犹如战士，在与死神的殊死搏斗中，争分夺秒，抢救着每一个生命。

然而，新型冠状病毒的凶险远超我们的预期。危重型患者除了呼吸衰竭外，还容易出现凝血异常、弥散性血管内凝血、心肌损伤、肾功能损害等。虽然我们使尽浑身解数，紧追病情不断调整治疗方案和处理措施，仍有不少患者撒手人寰。

战斗刚开始就进入了白热化，伤亡异常惨烈。

而我们这支被外界称为"协和天团"的医疗队伍，也不得不面对昔日骄傲的幻灭——我们不得不面对自己的肉体凡胎，病毒如此强大、无处不在，打得我们狼狈不堪。而这样的时刻，是没有"协和天团"的"天兵天将"存在的，我们只能用自己的血肉之躯，去守护患者的血肉之躯。

我所亲历的生、死与爱

由于病人入院时大多仓促，医院的信息系统里只能查到患者家属的一个联系电话。每次给患者家属打电话，电话那头的哭声都让我不忍打断。我只能压下自己内心的潮涌，尽量安慰他们。

有时，电话那头会告诉我们，自己的其他亲人刚在不久前去世，或者自己也在其他医院住院或刚出院不久。也有的家属在电话里说，想来病房见亲人最后一面。这个要求是最让我们心碎的，却仍不得不婉拒——新冠病毒传染性太强，真的无法床旁告别。

每当有患者去世，我们医疗团队都会给他深深地鞠上一躬，然后仔细清点好他的所有随身遗物。因为这些东西，是患者留给家人的唯一念想，也承载着家人对他们所有的眷念与追忆。

遗物的交接也是我们工作的一部分：手机存有患者和家人美好回忆的照片，我们要替家人好好保管；钱包里的身份证、活页夹里的家庭合影照片，都清晰诉说着患者有一个他所深爱的家庭，让人看着泪目，我们要替家人好好保管；患者的随身饰品，保留着患者的生前爱好和信仰，也许是家人送给他的礼物，我们要替家人好好保管……等着疫情结束，等着武汉解封，等着深爱他们的家人来，好好儿的，带他们回家。

这一切一切的经历，来之前我是有过心理准备的。然而，仍未料到如此惨痛。

当然，这其间也不乏生命的奇迹。这些故事我一定要告诉你们。

比如，我的病人顾老，就是其中的奇迹之一。顾老是一位60多岁的退休物理教师。家庭幸福美满，平时喜欢种花种草，弹得一手好钢琴。女儿已成家立业，还有一个聪明可爱的小孙女，正安享晚年。然而，这场突如其来的新冠疫情，让这个家庭支离破碎。他的妻子病重，顾老也因为病危被送到了我们病区。

初到时，顾老病情非常严重，呼吸衰竭，我们立刻给他做了气管插管。但顾老很快出现指端发黑、血小板指标进行性下降的情况。后CT检查，发现双侧大面积脑梗。我们很快查明，顾老出现了极罕见的新冠病毒感染后继发灾难性"抗磷脂抗体综合征"，随即立即调整治疗方案为抗凝、血浆置换等处理。之后，顾老病情逐渐稳定下来。但由于右侧食指坏疽，他恐怕再也无法弹钢琴了。除此以外，如此大面积脑梗，顾老还能醒过来吗？说实话，我们心里也没底。每次我给顾老的女儿打电话都小心翼翼：如果交代得太重，完全没有希望，对患者家属是一种巨大心理打击；如果交代得太轻，给家属的希望越大，有可能随后的失望也越大。

经过2周的漫长等待，有一天，顾老突然睁开了双眼。我们大声呼喊他的名字，但他似乎没有反应。我立即打电话给顾老的女儿，对她说："你可以录一段视频给我吗？我放给你父亲看。或许对唤醒他有帮助！"

很快，顾老的女儿发来一段视频。视频里，有大病初愈的老伴儿的深情期盼，有女儿鼓励父亲配合治疗，有年幼的孙女声声呼唤外公回家。她们说："我们全家等着你！"我拿着手机，把视频播放给顾老看。当视频中出现自己亲人，耳畔响起亲人对他的第一声呼唤，我清晰地看到顾老浑身一颤。那一刻，我心里清楚，他都听到了，家人是他的希望，他会为了她们战斗下去。

我把这个消息告诉队里的其他成员，大家都很振奋，此后的日子似乎格外有力量。大家都知道，我们的工作更有意义了——这种意义不仅仅是救死扶伤，更多的，是让爱延续，让生命的力量因爱重生！

我将手机放在顾老耳边，让他每天都能听到亲人对他的呼唤。在这以后，顾老历经肺部继发细菌感染、败血症、感染性休克、急性肾功能损伤，但他的情况却一日赛一日地逆势而上，意识状态也逐渐好转。后来，我们给顾老做了气管切开，又顺利摘除了呼吸机。虽然脑梗死遗留下右侧偏瘫，抗磷脂抗体综合征导致他右侧食指栓塞坏疽无法恢复，但，他顽强地活下来了。这是命运对于我们、对于爱，最大的恩赐。

再后来，我结束支援任务返京了，不再知悉顾老的后续状况。但他看到视频那一刻浑身一颤的画面，仍深深定格在我的脑海，时常浮于眼前。我想，身为医生，我们能做的真的太少，正如特鲁多医生的墓志铭"有时是治愈，常常是帮助，总是去安慰"。

真正让顾老起死回生的，不是我们，是爱！

我亲眼所见的另一个奇迹是晏阿姨。她也是我的患者，新冠病毒侵袭了她原本幸福的家庭。住院期间，老伴儿去世，她尚不知情。我给晏阿姨的女儿打电话，她反复请求我一定要将她妈妈救回来。

电话里我一时语塞，不知该如何安慰对方。后来，我通过其他媒体知道，晏阿姨的女儿顶着巨大压力，将父亲的遗体捐献用于医学研究，希望能够让医生更多地了解新型冠状病毒，希望能够帮助到自己的妈妈和更多的患者。

那一刻，我哭了，我感动于这位女儿的勇敢和深情，感动于她对妈妈、对这个世界深深的爱！

在我们的精心治疗下，在女儿每天视频的鼓励下，晏阿姨病情日趋平稳，最终拔出气管插管，脱离呼吸机转入了普通病房继续康复。

这样的故事还有很多。在武汉，在同济医院中法新城院区ICU病房，我们和患者一起，创造了一个又一个的原本"不可能"的奇迹。

有时，你会感慨人的生命如此脆弱，脆弱得让你猝不及防；有时，你又会震撼于人的生命如此顽强，顽强到你都绝望了，它又给你希望。命运像深黑的泥土，一次次企图将我们埋葬，却不知我们原是种子，会破土而出，长成一整个春天。

武汉的春天又来了，樱花又开了，又可以站在蓝天下，看云舒云卷了。我知道，这片土地上的人们，会带着伤也带着爱，比以往任何时候都更加努力更加勇敢地生活下去。我相信所有的离别，无论时空距离是多么不可逾越，也最终会有重逢的那一天。凡人不可永生，唯爱可以！

作者简介

赵静

北京协和医院呼吸与危重症医学科主任助理，副主任医师。

中华医学会呼吸病学分会介入学组委员，北京医学会呼吸内镜和介入学组委员。

2020年抗疫期间，被评为"全国向上向善好青年"。

主要致力于肺癌的基础和临床研究，气道介入治疗和肺部感染治疗等。

10

她在丛中笑

周易冬

● 签署下手术同意书的那一刻，医生与患者之间就像缔结了一
纸契约，变成一种陌生又熟悉的医患关系。

2016年的8月，空气中弥漫着盛夏的炎热。

11：30，经过一上午"疯狂"看诊工作后，疲惫而又渐感饥饿的我坐在诊室里等着最后一位还没到来的患者。从走廊的窗户向外看去，刺眼的正午阳光正烧灼着每一片树叶和每一寸地面，路上的行人不多。还好诊室里温度宜人，但或许也是还没吃午饭的缘故，空调冒出的阵阵凉风竟然让我在这个时节感到微冷。

我又看了一眼系统上的患者列表，郑丽莉（化名），女，28岁。没有既往就诊记录，也不是本地人。"这么年轻，能有什么严重的问题呢？"点开患者的信息，发现她的系统中连照片也没有上传，还好录入了患者的联系方式。我掏出手机，准备给她拨一个电话，希望在这个炎热的中午前赶紧将她从等待中解放出来。

就在这个时候，一个年轻女子冲了进来。其实也不完全算"冲"，只是她脚步挺急，也没有敲门就直接进来了，后面还跟着一位帮她拎包的男士。

"郑丽莉？"我问道。

"对，北京堵车堵得厉害，我还以为大夫都走了呢。"她边说边坐在我桌子旁边的椅子上。这时候我才发现，她腹部有点儿微隆，好像是怀孕了。

郑丽莉很瘦，隆起的腹部看不出来准确的月份。"您今天来看什么问题啊？"我问。患者拿出了几张超声报告和钼靶片子，说："当地的医生说这是不好的病，要我打掉孩子，做手术，但我自己可没觉着有什么不好，孩子都4个多月了，怎么能说打掉就打掉啊？我想来看看北京的专家怎么说。"

我一边问着病史，一边看着那些检查结果。这应该就是乳腺癌没跑儿了，腋窝淋巴结也可能已经转移了，说实话可能偏晚，类型也可能不太好。

"您乳腺上的东西应该还是有问题的，建议您尽快治疗，可能的话要尽快手术。"我斟酌着语句，向患者交代着主题思想。郑丽莉追问："那孩子怎么办？不治的话能不能活到孩子生下来？""您现在是孕中期，治疗肯定会有影响胎儿的风险，但还是有概率能保住孩子的。"

她思考了一阵，又看向身后的爱人。对方说："还是先治病要紧吧，听人家医生的。"郑丽莉摸了摸肚子，垂下眼睛，仿佛下了什么决心，说："大夫，那我想在这儿治，也想把孩子生下来。"

"那你们回去等住院通知吧。"

郑丽莉这时表现得很利落，她站起来收好东西，说了一句"那拜托你了，大夫"，便拉着爱人离开了。

关上了电脑，我也离开了门诊。在食堂里，我忍不住一直在想郑丽莉。翻来覆去地思考后，我还是觉得应该尽力帮助她，至少做到尽人事不亏心吧。秉着"流程正确"的原则，我通知郑丽莉入院，检查、会诊、律师公证签字、风险备案等一样不落，终于到了她手术的这一天。由于准备充分，郑丽莉的手术很顺利，术后也没什么特殊反应，胎儿也好好儿地待在妈妈肚子里，有时还会动一下，向我们展示自己很健康。郑丽莉高兴地出院了，走的时候还在跟其他的病友说，看看大医院就是好，技术高。

术后十多天的门诊，我又见到了郑丽莉。她的状态挺好，肚子好像比之前更大了一圈儿。但门诊的病理检查却不那么理想。果然是三阴性乳腺癌，39个淋巴结全是转移。我劝说郑丽莉继续规范治疗，可她关心的好像不是这个。在反复的拉锯战之后，郑丽莉决定要回到老家再继续治疗，说什么也不同意在北京待着了。我只能详细地在病历上写出后续的治疗方案，又叮嘱了郑丽莉的爱人，让她一定要在当地继续就诊，千万不能就此忽视病情。

随后，郑丽莉这个人便从我的视线中消失了。我也试图打过她系统上的联系电话，可是一直是忙音。我猜想，也许她的治疗成功，早已在家抱着孩子，享受天伦之乐了……就这样，她慢慢淡出了我的记忆。

我没想到的是，在第二年的春天，我竟又见到了郑丽莉。或者说，我先见到的是郑丽莉的爱人。有一天，我从急诊经过，在抢救室的门口，他一眼认出了我。我心里有了点儿预感，但还是问出了："您在这里干什么呢？"

事实证明，人生远比我们所预想的要残酷。"丽莉生完孩子后，出现了一些症状，在老家查出了脑、骨、肝的多发转移，这几天人已经不太清醒了，但还是闹着要来北京，于是我就带她来了。"原来，郑丽莉是前一天晚上到的急诊，整个人的状态已经很不好了，直接进了抢救室。我进去看到了她，她好像认不出我来了，也没有太多的反应。抢救室的各种监护设备在滴滴作响，医生护士们也一直在忙。两分钟后，我走出急诊，面对郑丽莉的爱人，说不出什么安慰的话语。我只能给他留下了自己的电话，告诉他如果有什么需要，就联系我。

看完郑丽莉的第三天，我的手机上就接到了一条短信，"她还是不太好，我们决定回家了，谢谢您周大夫。"我不知道该回复什么，只是把手机屏幕关上了，然后继续走向了病房。那天的走廊上有些风，和当时空调的风一样，让人觉得有点儿冷。

后来，我又遇见了一些和郑丽莉很像的患者，比如年轻，比如新婚，比如怀着孩子，但她们都比郑丽莉幸运。她们的预后也比郑丽莉要好，大多是活着，活很多年的那种，有着新的希望的样子。我偶尔还会收到来自这些患者的小礼物，比如一篮花，花上插着小卡片，上面写着："我托人送来我亲手插的花，以此证明我已完全恢复正常，谢谢周大夫。"这种小礼物让我这个工作了20多年的人感觉眼眶发酸，总让我觉得，生活和工作还是值得的。

这么多年，我有时候在想，身为医者，我们帮助的是患者，但更多的时候，让我们感动的也是患者。签署下手术同意书的那一刻，医生与患者之间就像缔结了一纸契约，变成一种陌生又熟悉的医患关系。看多了世事无常，我总想保持平静，然而还是有许多忘也忘不掉的事，总在脑海里荡出涟漪。

2017年的4月，我依旧从门诊下楼，此时，西院小花园的蔷薇花正开得耀眼，在风里摇曳，像极了少女的面庞。我仿佛突然看见了郑丽莉，美好地站在那里。人间四月天，她在丛中笑。

作者简介 ❤〰️

周易冬

北京协和医院乳腺外科副主任，主任医师，硕士生导师。

北京医师协会乳腺疾病专家委员会副主任委员，中国老年学会老年肿瘤专业委员会乳腺癌分委会常务委员，北京乳腺病防治学会外科专业委员会常务委员，中国研究型医院学会乳腺专业委员会常务委员，中国医疗保健国际交流促进会乳腺疾病分会常务委员，全国卫生产业企业管理协会外科技术创新与推广分会常务理事，北京肿瘤学会乳腺外科专业委员会委员，北京乳腺病防治学会第二届理事会学术专业委员会委员，中国整形美容协会肿瘤整复分会委员和CSCO青年委员。

长期致力于乳腺癌的早诊早治研究，参与并完成了多项国际和国内的临床研究，承担了多项课题。相关研究成果获得2017年中华医学科技奖三等奖和2017年北京市科学技术奖三等奖。近五年以来，以第一作者和通讯作者身份发表SCI论文12篇。

长期从事乳腺癌的临床诊疗工作，对各种乳腺癌手术，比如改良根治术、保乳手术、前哨淋巴结手术、乳腺癌术后即刻再造均有着较深的造诣。对乳腺癌的手术后综合治疗，包括化疗、内分泌治疗、靶向治疗也有着丰富的经验，主持、参加多项国际、国内多中心临床试验。

11

十年

林燕

● 帮助的力量是有限的，失败不可避免。患者的治愈能够带给
我多少鼓励，失败就会如是带给我多少落寞。所幸的是，无
论鼓励或落寞，我们都在彼此支持。

十年，是人生旅程中屈指可数的生命节点，也是很多珍贵感情的丈量单位。

在我的有生之年，依从医所赐，有幸经历了若干携手十年的人生故事，每每想起，温暖我的身心，赋予我前进的力量。

安静坚强的小一

小一是个来自甘肃的姑娘，只有24岁，像所有的小姑娘那样怯怯的模样，却并不愁苦。她已经做了穿刺活检，右乳外下一个3厘米的肿瘤，腋窝有淋巴结肿大。她怯生生地问我，想保乳可不可以，我温柔地回答她："我觉得可以试一试，应该问题不大。"

说到温柔，这也是我从医以来的一个转变。我本是个"硬汉型"的女子，从小翻墙爬树，长大更是雷厉风行。可是后来，当我做了医生，发现雷厉风行完全行不通。自己洋洋洒洒、一气呵成说完一番话，患者往往是一脸愕然，于是你要再说一遍，然后再说一遍。慢慢地，我的语速愈来愈慢，愈来愈温柔。直到后来，不断有患者说："您太温柔了……"我才愕然，原来我竟是温柔的。扪心自问，也许我的性格并不温柔，温柔的恐怕是医生这个职业。任何一个医生，从业久了，本性中温柔的那一点就被无限放大，然后投射在患者这个特定的群体中。对方愈是依赖与无助，你便愈是想强大且温柔。

小一的手术很顺利，安静且坚强的模样贯穿于手术、化疗、放疗的始终。放疗结束后，小一要回家了，她像来时那样依然怯怯地问我："大夫，可以抱抱你吗？"

其实，这么多年来我已经被很多患者抱过了。有跳下手术床就一下抱住我的，也有听到病理报告喜极而泣抱得我一身湿漉漉的，可以说"身经百抱"。但那一刻，我还是被那个瘦小的、坚强的年轻姑娘的拥抱再次感动。

小一一去就不复返了，我都快忘记她了。将近5年后，她出现了，时光仿佛在她身上停留，她依然纯净如初，略带紧张地问我："我可不可以要个孩子……"我给她讲了利弊，然后让她把正在吃的内分泌治疗药物先停掉。之后，小一心满意足地离开了。

十年，对乳腺癌患者来说是临床治愈，也有人说那是凤凰涅槃，是新的生命的开启。小一的心里可能想不到这些，但她也知道十年是个重要的节点。术后十年时，小一又出现在我的面前，说想让我看一张照片——她儿子的照片。在那一刻，她的快乐就是我的快乐，她对我的感谢就是我对她的感谢。

开朗率性的小张

小张是个胖胖的姑娘，衬托之下她的爱人显得那么瘦小，但是两个人之间永远是美满默契的样子。小张患的是三阴性乳腺癌，这种乳腺癌类型中有一部分是进展比较快的，但也不全是。两人一直没要孩子，直到38岁那年，小张同丈夫和我一起讨论了这个问题，然后就决定丁克下去了。于是，每一年见到他俩，都是小张在"叽叽喳喳"，小伙子在角落里看着妻子，那目光就像在看一个孩子。

有一个早晨，寻常的一个门诊，我来到诊室，发现小张和丈夫又站在门口。小张手里捧着一大盒生日蛋糕，丈夫手里则捧着一个锦旗。我笑着说："这是怎么了？还有补送锦旗的？"话音未落，小张放下手里的东西，抱住我哽咽着说："让我抱你一下。十年前的今天我做了手术。"说实话，我只见过小张欢快的样子，却见不得她这样流泪，这泪水承载了多少欢快面容背后的艰辛。

任何人的十年都不会是风平浪静的十年，对于一个三阴性类型

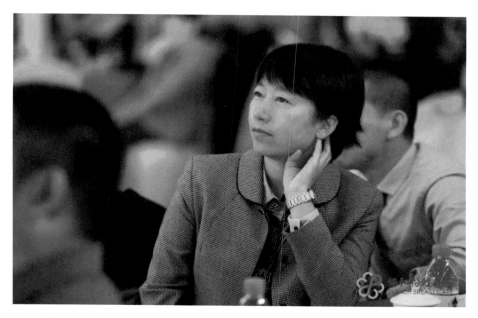

的患者来说尤其艰难。即便开朗明媚如小张，也可以想象出她每一次接过复查结果的瞬间所承受的压力。所幸的是，在她身边一直有个他，让小张一直都是好好儿的。更让我觉得幸福的是，她的重要时刻，能让我和她一起分享。有时候真觉得医生是一个得天独厚的职业，何德何能，养家育儿的普通职业功能之外，收获了这么多沉甸甸的感情馈赠，唯有抚心自语，我要对她更好。

山东大汉和他的妈妈

第三个故事有点儿沉重。那是一个来自山东的老人，身体原本挺好的，不过患的病也是三阴性类型。

　　老太太第一次给我留下深刻印象是在病房里。我刚想推开门查房，就听到里面老太太训斥儿子的声音，说儿子把她骗来做手术，她不想做。她的儿子和我年龄相仿，是一个公司的老总，一米九多的山东大汉，垂手而立，乖乖听着母亲的训斥。

　　老太太身体胖胖的，总是露出慈祥的笑容，像极了《红楼梦》中的老祖母。她对儿子之外的所有人都是客客气气的。唯独对儿子，那种挑剔劲儿唯有用任性来解释，像一个求关注的孩子。所以，山东大汉常常来找我，他说老母亲最听医生的话，让我跟她说说。最后的方案是老人家只能接受不切除乳腺的手术，只接受口服的化疗药。

　　平静的日子持续了几年，其间老太太从没有来过，每次都是儿子来复诊。直到某一天，他说妈妈的肿瘤在局部复发了，话语间他的伤感弥漫了他整个魁梧的身形。之后他又来过几次，每次都带来更坏的消息，我也每次都老生常谈让她赶快来做手术。老人家试过了所有西医之外的方法，甚至辟谷。肿瘤从复发时的1厘米，到不能切除，到广泛转移。

　　老人家走的时候，病程就快满十年了。大汉说，这十年老人就最初几年还行，后面净遭罪了，不知道最初拉她做手术对不对，也不知道自己为老母亲做的这些到底好不好。我很想说，最初做手术是对的，后面放弃治疗是不对的，我想给他展示大量的循证医学数据来佐证。

但是我没有，因为我也不能保证按部就班的治疗一定带来好的结局。医学所做的，不过是帮助；医生所做的，也不过是帮助。我们能做的，离"拯救"这个词还遥远得很。帮助的力量是有限的，失败不可避免。患者的治愈能够带给我多少鼓励，失败就会如是带给我多少落寞。所幸的是，无论鼓励或落寞，我们都在彼此支持。

一个又一个十年，在我的生命中慢慢滑过，浮光掠影，留下了一个又一个鲜活的面容在我心中闪耀，永不褪去。有个机会讲述这些真好，但是心中沉甸甸的，化成的言语唯有一句：谢谢你们，有一段路，选择了与我同行。

▌作者简介

林燕

北京协和医院乳腺外科副主任医师。

中国研究型医院学会乳腺分会常委，北京乳腺病防治学会健康管理委员会常委。

一个医生向两位"病人"的
七次致敬

谭先杰

● 我曾经遇到过两位特别的"病人",我给过他们一些力所
能及的帮助,但实际上他们给我的帮助更多,让我前后七
次从心底向他们致敬。

我曾经遇到过两位特别的"病人"，我给过他们一些力所能及的帮助，但实际上他们给我的帮助更多，让我前后七次从心底向他们致敬。

　　2019年国庆长假后的第一个门诊，我接诊了一名60多岁的女性患者。患者异常消瘦，腹胀如鼓，持续发热一个多月，呼吸有些困难，几天来一直在急诊室。检查显示，腹腔内有一个巨大包块，多半是卵巢恶性肿瘤。如果不做手术，发热难以控制，病人撑不了多久，但是肿瘤能否被切下来，只有手术中才能确定。

　　术中发现，肿瘤直径足有30厘米，充满整个盆腹腔。由于生长迅速，肿瘤曾经自发破裂并发感染，所以与周围器官广泛粘连。更严重的是，肿瘤底部是一层厚厚的脓苔，其下的实体部分与肠管和血管形成一个盔甲样的结构。我们邀请外科医生上台协助，反复尝试后认为无法切除！

于是只好停止手术，准备化疗几个疗程让瘤子缩小松动后，看有没有机会再手术。

手术后患者一度恢复很好，我们也开始了化疗前的准备工作。

遗憾的是，患者很快出现并发症，化疗无法启动。于是只好先进行支持治疗，希望等待一段时间再做化疗。

但是我们知道，腹腔中的肿瘤不会等待，会疯狂生长。

因为，病理回报显示，肿瘤是卵巢恶性布伦纳氏（Brenner）瘤，一种极为罕见的恶性肿瘤，病人存活时间通常只有数月。

病情果然进展很快，没有给我们再次手术的机会。我们请老年医学科会诊，开始以改善生活质量为主的舒缓治疗。

从病情而言，这只是我诊治过的恶性肿瘤患者中的一例，谈不上多么特别。然而，与患者丈夫的交流中我才发现，这对夫妇，是我从医生涯中遇到的非常特别的两位"病人"，我先后七次向他们致敬。当然，每次身份都不相同……

以曾经的医学生身份

患者姓白，丈夫姓常。常先生是地道的北京人，中等个头，精神矍铄，颇为健谈。

常先生说他与北京协和医院颇有渊源，是"标准化病人"，已经给北京协和医学院的学生服务了八年多！

标准化病人（Standardized Patients，简称SP），又称为模拟病人，指经过标准化、系统化培训后，能准确表现病人的实际临床问题的正常人或病人。培养标准化病人的主要难点是训练"演员病人"要有大量的资金和时间的投入，成本较高。而且，由于工作的枯燥和重复性，标准化病人经常流失。

常先生就是这种稀缺的"演员病人"，八年多来，风雨无阻，给医学生们当标准化病人！

于是，我从此和学生一样，称他为常老师，称病人为白老师。

常老师说，报名当标准化病人的提议是白老师首先提出来的，但当时她上班跑通勤，没有时间，于是就鼓励常老师报名。标准化病人需要按要求伪装各种症状，让学生问病史、查体并做出诊断！与美术学院的普通模特相比，标准化病人的技术难度显然更高，更需要敬业精神和奉献精神！

我有些感动，第一次从心底向常老师夫妇致敬，身份是曾经的医学生。因为若干年前，我实习时也接受过"标准化病人"的指导，所以感动。

然而，接下来的故事，更让人感动。

以医疗从业者身份

常老师说，他和白老师已经立下正式遗嘱，去世后都要将遗体捐献给医学院，供医学生们解剖，为医学事业继续做贡献。

感动之余我也有些意外。因为，这是我第一次遇到生前主动立遗嘱将遗体供解剖的病人。

于是，我再次向常老师夫妇致敬，身份是医疗从业者。我们知道，医学院的学生们会称供解剖学习的遗体为大体老师，在开始解剖之前，学生们会围着遗体鞠躬，对"老师"表达尊重和敬意。

我忽然觉得，除了常规的医疗服务外，我应该为常老师夫妇做点儿什么。

我问白老师有什么遗憾。常老师说白老师没有什么遗憾，反倒是他自己觉着有点儿遗憾。他说遗体捐献协议他已经拿到了，就是几张薄薄的纸，冰冷地放在抽屉里，一点儿仪式感都没有。

我心头一热，立即向常老师请求，如果白老师同意，我可以联系北京协和医学院解剖系，在病床前举行一个简短的捐献仪式。

安排完毕后，我给郎景和院士和妇科肿瘤中心主任向阳教授发了微信，邀请他们参加。遗憾的是，他们在外地参加学术会议，无法赶来，让我代为致敬。

捐献仪式当天，我罕见地打上领带。送儿子上学的路上，我将常老师夫妇的故事简单告诉了他。儿子听完后说："我太敬佩爷爷奶奶了！"于是，我让他对着手机说两句话，到时候我放给爷爷奶奶听。

录音很短："爷爷奶奶，你们真伟大！祝奶奶您早日康复！"

捐献仪式简单、庄重。我播放了录音，常老师和白老师很感动。

以普通人的身份

应邀前来会诊的老年医学科宁晓红教授建了一个舒缓医疗小组微信群。我们希望，在医学技术不能延长白老师生命的情况下，能以人文关怀让她最后一程走得安详、宁静、温暖。

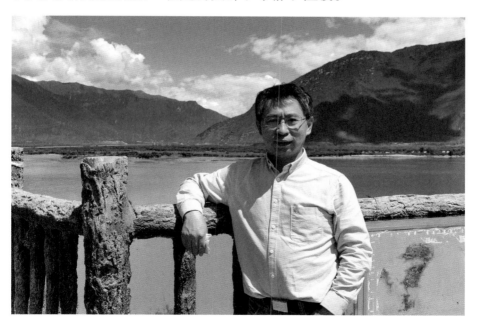

舒缓医疗小组做了不少工作，但疾病仍以毫不更改的速度进展。整个小组都在想能为白老师做点儿什么。

有人提议组织医学院的学生到病房探望，也有人提议将白老师的照片做成时光相册，但都被常老师否定了。常老师说他们是普通人，没有多少照片，也不要惊动大家。

"我一开始做SP就是肩负着（我和我太太）两个人的使命和责任，我也是在替她完成她的愿望。既然做了，就不可以半途而废，争取做到自己每年都有所提高，多培养一个医学生，就能多治愈一个病人、一个患者。"常老师的回复谦虚朴实，但正如一个舒缓医疗小组的成员所说，"能坚持做一件平凡的事本身就是不平凡"。

我第三次向常老师夫妇致敬。这次的身份，是一个没有如此坚持精神的普通人。

以儿女辈的身份

即使是普通人，也终归有愿望啊。

一天晚上，我在病房和常老师聊天儿，反复诱导，试图知道白老师在有生之年还有什么心愿希望实现。常老师终于说，白老师唯一的遗憾是：虽然儿子儿媳领了结婚证，但她可能无法参加婚礼了。

听了这句话，我突然像打了鸡血一样兴奋起来，我要干一件"大事"——为白老师的儿子组织一场婚礼，不让白老师带着遗憾离开！

然而，场地呢？

病床边？最可行，但过于简陋，太委屈儿子儿媳了！

有一处地方倒是特别好——北京协和医学院东单三条礼堂！这里曾经是林徽因、徐志摩等为泰戈尔64岁生辰演出泰翁诗剧《齐德拉》的地方，是协和医学院举行毕业典礼的地方，当然，也是历史上很多重要事件发生的地方……

假如白老师能以自己的奉献，为儿子争取到在这样一个地方举办婚礼的机会，一定非常欣慰。

我的理由似乎也很充足：患者要捐献遗体供医学解剖，患者家属是标准化病人，去世后也会将遗体捐献……

但事实证明，我还是太幼稚，心智太不成熟。有关人员毫不留情地批评了我，说很多医学大家都捐献了遗体，也没有享受如此殊荣，这个口子，你说哪个领导敢开？！

我没有气馁，退而求其次——借用阶梯教室，举行婚礼！

我和白老师的儿子和儿媳讨论了婚礼的事。儿子和儿媳很通情达理，强调主角应该是妈妈。真的应了那句俗语：不是一家人，不进一家门！

　　然而，借教室为病人家属举办婚礼还是有些突兀，于是我向教育处领导汇报时提出，借此开展一堂针对医学生的医学人文课。因为，医学生们参加的是一场特殊的婚礼，是即将成为他们大体（解剖）老师的儿子的婚礼。

　　教育处领导欣然同意。

　　志愿者们紧锣密鼓，分头筹备。

　　遗憾的是，几天后常老师提出还是不要举办婚礼了！我在群里回复："尊重白老师和您的意见。但如果单纯是怕同学们和我们麻烦的话，倒是不用担心。同学们很愿意。"

　　常老师回复："她（白老师）让我感谢老师们所做的一切，她确实感觉自己的情况不好，很难坚持十分钟。"

　　婚礼终究没有办成。

　　白老师的儿子专门来向我致歉，说他和妻子倒真的想举办婚礼告慰老人，但老两口考虑来考虑去，觉得太占用大家时间了。父母说一辈子都不想给旁人添麻烦，不要到头了，还兴师动众。

　　白老师的儿子有些哽咽……

　　我的眼睛也湿润了。我第四次向常老师夫妇致敬。这次的身份，是一个儿子辈向善良宽容的父母辈的致敬。

以写作爱好者的身份

癌细胞如风卷残云般吞噬着白老师所剩无几的时光。

一天凌晨，常老师在群里发了一首诗，题目是《风》。

"冷空气/终于在凌晨四点/透过窗扉的缝隙/来了……时间与风争夺着/争夺着那么一点点缝隙/你将在我眼前/眼前留下深深的划痕/逝去……"

我当时以为白老师走了，后来明白这是常老师对白老师的爱恋和心痛！相濡以沫中的陪伴相守，爱痛交集中的诗情画意，不正是平凡人内心的闪光之处吗？

于是，我第五次向常老师夫妇致敬，以一个喜欢温暖文字的写作爱好者的身份。

以临床医生的身份

一个多月后，2020年元旦前夕，白老师真的走了！

我参加了白老师的追思会。常老师的挽联为：柔厚坚稳聪美人，何忍情融惠他仁。

追思会简朴而简短，除了白老师家人及单位代表、医学院马超老师、我和成佳奇、李杰等志愿者外，还有实习同学10余人。

追思会结束后，白老师的遗体被送往北京协和医学院解剖学系。
我向白老师郑重三鞠躬。

这次，我是作为主治医生表示遗憾，也代表医生和医学事业对
白老师表示致敬。

以人生路上行走者的身份

半年多之后，我将文章整理好发给常老师审阅，询问人物是否
化名，照片是否打码等。常老师的坦荡回复让我再次动容，他说可
以用真名，照片不用打码，他说要做一个真实的自己，留给后人真
实的资料。"只要是为医学教育事业，为了更多百姓的健康，我乐

意配合协和做更多我可以做的事情。"而且，他还对我近期在工作方面的困惑给予了开导："坚持正确的，坚持正义的，不求名，不求利，人生短暂，珍惜时间做点儿力所能及的事吧。"

是啊，常老师早已不是病人家属，不是客气称呼的老师，而是真正的老师，甚至是人生导师了。白老师和常老师无私的行为，坦荡的境界，我远远没有修到，我深感惭愧。

于是，我第七次向这两位"病人"致敬。

这次的身份，是人生路上的行走者。当然，也是医者。

作者简介

谭先杰

北京协和医院妇产科主任医师，妇科肿瘤专家，教授，博士生导师。

国家健康科普专家库首批成员，第三届"国家名医"和首届"人民好医生"，2016年全国优秀科普作品《子宫情事》和2019年全国优秀科普作品及中国科普作家协会优秀科普金奖作品《10天，让你避开宫颈癌》作者。

13

愿做"良大夫"

梁晓春

● "换我心，为你心。"只要温情交心，病人就是朋友。能
跟患者交心的医生，大概就是患者心里的"良大夫"。

"我这次肾功能正常啦！"患者唐先生欣喜地告诉我。

2020年11月19日，他的血肌酐值为101μmol/L，尿素氮7.18 mmol/L，空腹血糖5.2mmol/L、糖化血红蛋白6.5%，尿常规中蛋白阴性。这是14年的不离不弃达到的疗效，唯有彼此的信任方能坚持。

与唐先生初次接触是2006年1月12日。那天上午，在北京协和医院旧门诊楼的二层中医科的门诊，47岁的唐先生在妻子的搀扶下走进我的诊室，他面色晦暗，视物模糊，满面愁容，一身疲惫。当我听完他妻子叙述病情后，开始和唐先生交流。

"您是规律使用胰岛素治疗吗？"

"嗯。"

"您发现下肢水肿有半年多吗？"

"是。"

"你们家有糖尿病家人吗？"

"有。"

患者就是这样面无表情，少气懒言，惜字如金。我看了他带来的资料。两年前他曾在中日友好医院住院，当时空腹血糖13.8mmol/L、糖化血红蛋白12.6%，血压140/90mmHg，血肌酐161μmol/L，尿素氮9.16mmol/L，总胆固醇7.02mmol/L，尿常规中蛋白1.0g/L，眼底检查为糖尿病视网膜病变（Ⅳ期）。予以胰岛素降糖、科素亚降压及激光治疗糖尿病视网膜病变后，自觉症状、体征及化验指标均有所好转。出院诊断为2型糖尿病、糖尿病肾病、慢性肾功能不全（氮质血症期）、糖尿病视网膜病变（Ⅳ期）、高血压病及血脂异常。回家后继续用药治疗。2006年1月10日复查糖化血红蛋白6.0%，尿常规中蛋白1.0g/L，红细胞80/μl，血肌酐199μmol/L，尿素氮10.36mmol/L。依据化验指标及临床特征，患者用胰岛素治疗后血糖控制良好，但肾功能不全在发展。

尽管患者少言寡语，我还是耐心地对他进行望闻问切后，跟他商量，是否愿意在西药的基础上加用中药治疗，他脸上露出一副不屑的神情。

"我大概多长时间就要血液透析？"患者疑似破罐子破摔。

"您的情况没有到需要透析的程度，您的病虽然不轻，但是经过治疗会好起来的。目前您的情况属于中医的脾肾不足、浊毒血瘀，可以用健脾益肾、泄浊活血的中药治疗。您不要着急，既来之则安之，静下心来，继续胰岛素等药物治疗，配合中药试试。"我答道。

开完处方后，我嘱咐他要严格控制饮食，胰岛素等药要规律使用，还告诉他应该适当运动，并指导他如何调整自己的心情。

两周后复诊，唐先生的表情好像由阴转晴，主动告诉我，他有点精神啦，腰酸腰痛亦有所减轻。中医认为"效不更方"，继续治疗。

再次复诊是2006年3月12日，尿常规中蛋白减少到0.3g/L，肾功能也有所改善，血肌酐156μmol/L，尿素氮9.52mmol/L，胆固醇5.26mmol/L。

"看来我还是有希望的！曾经有人告诉我慢性肾功能不全是不可逆的，直到尿毒症，血液透析，就离死亡不远了。"唐先生坦言，在病痛的折磨下，尤其是眼睛看不清东西、做什么都需要别人帮忙的时候，他甚至产生过轻生的念头。

就这样冬去春来，夏隐秋至，他风雨无阻每2周到4周往返协和医院中医科就诊1次。应用中药治疗长达10多年，治疗过程中有时也会出现肾功能等指标的波动，但我会和他一起分析原因，指导下一步的治疗。

2019年2月他的血肌酐108μmol/L，尿素氮9.35mmol/L，视力也比以前清晰了很多，血压与血脂基本正常。看着他整个人精神状态的变化、全身症状的改善以及各项指标的趋好，我感到由衷的高兴。由于病人较多，我就把他交给我的学生复诊，也算是传承吧。学生告诉我说，唐先生把您的话奉为"圣旨"，迷信到您开出的方子"一味药不许增，一味药不许减"。直到今天，他总是第一时间把化验单发给我，让我分享他的快乐。

还有一位王姓病友，就诊时70岁，同样也是糖尿病引起肾病，导致肾功能不全，她的疗效没有唐先生的好，但仍然两周到我这里报到一次，用她老伴儿的话说，"每两周去就诊一次，也就成了习惯。而今将近六个年头过去了，好像这样活着才能心安理得似的。"

"真是有点儿离不开良大夫了。"患者老伴儿在自媒体平台博文中这么称呼我，我想他是借了我的梁姓谐音吧。但接下来的话让我感觉到，患者家人定是真心的。"如果要问'你那位内掌柜的老病她并没有给治好呀！为什么还那么信任她？'那我就要不客气地说，其中的道理是年轻人所难以理解的了。""人和机器不同。机器的零件磨损了，可以更新、调换，人的零件磨损了，除了极少的个别部位能够修理、替补之外，几乎都不可能更新、调换。因此，七老八十的患者求医，如果奢望返老还童，那是一种不切实际的幻想。而如果只求益寿延年，却是一种较为现实的可能。可以实现这种可能，我们还不应该满足吗？"（《话说良大夫》，载乌有之乡网）。

这不就是特鲁多先生所说的安慰与帮助吗？不也正是《灵枢·师传》篇所强调的，医学的目的不仅仅是治疗，更重要的是关爱吗？"使百姓无病，上下和亲，德泽下流，子孙无忧，传于后世，无有终时。"的确，患者及患者家属的信任，就是激励医生努力钻研业务，加倍努力奉献患者的动力。医患之间彼此信任，已是一种生命之善良和真诚之光的重放。

"换我心，为你心。"只要温情交心，病人就是朋友。能跟患者交心的医生，大概就是患者心里的"良大夫"。

今生我愿做"良大夫"。

作者简介

梁晓春

北京协和医院中医科中西医结合学系主任，教授，博士生导师。

中国中西医结合学会常务理事，香港东华三院荣誉教授，中央保健会诊专家，北京中西医结合学会糖尿病专业委员会主任委员，中国医师协会北京中西医结合协会副主任委员，第一届、第二届中国中西医结合学会内分泌代谢病专业委员会副主任委员。

《环球中医药》副主编，《中国中西医结合杂志》《中华全科医师杂志》等编委。

获全国优秀科技工作者、中华医药贡献奖、北京市卫生系统先进个人、首都健康卫士、北京首都名中医及北京协和医学院教学名师等荣誉。

14

不只是一份报告

李文波

● 任何医疗的进步，都是通过医生和患者的共同努力才实现
  的。医生不断探索新的技术，开拓新的领域，还得有患者的
  信任及托付，才能一项项实现，并造福后人。

"大夫，请您好好儿给我检查一下。"

"好的，没问题。您怎么不舒服？"

这是我，一名超声科医生的日常工作。

作为超声科的一名医生，每天需要检查的患者非常多，分配到每一个患者身上的时间其实很有限。

但就是在这有限的时间里，我总会迅速查看患者的病史，询问他们的状况，并进行详细的检查。日复一日，年复一年。

成长

超声科属于医院里的平台科室，患者经过临床科室医生的诊疗，开具相关的检查项目后，再来进行超声检查。检查结束后，患者拿着超声报告以及其他检查检验结果，再回到临床医生那里进一步诊治。

临床医生诊治患者，观察到患者病情的变化，无论是好转抑或是进展，医生得到的反馈都是直接的。

相对于临床医生，超声科医生由于自身工作性质，和很多患者之间只是一次检查的交集，多数没有特别密切的关系。检查之外，一份报告就成了我们和患者以及临床医生之间最重要的纽带。因此，系统学习以及临床工作之外，一份份报告的随访，一本本病历的查阅，是我们工作的重要组成部分。超声科医生的职责所在，就是于大量、繁重的检查任务中，快速寻觅疾病的蛛丝马迹，做出正确的诊断，从而使患者得到有效的诊治。

一份份报告，对我们超声科医生而言，是进步的阶梯。我们所取得的一点一滴的成绩，都来源于曾经检查过的每一个患者。因此，我们对患者常报感激之心，这也促使我们继续在工作中努力学习、钻研，让自己成长。

帮　助

甲状腺穿刺会诊岗，是我们科室设置的一个岗位，由专业组的医生进一步全面评估患者的甲状腺病变，判断是否有进一步做穿刺的需要，并提供后续的诊治方向。患者通常会带着全国各地多次的检查结果，来寻求明确的诊断。

"这是我之前的检查结果，您帮我看看。"在一次穿刺会诊岗上，这名男性患者将过去的检查结果递给了我。

"好的，没问题。"

外院的检查报告显示，他的甲状腺结节有恶性可能，并建议手术治疗。我为患者做了详细的检查，甲状腺里有多发的结节，有一个结节虽然从图像上看有一点儿可疑，但是结节并不大，只有5mm，超声随诊就可以了。

"你不必太紧张，从目前的检查看，情况没有那么严重，可以继续观察一段时间。因为结节太小，现在也没有做穿刺的必要。"

"有恶性的可能吗？

"风险不高，而且结节比较小，咱们可以定期进行超声检查。"

"多久查一次？如果是恶性的会怎么样呢？"

"可以半年检查一次，即使是有问题的结节也是可以定期进行超声检查来随访的，发现结节有长大的趋势再处理也不会耽误病情。"

对于病人的问题，我一一进行了回答。

"大夫，能不能加您的微信？"

感受到他的焦虑，我点头同意了。

第二天，我收到了患者发来的消息："李大夫，其实昨天我的压力很大。但您严谨的工作态度，让我感动，您语言轻婉、柔和，把医学的科学性与每个病人的不同个性结合起来，我感受到了协和医院的优良院风。"

　　收到这样的消息，我还是有些意外。对我来说，这只是一次再普通不过的诊疗，可是，这次诊疗却真实地帮助和安慰了患者。之后，他一直在定期随访，情况一直都很稳定。甲状腺结节不再是困扰他的一件事情。

　　对于是什么样的甲状腺结节，可以用什么样的治疗方法，每种方法会引起什么样的结果，后续又需要什么治疗，这些都是医生要向患者详细解释的。对于没有高危因素的、微小可疑的甲状腺结节，可以随访，随访过程中有结节生长的可能，但是概率比较小，而且定期的超声检查是可以监测到的。而对于那些有治疗意义的甲状腺结节，我们更应该进行手术治疗。这就需要医生俯下身去和患者交流，真正理解患者。每一份报告里的建议，一定是综合考虑了患者的情况、权衡利弊后给出的，体现着医生对患者的关爱与帮助。

探索

　　我们在3年前开展了颈部淋巴结穿刺及甲状腺球蛋白检测。这一指标对于预测甲状腺癌术后淋巴结转移非常准确。多数情况下，这并不是一个难度很大的操作，但是对于一些较小的可疑淋巴结，位置较深或者藏在血管后等隐蔽部位的淋巴结，由于没有合适的进针路径，操作往往难以进行。

　　记得在这项工作刚开展不久时，我遇到了一名中年女性患者。因为甲状腺乳头状癌及颈部淋巴结转移，她已经做了两次手术，一年前又因为肺癌做了手术。现在，又发现颈部可疑的淋巴结。

　　第一次检查时，我在她的左侧颈部很深的位置发现了可疑的淋巴结，大小只有0.8cm。这个淋巴结位于患者左侧锁骨下动脉前方、颈总动脉与颈内静脉之间后方，也就是说，这个小小的淋巴结被人体颈部最大的几个血管包绕了起来。不管从哪里进针，都会损伤血管，找不到一个可以进针的路径。因此我给出了"位置较深，无适宜进针路径，不宜穿刺"的结论。

　　大半年后，我又在门诊看到了这个患者。刚一碰面，她就向我求助："大夫，您再帮我看看能不能做穿刺吧？我去了好几家医院都说不能做。"

虽然经历多次手术，患者的情绪还是比较平静的。我再次为她做了详细的检查，淋巴结的位置真的非常棘手。但是，患者血液化验指标甲状腺球蛋白升高，临床可疑甲状腺癌转移，加上她有肺癌的病史。我清楚地知道，由于患者已经历多次手术，如果没有病理的证据，再次手术对于患者或者临床医生都是非常困难的抉择。取得病理的证据，是目前唯一能帮助她的方法。

于是，我仔细寻找可能的路径，侧方、斜后方、探头加压……终于，在我倾斜探头并用力加压的情况下，患者颈总动脉和颈内静脉之间有了一个小小的缝隙，大概只有2mm，而在这个缝隙里，还走行着粗约1mm的迷走神经。有一个非常困难的途径，就是试着从这个斜着探头用力加压出现的小缝隙里进针，避开迷走神经，不碰到后方的锁骨下动脉，试一试能否穿刺到这个可疑的小淋巴结。

也许是患者的经历和平静的情绪感染了我，我想尽力帮助她。我如实对患者说："难度确实非常大，不知道能不能取到满意的标本。但我想可以试一试。

"您帮我试试吧。谢谢您！"

穿刺的时候，我按照预定的方法找好淋巴结的位置，由于倾斜探头并加压，加大了进针的难度，我屏住呼吸，缓慢进针，终于，清楚地看到了针尖准确地刺入淋巴结内，在助手的配合下，顺利完成了操作。三天后的病理结果给出了诊断："可疑甲状腺乳头状癌转移，穿刺液甲状腺球蛋白16360ng/ml，明显升高。"这一刻，我悬着的心终于可以放下。很快，患者就进行了手术。

任何医疗的进步，都是通过医生和患者的共同努力才实现的。医生不断探索新的技术，开拓新的领域，还得有患者的信任及托付，才能一项项实现，并造福后人。

如何成为一名好的超声医生，前辈们已经给我们做出了榜样。科室老主任张缙熙教授，在一线工作到86岁高龄，每天都是早早来到医院，对待每一位患者都像亲人一样温暖。姜玉新书记，身教重于言传，教导我们，要始终遵循医疗流程，保护每一位患者的利益。协和之所以成为协和，正是由于百年来前辈的引领、文化的浸润、患者的信任以及每个人向着理想不断努力。

作者简介 ❤〰〰

李文波

北京协和医院超声医学科副主任医师。

海峡两岸医药卫生交流协会介入超声专委会委员。

《中华外科杂志》《协和医学》审稿专家。

师从著名超声专家姜玉新教授。从事甲状腺介入工作15年。在甲状腺疾病诊断方面有较丰富的临床经验。

15

我被英雄治愈

——记一次特殊的"话疗"

魏镜

● 这位英雄，这位患者，用他的信任和真诚，用他内心世界的
  善良与美好，让人获得力量；让医生在帮助和治疗他的同时
  获得灵魂更深的治愈；让我在对待职业操守时更加坚定！

作为心理医学专业人员的一大幸运是，很多时候我们并不需要板起面孔、时时以专业"盔甲"示人来成为患者心中的"权威"，而是能够作为一个"普通人"，以更加平等、开放的视角，与患者展开一段段真诚的对话，慢慢解开他们的心结。在这个过程中，身为医者的我们也在不断自窥、反省，探索生命的价值和意义，从中汲取成长所需的养分。

当上述过程，发生在我与一位为拯救他人性命而中枪弹、负重伤的英雄的交谈中时，最终更被治愈的竟是我自己。

2009年夏天，在某个下午，我从医院接到公安部请派的紧急任务，要到武汉给一名特殊患者会诊并进行心理干预和治疗。我在第一时间只知道是战斗负伤的特警战士需要专业的帮助，更具体的情况要到达目的地后才能了解。

我即刻启程。那一天碰巧是个雷雨天，阵雨大、闪电密，北京飞武汉的航班经过几次备飞、出舱而一再延误。第二天凌晨，我独自到达武汉时已感觉头昏乏力，几乎精疲力竭了。

从机场赶往医院的路上，当地人员介绍，等待我帮助的是一个年轻的特警战士，任特警支队副大队长，在解救人质时冲锋上前，保护了对方的安全，自己却头颅中弹……

到医院时，从北京赶来的神经外科会诊专家刚刚离开不久。听主管医生说，他们从这名特警战士的颅内取出了子弹和数十片碎裂的颅骨。大家都没有更多的话，空气凝固了一般，一切都是沉重的。看得出来，所有医护和工作人员的心情都很难过焦急、心痛无措，但我们不约而同地将这份紧张和不安藏在心底，没有人说出来。

我换好探视服，进入ICU。这时他手术后恢复意识不久，被各种监护仪围绕，头上缠着厚厚的白纱布，那么显眼的颅骨不完整。我下意识地伸出手去，才发现没有被一只还可活动的手"迎接"。

就在我们见面开始交谈的那一刻，我被深深地震撼了，这是怎样的英雄啊！我内心百感交集，在医学康复方面我也许能给他一些建议，但他该如何面对自己的身体、面对家人的伤痛、面对未来不确定的生命前景呢？

紧张、不安的情绪攫住了我的心。但当我们两个人之间的对话真正开始后，我发现自己逐渐平静了。心理医学将这个现象称为"心理治疗的容纳功能和医患关系中移情与反移情现象"。当一个患者的内心勇敢而平静，他在医生那里激发出来的感受和态度往往也是担当和平静的。

英雄行为当然是暴力对抗的，因为他制止的是暴力。但在他的眼神中却没有任何暴力或攻击性。那分明是一个特警战士面对人民群众时的友好、慈爱与保护，是一个患者面对医生时的谦逊、信任与感谢，也是一个真诚的普通人对普通人的普遍善意、温和与开放。

站在床侧从对面看向他，我不由自主地想到关于人的各种理论和看法。我该如何理解这个人？没有人能确知自己在最危急、需要当机立断的一刻会做出什么反应。是什么让他在黑洞洞的枪口下，在生死关头，勇敢、坚毅、果断地面对子弹，保护他人的人身安全？这样的奉献、牺牲、勇气、担当令人感动、崇敬。

透过他的眼神，看到他的平静，我确信他在做出那一刻的选择之前一定已经做过很多类似的决定，一定经历过很多类似的考验。就像他在病床上仍会自然流淌出来的友善和对他人的关爱，这根本不只是他某一刻的反应，而是他一直有的品质。我只需要用心去听。这是多么宝贵的时刻，如此近地了解一名英雄特警的内心世界。他是个好男儿，也是一个好儿子、好丈夫、好父亲，他也有结束任务后想要回归的家，也有每天期盼着他平安归来的家人。因此他也一定会有担忧和害怕，但他选择了"作为一名公安特警，当党和人民需要你的时刻，即使是面对死亡，也要义无反顾"。因此他也一定会有怀疑和无助、无力和苦楚，但他选择了让别人免于遭受这样的苦难。

看到他的头伤、他的病弱，我有很多的心疼和难过，有时不得不强忍着才不至于落泪。我相信这也是他的亲人和战友会有的心疼，但这也是力量，他活在爱与被爱中，这就是他康复的最强动力。我只需要把这些观察和感受真诚地表达给他和他的家人。

两个多小时与患者、家属、同行的交流结束了，我沉浸在他的勇敢、坚毅和信任中，自己也得到了治愈，得到升华。

医生和公安干警一样，都是在人民群众遭遇危难时，哪怕无力自助也会以性命相托的卫士。想到2020年初发生在武汉的新型冠状病毒肺炎疫情，我不由得感慨武汉真的是一座英雄的城市。中华儿女多出平凡而又不平凡的英雄。英雄的存在就是一再向这个世界揭示，我们当中的有些人可以兼具爱与勇气，能够顶天立地。我们相信人性之伟大，相信世界因为有这些平凡而又不平凡的你我他而值得信任和托付。

那次会诊之后，我没有再见过他和他的家人。当我从武汉返回工作岗位后，被转告英雄和他的家人对我给予他们心理帮助的感谢，我还收到武汉公安系统和公安部发给我的感谢信。在那之后，我看到了关于他的报道，得知他已经顺利康复，回到了除暴安良、保护人民安居乐业的公安事业中。我可以想象他的家人、战友是多么喜悦。后来他的事迹还被拍成电视剧搬上了银幕，人人都有了向英雄学习致敬的机会。

但他和他的家人、战友可能不知道，作为一名医生，其实我更想感谢他。这位英雄，这位患者，用他的信任和真诚，用他内心世界的善良与美好，让人获得力量；让医生在帮助和治疗他的同时获得灵魂更深的治愈；让我在对待职业操守时更加坚定！

作者简介

魏镜

北京协和医院心理医学科主任，主任医师，教授，临床博士后导师；北京协和医学院精神病和精神卫生学系主任，博士生导师，教学名师。

中国医师协会精神科医师分会副会长，中国巴林特联盟（医患关系委员会）

主席，北京医学会心身医学分会主任委员，中华医学会行为医学分会副主任委员，教育部高校临床精神医学教学指导委员会委员。

负责国家及省部级科研项目15项，在 *Lancet*、*Psychotherapy and Psychosomatics* 以及中文核心期刊上发表文章100余篇。

获2019年华夏医学科技奖三等奖、2008年国家科学技术奖励二等奖、2006年中华医学科技奖励一等奖。

诊断

刘明生

- 我们可以通过我们的工作，减少患者的痛苦，减少他们不必要的花费，给患者和家属以支持，帮助他们对未来的生活和规划做出决策和判断。

在神经科疾病中，有很多是目前无法治愈的。肌萎缩侧索硬化便是其中之一。

　　肌萎缩侧索硬化的临床发展过程较老年痴呆和帕金森病更为残酷，至今尚没有药物能够控制该病的发展。患者肌肉逐渐萎缩无力，由一个部位逐渐扩散到全身，最终因无法吞咽、呼吸衰竭而去世。这是一种疑难罕见病，患者早期往往辗转就医，甚至在诊断之后依然不甘心，不断寻求有无其他诊断的可能性以及治疗的机会。

　　听到肌萎缩侧索硬化的诊断时，家属和患者往往如晴空霹雳，绝望异常。在门诊，我们经常会看到患者泪流满面的表情，有的患者则强做平静，掩饰自己的痛苦，以免让家人担心，而患者的家属，也常常希望瞒着患者，以防止其绝望。很多医生在面对患者的时候，往往不忍心说出最后的诊断，不敢面对患者无助的表情；有的会建议患者再去上级医院，寻求确诊和治疗方案。

北京协和医院是全国的疑难罕见病中心，我们专业组也是肌萎缩侧索硬化的诊治中心之一，诊治这些患者，给予最好的诊治方案，是我们不可推卸的责任。即使再难，即使无法控制病情发展，患者还是需要一个明确的诊断，从而避免更多在求医过程中无谓的奔波。

患者在发病后，不得不面对诸多问题，如关节疼痛、失眠、焦虑、吞咽困难、气短、流涎、言语不清等，这些都需要医生来指导治疗，以改善生活质量。在过去的20余年中，在崔丽英教授的带领下，我们已经诊治了数千名肌萎缩侧索硬化患者，并通过现场指导及网络指导等途径，进一步提高患者的生活质量。

在读研究生时，我跟随崔教授出门诊。当我看到一个又一个无助的患者，看到他们无奈地走出诊室，听到家属与患者悲伤的哭泣声，我的内心也承受着巨大的压力。崔大夫告诉我，她在对患者说出诊断时，也会害怕看到他们面部表情的变化。进入诊室刚刚坐下时，患者面容中饱含着希望和忐忑，可听到诊断后，一瞬间的转变，谁又能不心痛呢？但疾病还是要诊断，患者后面还需要综合的治疗来改善生活质量，总得有人要去做才行，不然，患者又怎么办呢，又去依赖谁呢？

崔大夫说："只是，我们在向患者告知诊断时，也需要一定的过程，要有委婉而又清晰的态度，免得患者因为不放心，继续奔波在求医的路上；同时也要减少对患者的情绪刺激，缓解他们对疾病的恐惧。既要让患者感到一直有人在关心他们，也要避免其产生绝望、无助的感受。"

还记得在我做住院医的时候，有一天崔大夫通知我，一起去ICU为一个70多岁的男性患者做床旁肌电图。这个患者是因为肺部感染呼吸困难，使用了呼吸机支持，之后从抢救室转入ICU的。经过积极治疗后，患者的肺部感染得到控制，但依然无法脱机。崔大夫之前专门去ICU会诊看过他，并通过家属了解病史。患者在肺部感染前半年，就已经有下肢无力，蹲起困难，就诊前2个月出现了饮水呛咳，言语不清的情况，当地医生诊断脑梗死，家人也以为老先生是年纪大了，腿脚不灵便了，没有在意。崔大夫仔细查体后，发现患者存在明显的肌萎缩，还有肉跳，需考虑是否为肌萎缩侧索硬化，而肌电图检测是诊断肌萎缩侧索硬化的重要方法。

当时的肌电图机非常金贵，也很笨重，推动过程中，有可能导致设备配件的松动，甚至损坏，因此医院里很少进行床旁肌电图检测。但是，为了明确诊断，我们还是小心翼翼地把机器推到了患者的病床旁，由崔大夫亲自操作，完成了肌电图检测。

我当时问崔大夫："这样一个年迈的老人，还可能是治不了的病，值得冒着设备损坏的风险，花费比门诊病人多几倍的时间，去做这样一个检查吗？即使诊断了又能怎么样呢？"崔大夫耐心地告诉我："的确，这个患者如果是肌萎缩侧索硬化，没有好的药物去治疗。可如果不是肌萎缩侧索硬化，呼吸机支持一定时间后，患者通常是可以好转的，我们毫无疑问需要坚持下去，等到脱机的希望。但如果是肌萎缩侧索硬化，医生和家属就不得不面临一个严峻的问题，是不是还需要长期进行呼吸机支持？因为肌萎缩侧索硬化的呼吸机支持，是无法像其他病人那样脱机的，长期的呼吸机维持，需要巨大的经济和护理支持，家属和医生都将面临巨大的压力，而撤除呼吸机支持，就意味着患者失去生命，这无疑是一个艰难的选择。虽然我们不能治愈肌萎缩侧索硬化，但我们的诊断，可以为患者和家属未来的选择做出支持和判断，帮助他们来根据自己的情况，做出重大的选择，难道这种付出，不值得吗？"

这些话在我后来做医生的过程中，一直影响着我。作为内科医生，我们能够治愈的疾病并不多，但这并不意味着，我们毫无作用，我们可以通过我们的工作，减少患者的痛苦，减少他们不必要的花费，给患者和家属以支持，帮助他们对未来的生活和规划做出决策和判断。

前些天，与一位在病房轮转的研究生聊天儿时，他告诉我，看到病房有好多病人，怎么满怀希望坐着轮椅住进病房，又怎么坐着轮椅无奈地从医院离去，觉得做内科医生真的很悲哀，很失败，没有一点儿成就感，甚至想毕业后就转行不做医生了。的确，每个医生都希望病人能够在自己的诊断和治疗后，有所好转，下一次相见的时候，他能够满脸笑容地走来，告诉我们，他已经正常工作了，正常生活了……疾病是无情的，我们的能力毕竟有限，有些疾病确实无法治愈，但我们依然能够去做一些事情去帮助他们，这是我们的责任。

作者简介 ♥∿∿∿

刘明生

北京协和医院神经内科主任医师，教授，博士生导师。

中华医学会神经病学分会神经肌肉病学组副组长、周围神经病协作组副组长、肌萎缩侧索硬化协作组委员，中国罕见病联盟神经系统罕见病专业委员会副主任委员，中国医师协会神经病学分会肌电图和神经电生理学组委员，北京医学会神经病学分会神经电生理学组常委，北京神经科学学会周围神经与疾病专业委员会常委。

国际电生理联盟*Clinical Neurophysiology Practice*编委，《中华神经科杂志》编委。

主要从事运动神经元病、周围神经和肌肉疾病的肌电图和超声诊断及治疗研究。主持国家级和省部级基金项目3项，院内基金项目2项。先后以第二、三研究者身份获得省部级医疗和科技成果二、三等奖4项。执笔撰写中华医学会神经系统疾病临床诊治指南7篇。主编和副主编专著各1部，参与编写专业图书10余部；于国内外专业期刊发表论文160余篇，其中第一作者或通讯作者60余篇。

17

蓝梅瑜伽

徐凯峰

● 蓝梅瑜伽项目提示我们，对于总体上缺医少药的罕见病，瑜伽可以作为康复治疗的一个选择，使患者在身体和精神上获益。

世上有朵美丽的花，她的名字叫"蓝梅"。

病友称之为"蓝梅"（非浆果"蓝莓"）的是一种发生于女性且极为罕见的疾病，取淋巴管肌瘤病（lymphangioleiomyomatosis）英文简称"LAM"的谐音，每100万女性人口中只有5人患病。"蓝梅姐妹"也是蓝梅病友之间的昵称，病友们自发组建了"蓝梅罕见病关爱中心"。2018年，LAM被列入国家首批罕见病目录。

由于肺部的弥漫性囊性改变，患者的肺功能逐渐下降，会出现程度不同的呼吸困难，也非常容易因肺部囊泡破裂出现气胸。如何对蓝梅病友进行有效的康复治疗是一个亟待解决的医学难题。

由于发病人数稀少，罕见病又称为"孤儿病"，缺医少药是常态，给患者带来巨大的精神压力。有不少病友在诊断为LAM后生活小心翼翼，担心肺大泡破裂，担心疾病进展，不敢有轻微的运动。久而久之，患者的运动能力可能会进一步下降，生活质量受到严重影响。由于患病人群为40岁左右的年轻女性，我们在选择康复方案时很自然地就想到瑜伽。瑜伽倡导的健康生活方式与呼吸训练或许对患者的康复有积极作用。而且，瑜伽习练亦能提高机体对低氧状态的耐受能力。瑜伽，或许是一个解决方案。

这些想法在遇到祖亦老师后才碰触了火花。作为国内资深瑜伽老师，祖亦长期研习古典瑜伽，在体位法、呼吸控制法和唱诵法等多个方面都有深入研究，对在病患中开展瑜伽康复研究非常有兴趣。2017年初夏，我们决定开展一项正规的临床研究，探讨瑜伽康复对于蓝梅病友是否有益和安全。

这个临床试验与我之前开展过的研究大不相同，也面临很多此前不会想到的问题，比如：第一，由于疾病非常罕见，能否在北京召集到足够的病友加入研究中？第二，没有研究经费怎么办？第三，没有练习场地怎么办？还有一些技术问题，如研究方案的设计、对照组、研究的安全性、研究团队组建等，都需要我们一一考虑。

我们首先在北京的蓝梅病友中发起调研，重点了解病友是否有兴趣参加，是否能够坚持参加，以及是否愿意众筹开展研究。出乎意料的是，病友对此项活动表达了浓厚的兴趣，并对长期习练和众筹经费颇具信心。因此，我们迅速组建研究团队并完善了详细的研究方案，国际部刘薇护士长推荐了有丰富研究经验的李香风护士长担任项目总监，负责项目的协调与开展。康复科的陈丽霞主任派出了张路医生具体负责运动心肺康复的评估。瑜伽习练组、医护和对照组三个团队迅速组建。

从瑜伽习练馆的选择，到场地所需的新风设备、备用氧气机，再到受试者佩戴的运动手环等，都得到社会各方的慷慨资助。科研经费采用了众筹的方式，主要由参加者自助募集，同时得到协和医学基金会LAM/TSC罕见病专项的支持。

为了更好地介绍项目要求、完善研究方案、了解病友需求，我们先组织了一次线下活动，大家情绪高昂，积极筹备。研究方案在反复讨论中逐渐完善，并决定以非随机对照研究的方式招募26位符合条件的受试者，开展为期6个月的研究，并请负责LAM队列研究的徐文帅博士负责研究过程中的评估和数据采集。研究方案经过答辩，获得了北京协和医院伦理委员会的批准，并在国际临床试验网站登记注册。

2017年8月，蓝梅瑜伽项目正式启动。

这个项目从想法到实现能够如此快速开展，必须要感谢蓝梅病友的大力支持，病友的参与度非常高，共计13名LAM患者参加了瑜伽组，另外设置13名年龄匹配的对照组，本地患者已不够，遂邀请了部分京外的病友加入。她们参加的这项研究不仅对她们自身，乃至对全国及全球的LAM患者如何康复都可能产生潜在影响。

　　瑜伽老师祖亦根据患者的疾病和生理特征专门设计了习练课程。祖亦告诉参加项目的病友："蓝梅犹如一颗带刺的玫瑰，一不小心就会划破衣衫，划伤皮肤，但或许，那是让我们去发现、去获得多彩的体验和自我认知，去检视生活中忽视的内容。要相信自己的身体与生俱来的自愈能力，只要我们相信，就没有必然的结局，只有无限的可能。"

　　参加蓝梅瑜伽的病友也确实发现自己在发生变化。大部分患者并没有瑜伽习练的基础，她们对自己的进步非常高兴。有些之前不敢活动的病友发现自己的活动能力提高了，这令她们十分惊喜。在整个项目中，病友们并没有出现严重低氧、气胸或其他并发症。一位病友非常赞同瑜伽老师说的"瑜伽是一种生活"，她平时在呼吸时会主动调整节奏，在看电视时也会不自觉地盘腿坐，并能针对自己的身体状况选择相应的体式，让身体的疲劳得到缓解。通过瑜伽，她获得了一种照顾自己的新技能。和内心相处，和自己对话，激发自己的潜能，复原生命能量，这是参加者共同的体验。而病友们的共同习练也让大家感受到相互关爱的力量。

　　参加蓝梅瑜伽的病友在24周的研究项目中，每周集体上课1次，平时需要完成每周≥2次，每次>30分钟的习练。日子在不经意间悄悄流过，转眼就到了相遇瑜伽的第100天。项目组专门邀请了有"摄影家教授"之称的北京协和医院普内科陈嘉林教授，为大家拍摄了

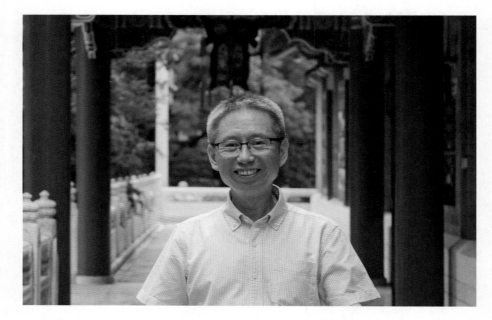

一组美美的照片，记录下大家阶段性的小小成绩。这一天，病友是主角，医生和志愿者团队化身导演组、化妆师、灯光师、场地指导，还有瑜伽老师进行专业动作指导。

2017年9月，国际罕见病大会在京举行。前来参会的美国LAM基金会主席Sue Sherman女士，美国LAM研究专家Francis McCormack教授和Bruce Trapnell教授悄悄来到正在进行瑜伽习练的现场。他们都是中国的老朋友了，多次到访过中国，对推动中国罕见病临床治疗、研究和病友团队建设给予了极大的帮助和支持。蓝梅病友在国际罕见病大会期间专门举办了一个全国蓝梅病友大会，来自国内外的专家与病友们进行了深度交流。

　　2018年2月，为期6个月的蓝梅瑜伽项目顺利完成。一场隆重的结业典礼留下了深深的不舍和深情的回忆，当回顾短片《陌上花开》的音乐响起时，我就想，研究结果已不那么重要，参加者的诸多收获并不是各项事先设定的研究评估指标能全面反映的。

　　正如蓝梅姐妹们所说，这一期的蓝梅瑜伽虽然结束了，但和瑜伽结缘的缘分才刚刚开始。

　　我也没有预料到，这个团队不仅没有解散，反而又延续开展了长达两年的活动，直到2020年1月20日才正式结束。

　　在最初6个月的临床研究结束之后，我们安排了更加灵活、丰富的内容。除了瑜伽，艺术、美食、书法、中医、康复等各类讲座依次开讲，这些都是为了让病友的生活变得更美好。2018年4月5日，"一人一故事剧场"（蓝梅剧场）邀请了非常专业的高仔贞老师做专业指导，通过戏剧方式让大家敞开心扉、分享感受、共同成长，带来了不一样的感受和体验。

　　在长达两年半的"蓝梅瑜伽"活动中，蓝梅病友、瑜伽老师团队、医生团队和志愿者团队紧密配合，为蓝梅病友的康复带来了一种新的方法，即以传统瑜伽习练为主要内容的综合性康复。"蓝梅瑜伽"的研究论文已经在国际医学期刊发表，在6个月的研究中，瑜伽组较对照组在运动能力上有显著提高。蓝梅瑜伽项目提示我们，对于总体上缺医少药的罕见病，瑜伽可以作为康复治疗的一个选择，使患者在身体和精神上获益。

在大家的共同努力下，"蓝梅"这朵美丽的花，终将展现出勃勃生机。

作者简介

徐凯峰

北京协和医院呼吸与危重症医学科教授，博士生导师。

主要研究领域是呼吸系统罕见疾病，包括淋巴管肌瘤病（LAM）、肺泡蛋白沉积症（PAP）和囊性纤维化（CF）等。2010年在北京协和医学基金会设立LAM/TSC罕见病专项基金项目。2019年发起成立中国罕见病联盟呼吸病学分会并担任主任委员。

18

心怀悲悯，利剑常悬

苗齐

- 我眼中的心外科大夫，恰恰应该在那悬剑下成长——在某一次失败中猛地瞥见它，在一次又一次的挑战中逐渐敢于抬头审视它，直到后来，慢慢习惯了它的存在，如此便是把这利剑常悬在心中了。

让我们从一个非常熟悉的问题开始——为什么选择心脏外科？

　　这是一个年轻时常常被他人问起，一路走来反复叩问自己，招生时又频频拿来"拷问"学生的问题。最近提起这个问题，我脑中就会浮现出波兰心脏外科医生Zbigniew Religa和他的病人Tadeusz Zytkiewicz在手术室的那张合影。照片中，61岁的Zytkiewicz刚刚和Religa医生共同经历了一台长达23小时的心脏移植手术。Zytkiewicz躺在手术床上，在药物作用下安静地睡着，口中插着气管插管，身上接满了动脉、静脉通路，地上放着盛有血性引流液的引流瓶。床边的小板凳上，坐着他的主刀医生Zbigniew Religa。医生眼里流露出掩藏不住的疲惫，然而皱紧的眉头间却写满了焦虑和警觉。这张深深印在我脑海中的照片，如今看来无非两个词，一曰"悲悯"，一曰"恐惧"。

　　去年七月，一个19岁的女孩儿由东北转诊来到协和医院。她从1个月前开始反复出现全身水肿，肾功能迅速恶化，利尿剂不断加量依然疗效甚微，迅速进展的病情让女孩儿无法平卧，开始整夜喘憋。与此同时，她的脾脏增大、功能亢进，血细胞变得越来越少。

来到协和医院的第一天，警觉的内科同事就为这名患者完善了血培养和心脏超声，果然，6小时后血培养报警，心脏超声发现了室间隔缺损，心脏的四个瓣膜无一例外地附着有大量飘动的赘生物——这是一例非常隐匿且进展迅速的感染性心内膜炎。尽管女孩儿完全没有发热病史，但全身的感染已导致肾功能和心功能迅速衰竭，血液系统的受累也让她的身体一天比一天脆弱。我见到患者的时候，她的血小板已经下降到了15×10^9/L。

复杂重症感染性心内膜炎是协和医院擅长的疾病，多年的经验告诉我，患者的全身情况已经濒临崩溃，而心脏的感染是造成一切的元凶，只有及早手术，才能拯救这条年轻的生命。

手术当天，患者不仅全身水肿、组织糟脆，严重的贫血和血小板减低甚至让她从病房到手术室的转运路上都充满了风险。所幸，女孩儿的母亲在听完我对病情的讲解后，充分地支持手术。在紧急输注了2个单位血小板之后，手术开始了。手术过程相对顺利，布满心脏的赘生物被清除，室缺被修补，四个瓣膜中两个被置换，两个被修复。术后，女孩儿在重症病房经历了1周的血滤脱水。由于手术及时，患者本人也很年轻，她的肾功能被我们成功地挽救了回来。在转回内科病房后不久，女孩儿的母亲高兴地打电话告诉我们：

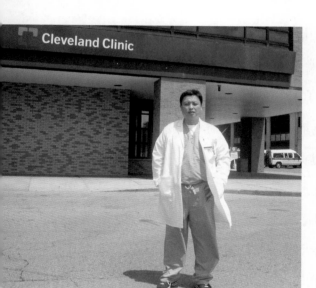

"孩子不再水肿了，她又变回了原来那个小瘦人儿。"

从事心脏外科工作30余年，我一直对协和医院这个平台满怀感激。心外科是相对年轻的外科，也是充满了风险的外科。30多年来，我曾为91岁的患者做冠脉搭桥手术，为被数次宣布无手术机会的先天性心脏病成人完成手术矫治，为巨大心脏肿瘤循环梗阻的患者完成原位自体移植……我深知，自己能有机会和条件去挑战这些高难度的手术，离不开医院平台的支持。除此之外，或在门诊，或在急诊，每次与这些已经被各级医院宣判"死刑"的人见面后，我总会感到深深的怜悯和不甘，这样的情感驱使我在深夜一次次打开电脑，查阅文献，试着去为他们找到手术的机会，争取生存的可能。这样的经历多了，我才明白，驱使我选择心脏外科和支撑我坚持下去的重要原因之一，是谓悲悯。

最近带学生上台，他下来总爱问我："您上台前，心里到底有多少种手术计划？这样那样的思路，是提前规划好的还是临场应变呢？"我也说不清，最后就告诉他："是前一天晚上做梦想的。"我说这句话时看见学生眼睛里的不解，遂又补充了一句："你才上手不久，恐怕做的还都是些美梦。"

　　同样是几年前，新疆边防线上拉回来一个年轻小伙子，纵膈恶性肿瘤，已经做过一次手术，现在复发了，肿瘤长满了左心房，侵犯了二尖瓣，占据了左肺门和部分左胸腔。因为是现役军人，部队坚决支持手术，小伙子和家人也告诉我："就算是死，我也要做。"于是，第二次开胸，一点点分解粘连的心包腔，我发现肿瘤已经侵犯到了左心房的后壁，于是决定进行原位自体移植，切断心脏所有的血管，离断左房后壁，将心脏捧出放进冰水里，继续仔细分离肿瘤。到达左肺门时，我发现左肺门血管已经被肿瘤完全侵犯无法分离，于是用最快的速度又完成了左全肺切除。将心脏重新植入心包腔后，发现下腔静脉长度不足，遂再次降温停循环，成形了下腔静脉。心脏复跳以后，漫长的手术时间让心脏和右侧残肺暂时不足以维持全身的循环，凝血功能也难以维系，只得置入ECMO辅助、纱布填塞左胸腔和纵膈腔后临时关胸。患者被送回重症病房，术后的48小时内，因为肝功恶化、凝血无法纠正，持续出血，患者反复经历了3次开胸、取纱布、止血的尝试，却仍难以扭转局势，最后患者家属选择了放弃……

　　这样沉痛的手术经历在心脏外科很多，我甚至觉得记忆中是失败的教训要多过成功的经验。乃至夜里做梦时，梦中常出现各种失控的场面。早年做手术，对患者术后能否平稳没有十足把握，我习惯搬着小板凳在床旁时刻盯着，直到去年首次为靶向药物逆转后的先心病艾森门格患者做手术时也依然如此，以至于协和医院外科一直都有"小板凳"的传说。早些年，我还不知道Religa的照片，后来看到照片里Religa坐在Zytkiewicz床旁的小板凳上，两手交叠，眉头紧皱，我这才知道，这无非是心脏外科大夫正常的状态罢了。

人们都知道达摩克利斯之剑的故事，可很少有人知道，达摩克利斯只是个体验了一天叙拉古僭主身份的阿谀奉承者。常年在那柄悬剑下生活的，是真正的僭主狄奥尼修斯二世，而虚伪的达摩克利斯，只看了那剑一眼便抛下王位落荒而逃了。我眼中的心脏外科大夫，恰恰应该在那悬剑下成长——在某一次失败中猛地瞥见它，在一次又一次的挑战中逐渐敢于抬头审视它，直到后来，慢慢习惯了它的存在，如此便是把这利剑常悬在心中了。

作者简介

苗齐

北京协和医院心脏外科主任，主任医师，教授，博士生导师。

长期致力于心血管外科临床、科研、教学等工作，独立完成心脏及大血管手术4000余台，包括复杂先心病、冠心病、瓣膜疾病（包括二次、三次瓣膜手术）及主动脉疾病等，其中二尖瓣修复率、感染性二尖瓣反流的二尖瓣修复率均达到国际一流水平。

第一作者或通讯作者发表研究论文23篇，其中SCI论文13篇。

19

爱不罕见，只因有你

张玉石

- 有人说"世界上只有一种病"，但我更相信，世界上还有一种良方，那便是家人的爱。

我是一名泌尿外科医生，从事罕见病结节性硬化症的研究与治疗已经有十五年的时间了。十五年来，见过了很多悲剧，也经历了很多喜剧，悲剧的原因各有各的不同，但诠释喜剧的注脚却总是一样的。有人说"世界上只有一种病"，但我更相信，世界上还有一种良方，那便是家人的爱。

2017年8月初的一个休息日，酷热的骄阳晒得树叶都打了蔫儿。多年来，我一直有在休息日把电话由震动调整到最大铃声的习惯。那一天的午睡便被刺耳的电话铃声吵醒。顾不上家人抱怨，连忙接起这个从四川打来的电话：

华西医院泌尿外科教授遇到了一名结节性硬化症患者，其肾脏血管平滑肌脂肪瘤不仅数量多，而且很大，治疗上比较麻烦，想请我帮忙协助治疗。挂断电话，我的内心深处闪过一丝担忧。从朋友介绍的病情来看，患者的情况肯定属于罕见病，治疗过程恐怕旷日持久，而这个过程往往会耗尽患者对治疗的信心。

　　几天后，我的门诊迎来了这样一对父女。父亲脸上刀刻斧凿般的皱纹展示着他的沧桑，女孩儿大约二十出头，脸上有血管纤维瘤激光手术治疗的痕迹。尽管刻意用头发遮挡，还是能非常明显地看到一个隆起的斑块影。这位父亲果然干练，言简意赅地介绍了女儿之前的治疗过程和目前的情况：腹部CT检查提示双肾多发巨大的血管平滑肌脂肪瘤，诊断结果很明确，是一种和TSC基因突变有关的罕见病——结节性硬化症。

　　这是一个涉及全身多器官、多系统的病症，治疗是一场浩大的系统工程，恐怕要几进几出医院。最关键的是，对于在此期间患者会出现怎样的状况，我们并没有十足的把握。不过，患者家属的理性与平静无疑增强了医者的信心，很快我们便确定了治疗计划：先住院，全面评估检查后再制订治疗方案，并做好持久战的心理准备。

　　这是女孩儿第一次在协和住院，看得出她的心情很不好，脸上很少看到笑容。这位父亲始终陪在女儿身边，无论和医生交流结果如何、无论女儿的心情如何，他的语速都始终如新闻播报一样稳定。虽然他已经知道全院会诊结果，治疗方案首选口服MTOR抑制剂治疗，希望通过药物控制肿瘤直至缩小，从此走上一条漫长而结果未知的道路，但从他眼神里流露出来的情绪，似乎时刻在告诉女儿："别紧张，一切有我呢。"

迅速治愈疾病是医者和患者的共同愿望，很无奈，在与病魔斗争的过程中，有时候我们只能暂时选择等待。

出院后，女孩儿的父亲时常与我联系，内容大多是用药反应和后续治疗方案。其间，患者曾经有一次出现了与药物相关的并发症，甚至进了ICU病房。回看当时的聊天儿记录，我能感受到一个父亲的担忧，但更多的是信心——他始终坚信自己的女儿能够战胜病魔，和从前一样露出青春的笑容。

2018年12月，父亲带着女儿再次住进了泌尿外科病房，患者此时更加沉默寡言，表情说不上哀伤，就是一言不发不带任何情绪地在病房内坐着。除了和医生交流必要的事情，这位父亲时时刻刻陪在女儿身边。每次我介绍完病情和方案，女儿的第一个动作都是望向父亲，似乎想汲取一些力量，而父亲的眼神中总是传递出决心与坦然。每次对视后，患者的情绪总能舒缓一些，偶尔嘴角也能勾出一丝笑意。我想，这种情感的交流一定给了女孩儿很大的支持。

根据本次入院检查的结果，我们提出可以考虑手术。这一次，我和女孩儿的父亲单独谈了半个小时，交代了药物治疗的结果和手术的风险。目前药物治疗不理想，有效的治疗方法便是手术。但是女孩儿双肾肿瘤都很大，而且多发，术中出血、漏尿、切肾的风险都很高，属于非常规手术，需要医患共同努力。

父亲显然对即将到来的风险没有心理准备，他的眼神非常罕见地变得惊慌，甚至让人感觉有些无助。直到第二天查房的时候，他才告诉我们他的决定："那就手术治疗吧，但是要过三四个月后再做。"这让我多少有些不解。

时间像往常一样流淌，出院后，这位父亲几乎每天都在和我交流，咨询手术的各种问题：孩子的手术是微创手术吗？是腹腔镜吗？双肾同时做还是分次做？做完手术还用吃药吗？有时候，他甚至能对手术方案提出一些专业性建议，可见对治疗有多上心。

对医生来说，既然条件成熟就希望完成手术。可面对我的再三询问，父亲却总是回答"我和孩子商量"，一时间我更加奇怪。

直到2019年7月，这位父亲在微信中问我："做手术是七八月份好还是天凉快一些好？手术前要停药吗？"我立刻回复："手术随时可以做，术前停药两周。"这一次，他终于下定了决心："那我们把剩下的一点儿药吃完后去手术。"

2019年12月23日，这对父女如约来到协和，算起来这已经是他们第六次住院，我跟这位父亲也成了好朋友。此时看这位父亲已经了解并接受了手术方案的风险，他对我说，女儿喜欢旅游，曾经梦想环游世界。这几个月带着女儿去了很多她想去的地方，时时刻刻陪着她，陪她看世界，陪她走过这一程，"万一手术有什么问题，孩子怕是再也不能旅游了"。

谈及这些的时候，女孩儿父亲的语调已经很平静，我看到了他的坚强，看到了他直面最坏结果的勇气。面对重症，任何一种治疗方案都有风险，这很无奈，父亲的态度不仅稳定了患者情绪，也是对医者最大的尊重和支持。

术前查房时，女孩儿的父亲说："这次彻底决定做手术了，孩子就交给你们了，谢谢!"

2019年12月30日，女孩儿在父亲鼓励的目光中被送入手术室。手术很成功，历时近3小时，切掉大部分肿瘤后右肾完全失去了正常形态，经仔细小心缝合方才成形。当然，这样一个非常规的复杂手术，有时术后的问题我们也很难预料。果然，术后5天开始引流偏多，有些漏尿，并且出现了发热。此前的治疗中，患者曾因为并发症进过ICU，对发热非常恐惧，家属也显出了慌乱。这位父亲时刻不离地守在女儿病床前，在举手投足间鼓励着自己的孩子，与孩子共同面对病魔。终于，经过一一对症处理，患者病情一点一点地好转过来。

尽管住院时间延长了，春节前父女俩没有办法出院，但女孩儿和她的父亲在协和医院过了一个畅快、温馨的春节。2020年1月27日，正月初三，女孩儿顺利出院，此时的她露出了久违的笑容，父亲的情绪也是抑制不住地兴奋。

冬天即将过去，春天还会远吗？

由于新冠肺炎疫情的影响，父女二人在2020年6月才第七次来到协和门诊，准备左肾手术。女儿笑靥如花，第一次主动地和我打招呼，嗓音中透着一种青春特有的气息，仿佛要面对的不是一场手术，而是一次期待已久的聚会。我特意看了父亲一眼，这一次他选择站在了女儿身后，让女儿自己和我交流。当然，这一次我传递出的是希望，这份希望把女孩儿的青春之火再次点燃。我也注意到，父亲与一年前相比身材已明显消瘦，头发变得花白，唯有那对眸子闪闪放光。

即便对我来说，这种结节性硬化症也是罕见病，整个治疗过程历时近四年、八次住院（仅协和）、两次手术，父亲陪伴着女儿、带领着女儿，终于把到协和的求医之路变为一次通往快乐的旅程。
2021年2月12日，父亲又给我微信发来了新年问候，我也深深地祝福
这对父女："爱不罕见，只因有你！"

作者简介

张玉石

北京协和医院泌尿外科副主任，主任医师，教授，博士生导师。

中华医学会泌尿外科学分会机器人学组委员，中国抗癫痫协会结节性硬化专
业委员会委员，中国医师协会泌尿外科分会肾上腺高血压外科协作组副组长，北
京医学会泌尿外科学分会委员，北京医学会泌尿外科学分会肾上腺学组副组长。

2012年评为"北京地区优秀中青年医师"。

20

On Call 24小时

支玉香

● 他们是我最牵挂的人，也是"离我最近的人"——当水肿急性
发作时，患者或家属可以立刻打电话给我，我会帮助判断病
情，指导他们就近就医。

又是一个不眠夜。

昨天晚上7点多，手机显示遗传性血管性水肿（Hereditary Angioedema，简称HAE）患者的来电，我立即心头一紧：发生什么事了？若没有急事，小田（化名）一般是不会打电话的。

刚接起来，电话中就传出了小田母亲焦急的哭喊声："支教授，我家孩子没有呼吸了，怎么办呀，快救救他，怎么这么快，也就10来分钟啊……"

小田和他的妈妈此时已在120急救车上了，我想让医生接电话，可对方正在分秒必争地进行抢救，已无暇顾及。

我一直没有挂断电话，一边了解病情，一边安慰着小田的妈妈。说话间，急救车到达一家医院的急诊，我立刻请接诊医生听电话，并与其沟通病情。医生迅速施行了急救措施，进行气管切开。然而，形势不容乐观——"孩子没有意识，没有自主呼吸，暂时靠呼吸机支持。"

17岁的小田患有遗传性血管水肿。这是一种常染色显性遗传病，患病率约为1/50000。该病的主要表现是反复发生的皮肤水肿，比如四肢肿、颜面肿等，也可以表现为反复黏膜水肿，比如喉头、胃肠道黏膜水肿，患者可能出现剧烈腹痛、呕吐。

对于这类水肿，目前国内的预防用药主要是弱的雄性激素达那唑，但由于药物有一些副作用，临床上患者常常会擅自停药——危险由此发生：一旦停药，患者或将面临急性水肿如喉头水肿的风险，若救治不及时，可能引起窒息！

电话那端的小田正是发生了喉头水肿，情况危急。

年轻的小田已经是我的老朋友了。三年前，他在我们变态反应科被诊断为"遗传性血管水肿"。我们再三叮嘱，一定要长期服药，预防水肿发生。

起初，小田是按时服药的。可由于病情控制良好，没有水肿发生，小田的妈妈因为工作忙，就疏忽了孩子的服药情况。在这次急救以前，小田停药已有一段时间了，结果导致了严重的喉头水肿，被120急救车送到附近医院……

挂了电话，我的心里既担心又难过。因为心里一直放不下小田，这一晚，我又联系了两次当地医生，可得到的回复依旧是："患者意识不清，还是没有自主呼吸，靠呼吸机支持。"我守着电

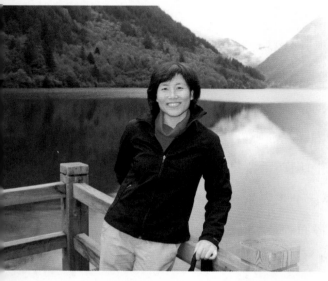

话，在等待新消息的过程中迷迷糊糊地睡着了。

第二天一早，我忍不住拨通了小田母亲的电话，得知孩子的情况和昨晚差不多。我爱人和孩子也关心地问我："昨天的小患者好些了吗？"虽然他们都知道，出现喉头水肿的患者，恐怕没那么快恢复，但还是忍不住一再地追问，期盼孩子能够平安康复！

遗传性血管水肿比较少见，当地医生多数不太了解。说起我从事HAE诊治的初衷，需要特别感谢我的博士导师张宏誉教授。中国第一例遗传性血管水肿患者就是张老师在1980年诊断的。此后，他陆续诊断和救治了很多HAE患者，在他们身上倾注了大量心血。

2000年，我在北京协和医学院读博士期间做的课题就是遗传性血管水肿发病机制的研究。多年来，我一直跟随张教授在该领域不断深耕。2015年的初冬，张教授在一次出差前，特意将3名近期复诊的遗传性血管水肿患者的病历交给我，并叮嘱说，过几天这几名患者会来医院找我复诊，希望我能为他们提供帮助。可3周后，不幸发生了，张老师永远离开了我们……我去送了张老师最后一程，并许下一个承诺："请张老师放心，我一定不辜负您的期望。我会像您一样，继续关爱呵护这些患者。"

为了履行我对张老师的诺言，我联系了所有自己经手过的患者，为他们建了一个群，并在社会各界的支持下成立了中国遗传性血管水肿关爱中心，取名为"雨燕血管水肿关爱中心"。

因为遗传性血管水肿相对罕见，常被误诊误治，而患者的水肿常常会毫无征兆地发作，甚至因喉头水肿而危及生命。为了让他们无论在何时何地都能得到有针对性的治疗，我将自己的手机号告诉了每一个被诊断为HAE的患者，并为了他们24小时开机。

现在，我们中心这类患者越来越多，目前已接诊500多例。我担心自己记不清他们的名字，就在通讯录中备注了一个个"HAE"。他们是我最牵挂的人，也是"离我最近的人"——当水肿急性发作时，患者或家属可以立刻打电话给我，我会帮助判断病情，指导他们就近就医。如果当地医生不了解这个病，我会迅速与其沟通并给出急救建议。在这里，也特别感谢全国各地医生同道们的大力支持和配合。

随着通讯录上的电话号码越来越多，我的牵挂也越来越多。我总在想，如何才能避免HAE患者因漏服或停服药物造成喉头水肿发生？是开发一个软件，专门用于提醒患者按时服药？还是提高随访频率，以便尽早发现停药情况，尽早纠正？无论如何，遵医嘱服药都是至关重要的，这也是在医生的24小时守护之外，唯一能够帮助患者的方法。

因为工作繁忙，亲戚朋友的电话有时会漏接，但这些带有"HAE"标志的患者电话，我却不能错过。就连我的家人也和我一样着急，他们从不抱怨在半夜被电话吵醒，只要看到手机屏幕上的"HAE"，就会催促我赶快接电话，因为他们知道，这是我的患者在向我求救，因为在电话那头，连接的是生命……

作者简介

支玉香

北京协和医院变态反应科主任医师，教授，博士生导师。

中华医学会变态反应分会副主任委员兼秘书长，中国医师协会变态反应医师分会常委兼秘书长，中国医疗保健国际交流促进会过敏科学分会副主任委员，中华医学会变态反应分会过敏性疾病特异性诊断和免疫治疗学组组长，《中华临床免疫和变态反应杂志》编委。

主持国家自然科学基金、北京市自然科学基金等项目，2019—2020年度以第一作者或通讯作者身份发表SCI文章11篇，总影响因子40.5分。

擅长疾病：荨麻疹、血管性水肿、过敏性鼻炎和哮喘、湿疹、食物过敏等常见过敏性疾病的诊治，以及遗传性血管水肿、过敏性休克等疑难、罕见病及重症过敏相关疾病的诊治。

21

向阳而生

戴晴

- 不是每一个孩子都完美无缺，有一些小的缺陷，并不代表他们没有出生的权利，而我们应该用更准确的专业知识来帮助他们。

开诊的时间到了，我像往常一样坐在超声机前。这时，进来一位看上去很年轻的孕妈妈，大概中孕的样子，满脸愁容。

"您是什么情况？"

"说孩子只有一个肾脏，从怀柔转诊来的。"

每周四下午是我的产科超声会诊时间，来做检查的孕妇都是从其他医院转诊过来的。

我一边仔细检查着胎儿的情况，一边与孕妇交流："孩子有一个肾脏的确没有显示。"交谈中，这名孕妈妈一直很焦虑，不愿说话，流露着想放弃的意思。我安慰道："你别太担心，大多数情况下，如果不合并其他问题，一个肾脏将来也是完全可能正常生活的。""那怎么行？"她一直阴沉着脸，反问我，那意思好像在说你怎么能保证孩子未来会没问题呢？

"别着急，我会将超声能看清楚的结构都仔细看明白。再看看有没有可能是肾脏异位到盆腔。"因为她的妊娠才二十一二周，胎儿肾脏与肠管回声相似，如果异位到盆腔，不是那么容易看得到。

　　经过仔细观察，果然发现胎儿的一个肾很可能是异位到了盆腔，这样的话可能就属于正常变异，不是孤立肾了，有其他异常的概率就小多了。我兴奋地告诉她，并嘱咐她两周后再来找我复查确认。

　　这名孕妈妈将信将疑，但离开诊室时，她的脸上已经有了一丝笑容。两周后复查，图像更清晰了，诊断趋于明确，她脸上的笑容也多了起来。在后来的晚孕期，她又复查过两次，眉头已经完全舒展了："我第一次来的时候，真的差点儿放弃孩子。特别感谢您，谢谢您耐心细致的检查和开导。"

　　我还记得她那轻松的笑意。后来同事电话随访，孩子出生后一切都好，我听到后备感欣慰。真好！又一个孩子迎来他的人生旅程，希望他向阳而生。

　　是的，"希望更多的孩子能够向阳而生。"这是几年前一位了不起的妈妈发给我的短信留言。

　　做妇产科超声的医生，是千千万万个生命发育的见证者，透过超声仪器，我们看到一个生命从几毫米、绿豆大小的小芽，一步一步成长为一个完整的胎儿，能看到胎儿在心脏形成之前最早的原始心管的搏动，作为见证一个生命最初心跳的人，这真的是很神奇的事情。几十年前，正是因为实习时从超声仪器上看到了胎儿在妈妈肚子里自在活动、心跳有力的生命画面，这神奇的一幕，引导我毕业后走上了超声医师之路，也促使我后来选择了妇产超声作为亚专业。

妇产超声的责任和压力都是非常大的，在不少情况下，超声的检查结果可能就决定了胎儿的去留，责任之大可想而知。尽管超声技术已经有了很大进步，但隔着肚皮观察，仍然有不小的局限性。但现在准妈妈对超声的期望值越来越高，这样的压力，加上产科超声难度又较大，这些已经让我们的一些年轻同行都不敢选择产科超声了。

一方面，我们的责任是尽早发现可能存在的异常，降低严重出生缺陷；另一方面，我们也要小心判断，避免对不该引产的胎儿进行引产。作为一个干了几十年妇产科超声的影像科医生，我对"如履薄冰，如临深渊"这句话的体会尤为深刻。

我们都可能经历失败，从失败中吸取宝贵的经验与教训。认真、细致加上过硬的专业本领，才可能使我们在面对有问题的胎儿时做出更准确的判断。而每一次成功，又会反哺我们，给予我们信心与养分，这其中，那位发给我短信的了不起的妈妈的鼓励，一直犹如一股暖流，温暖着我前行。

记得那是一名怀孕五六个月、知性而文静的女性，因为发现胎儿有唇腭裂找我复查。我先给胎儿做了细致的检查，发现孩子的确有唇腭裂。评估了一下唇腭裂大致的程度后，我与这位孕妈妈交流起来，得知她在来之前已经去过几家医院，有的医生建议她放弃，她在纠结中。

想到胎儿也是孕妈妈肚子里的一个生命，我再次仔细观察了胎儿的面部，认真与孕妈妈交流了我的想法——我认为，孩子的唇腭裂应该不是那种非常严重的情况，属中度的可能性大。对于这类唇腭裂的孩子出生后的治疗，已经有比较成熟的办法了。我建议她近期去咨询一下口腔科的相关医生。对方欣然接受了我的建议。接下来的几个月，她又来做过几次产前超声检查，基本上明确了诊断。

孩子出生后，她给我发来信息："戴老师，谢谢您在我们走投无路的境地给予我们温暖。您专业精湛的医术和医者仁心，让我信

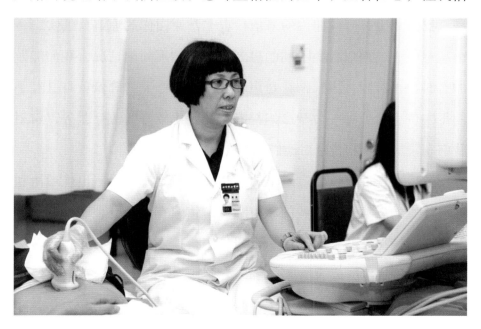

赖、依赖，没有陷于悲伤，而是向前走，努力了解更多治疗信息。所有感激，铭刻于心。这个孩子能够遇到您，是他无比大的福气。每次告诉孩子是请您做检查，都能摸到他很开心地滚来滚去，我觉得他懂。唇腭裂的治疗，就我查询的信息，目前在医学界已成为较成熟的序列治疗，手术效果值得期待。除美国微笑列车基金会、李嘉诚基金重生行动、嫣然天使基金等为贫困家庭提供手术费用外，常规手术费用一般家庭可以负担，不是太大的数目。每个孩子都不完美，只要健健康康就好。唇腭裂是可以通过手术解决的问题。您在产科超声界地位崇高，希望因为有您，更多类似情况的妈妈选择留下宝宝，类似的胎宝宝有幸能够向阳生长。"

我回复说："谢谢你的来信！也非常谢谢你的理解！其实，一个超声医生，面对各类不同的患者和孕产妇不同的情况，我们能做的有时也很有限。因长期在超声临床一线工作，的确希望自己经手的每一位患者、每一位孕产妇都能够得到比较好的医疗服务，希望我们有限的知识和技术对他们能够有所帮助。"

她后来告诉我，宝宝是个男孩儿，非常淘气可爱。出生后协和儿科检查的唇裂数据与我的超声测量一致，有牙槽突裂。"孩子后续的治疗情况，我会及时向您汇报。您是孩子生命中的光，我希望他长大以后也能够成为像您一样的人。"

正因为有这样了不起的孕妈妈，有了她给予的鼓励和力量，才让我不断地进步，她又何尝不是我的老师？

不是每一个孩子都完美无缺，有一些小的缺陷，并不代表他们没有出生的权利，而我们应该用更准确的专业知识来帮助他们。

当然，医学有很多的局限性，不论是我们超声医师还是妇产科医师，谁也不能完全保证每一次的决策都是对的。但有一点一定是对的，那就是待患者如亲人的服务态度。因为这一点，很多的时候，我们能做的似乎很少，有时候又似乎很多。

记得有一名我需要一边检查，一边不时握着她的手安慰她的孕妇。她是一位经历过三次怀孕都有非常严重畸形不得不引产的孕妈妈，这次怀孕来检查胎儿时精神高度紧张。通过连续几周、每周一次的检查，确定孩子没有大的问题后，她紧张的情绪才逐渐放松下来。后来她顺利产下了她的第一个孩子。过了两三年，她又顺利地在协和要了老二，老二的产前超声也一直是我做的，两个孩子都健康、活泼。

还有一名交界性肿瘤患者，经历了多次肿瘤复发，多次怀孕、流产、试管婴儿的失败，最终成功拥有了自己孩子。多年来，她每一次做超声，无论是检查肿瘤复发情况还是怀孕后的产检，我除了认真检查之外，还不断鼓励她，从未停止与她的交流。看到这名孕妈妈历经千辛万苦终于生下孩子，真是打心眼儿里高兴。我相信妇科的潘教授也是一样的心情，无论是在这名患者的肿瘤手术，还是生产过程中，潘教授都给予了很多很多帮助。

我们与患者一同经历着痛苦的煎熬与胜利的喜悦，有时甚至是生与死的考验，虽素昧平生，又何尝不是胜似亲人的亲人？

几个月前的一个上午，我在病房超声出诊，平车推来了一位情况复杂的孕妈妈：37岁的高龄，有肺动脉高压、左心室肥厚等，多年不育，这次是通过试管婴儿成功怀孕的。现在孕21周多，因破水、先兆流产住院。很显然，对这名情况复杂的孕妇来说，如果这次要不上孩子，她很可能从此就失去了做妈妈的机会。

我认真地看着超声，"胎儿羊膜腔内几乎没有羊水，但胎儿大小与孕周基本上是符合的。尽管因为羊水太少，胎儿结构显示不满意，但至少可以判断没有结构上的严重问题。"

"您看过我就放心了。"孕妈妈柔声说。我拉起她的手，鼓励她一定要乐观一些、坚强一些。

就这样，每周三上午，这名孕妈妈都会准时来诊室复查，因为她破水后每天都在漏羊水，所以每次超声检查羊膜腔都几乎没有羊水，但每一次的超声测量，胎儿都在长大，与孕周也是基本符合的。孕妇和胎儿的顽强感动着我。

这样的情况持续了一个半月，前后给她检查过六七次，可以想象这一个半月，产科临床医生承受怎样巨大的压力，因为必须要尽最大努力保证孕妇的生命安全。

　　每一次来，她都会说："又见到您了，太高兴了，说明我又坚持了一周。"我说："是的，加油坚持住，你一定行，下周见。"

　　又是一个周三上午，我正在纳闷儿今天她为什么没有来。一名来检查的双胎妈妈告诉我："您知道吗？她生了，我和她住一个病房。""真的？""她昨天满28周，剖宫生了个女儿，母女平安，孩子现在在保温箱。"我说："那太棒了！"话没说完，我的声音已经哽咽，泪水夺眶而出，激动的心情溢于言表。

　　后来，又一个周三上午，她妈妈过来说产妇明天就可以出院了，一定要过来当面和我说声"谢谢"。"特别谢谢您每一次的鼓励与认真检查，孩子还待在新生儿的保温箱里，要长到4斤才可以回家。不过，现在一切都好。出生时只有两斤，是极低出生体重儿，真是不容易呀……"

　　我站起身来，紧紧拥抱了这位大姐，只说了一句"应该的"。是呀，是孕妇的坚持，是宝宝顽强的生命力，是现代产科与新生儿治疗技术的快速进步，让这个孩子能够平安地来到这个世界上，我做的其实很少。

　　上周四下午的门诊，与她同病房住过的那名双胎妈妈又过来复查超声。双胎妈妈告诉我，她们一直有微信联系，她的孩子昨天出院了，情况挺好的，已经长到4斤多了。真是好消息呀！给最后一位孕妇做完检查回办公室的路上，忙碌一天虽累了，但心情却是极愉悦的。

　　望着门诊大楼玻璃墙面透过来的缕缕阳光，想象着那一次次透过超声仪器看到过的孩子回到家后幸福的小模样，我的步履不由得轻盈起来。孩子，愿你从此向阳而生，茁壮成长！

▌作者简介 ♥〰〰

戴晴

北京协和医院超声医学科主任医师。

北京医学会超声医学专业委员会副主任委员，中国医师协会超声医师分会专家委员会副主任委员，国家卫健委全国产前诊断专家组成员等。

在临床一线工作37年，擅长妇产科、小器官、腹部的彩色多普勒超声诊断。历年来发表专业论文数十篇，参与主编、主译图书多部。

22

相伴、相助、相益

白纯政

● 医患之间的关系是一种特殊的关系，我们始终相伴、相助，这
  是人世间一种最为神圣的情缘。

目送最后一个病人离开诊室，伸了伸久坐而僵硬的双腿，遥望窗外西下的夕阳，心里满满的幸福感。从医40余年，门诊工作仍然让我乐此不疲……

　　作为变态反应科医生，除了遇到严重过敏反应的情况，我们的大部分时间没有心脏医生的"惊心动魄"，没有手术医生的"轰轰烈烈"，也没有危重症医生的"起死回生"，我们有的是"和风细雨""润物有声""细水长流"，这也已基本上表明了我们与患者相处的方式。

　　20世纪80年代初，我有幸进入北京协和医院，来到全国仅有的"小小"的变态反应科。大学期间，仅在免疫学里初学了免疫的四种分型，临床也没有开设专门的变态反应科，各科各系出现的过敏反应性疾病仅在绪论或各论中一提而过。一切都是崭新的。除了抓紧时间夯实理论知识外，更重要的是在诊疗工作时，用心钻研，在实践中学习。

变态反应疾病是一个与多基因遗传相关的疾病，是病人自身体质加之客观环境中过敏物质致敏而引起的发病。在门诊中，有不少病人向我们讲述，他们在进入特定的环境以及接触特定的物质时，往往会诱发过敏症状发作，如皮疹、打喷嚏、流鼻涕，甚至咳喘。因此，对于变态反应疾病来说，病因诊断就显得尤为重要。在患者的指引下，我们去过北京图书馆书库，去过皮鞋厂生产车间，去过面粉厂、粮店，还去过患者的卧室……在那里，我们收集了地面上、物品上沉积的灰土，粮食口袋底下的残留物，使用培养皿做空气曝碟。当我们在显微镜下看到肥硕的霉菌孢子、粗壮的霉菌菌丝，看到螨虫的残肢、卵及脱壳碎片，看到经培养而成活的成千上万的螨成虫堆积在一起呈现出橘红色的蠕动团块，看到形态相同而又各异的花粉颗粒，我们既惊喜又震撼。

患者是我们的老师，客观世界是我们的课堂，这大大丰富了我们的实践经验，使我们对中国北方城市、职业环境的气传过敏源谱有了初步生动、立体的图像。用医学专业的眼光重新认识日常的生活环境和生活元素，病因诊断即会逐渐清晰。这样的诊断思路让我们在门诊病历询问和书写规范上除了其他科室具有的"主诉""现病史""既往史"，还有具我科特殊性质的项目——"自觉诱因"。其中有患者对自己生活细节的重新认识和梳理，有医者

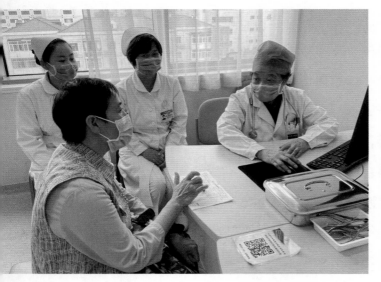

细微的关注等太多的内容。它是随着社会物质生活逐渐丰富而不断变化的。而这些宝贵资料的取得得益于医者对患者的尊重及患者对医者的信任。

正如变态反应科的老前辈文昭明教授曾说过的那样："在病因未明确前，医生是侦查员，患者是协助员；诊断明确之后，医生和患者是并肩与病魔做斗争的战友。"

变态反应疾病是终身疾病，大部分患者婴幼期发病，从婴幼儿开始呈现出"过敏进程"的特点，随着年龄增长及生活环境的变化，会有不同的表现形式，需长期管理，综合防治。在门诊，我们会遇到各年龄段的患者，从出生数月的婴儿，到少年、青年、中年甚至老年。一旦他们确诊过敏性疾病，我们将陪伴他们度过人生的许多年。

小潇潇来到我的门诊时只有5岁，由妈妈陪伴。她时常打喷嚏、流鼻涕，伴咳喘，经我们专业检查后，确定是螨虫和霉菌所致的过敏性鼻炎、过敏性哮喘。由于不接受脱敏治疗，我们共同选择了预防治疗及对症治疗。我耐心地告诉他们如何灭螨防霉，避免接触过敏源，并叮嘱小潇潇的母亲，每两三个月带孩子来复诊一次，指导各种药物的使用。

慢慢的，小潇潇上了小学。随着年龄的增长，她的复诊次数逐渐减少，疾病控制得比较理想。有一次暑假复诊时，她已经变成了大姑娘，从妈妈替她开药，逐渐变为小潇潇自己用短信向我咨询。现在，潇潇已经是一名大学生了，很少打扰她的"白阿姨"。尽管这种疾病无法"痊愈"，但却可以采取有效措施。我们相伴的这十几年，也是小潇潇不断好转的十几年。

优优就诊时才6岁，是一个花粉过敏的花粉症伴哮喘的小患儿，我们选择了脱敏治疗。此年龄阶段的小患儿自身免疫机制的发育还在逐步完善，许多因素会影响到疾病本身和脱敏治疗的进行，如感冒（感染）、花粉的飘散季节、乳牙脱落恒牙萌出、迎接考试精神紧张等。如期相约的复诊，频繁的手机微信联系，对症治疗药物种类、剂量及使用时限的调整，脱敏制剂浓度及剂量的调整，生活作息，体育锻炼，预防措施等都是我们沟通的内容。可以说，我们已经深入到患者生活的种种细节之中。小优优脱敏治疗已经两年有余，病情得到了较好的控制，也有了一定的用药经验，脱敏治疗已进入维持阶段。不知不觉，我们之间的感情也像亲人一样了。逢年过节，手机中"白奶奶""白阿姨""白大夫"的祝愿是那么亲切，这是对我最大的奖赏。

相伴相随、尽心尽力、良好的沟通是医患相处的模式，也是我们对于慢病的诊疗管理模式。变态反应疾病涉及多个传统学科，如儿科、眼科、耳鼻喉科、皮肤科、呼吸内科、消化内科、免疫内科等。变态反应疾病又被称为"富贵病""现代病""城市病"，发病率逐步上升，这对变态反应科医师提出了更高的要求和挑战。我们除了要熟知医学诊断学、病理学、治疗学外，还要具备孢粉学、真菌学、植物学、昆虫学、气象学的知识。除了要知道天然牛奶中的致敏成分外，还要知道添加牛奶的食品、制品（食物、药物等）种类以及各种奶粉的添加成分。除了要知道化妆品、洗涤用品、护肤品的类别外，还要大致知晓其含有的化学物质成分。除了要熟知变态反应科常用的药物和最新的治疗技术、生物制剂靶向药物外，还要知道各科疾病常用药物的不良反应和过敏反应……最重要的是将这些知识连接相融。进图书馆阅读期刊，上网浏览文献、资料，积极参加各种学术会议，已成为我们生活中的常态。

2020年突发的新冠肺炎疫情使人类世界的生活方式、生产模式、产业业态包括医疗的诊疗模式，都发生了巨大的改变。随着数字化、信息化的发展，医院开始了或进一步加强了远程医疗、线上医疗的工作。我们医院在各科设立了专科咨询电话，由科室内经验丰富的老大夫承担解答病人问题的任务。坐在白色的电话机前，虽见不到病人的面孔，但一根电话线将医患的心连接到一起。我们积极准备应对各种各样的问题，如疫情管控、挂号途径及方法、就诊前的准备、治疗中的问题、脱敏注射中出现的突发情况等，尽量做到"有问必答"。

在各种各样的询问中，最多的困惑是关于新型冠状病毒疫苗接种的问题。这对于我们来说也是一个新课题，需要我们查阅相关资料，咨询有关专家，耐心细致地解答患者的各种问题。当人们操着各地方言焦虑不安的语调变成了轻松的对话，在不断重复"感谢"的话语中挂断电话，我们的心里也得到了极大的满足。不懈的坚持为患者除病解痛的实践，不懈的自我提升，是我们能够成为既有爱心又有实力的好医生的法宝，这样我们才能不辜负病人。

医患之间的关系是一种特殊的关系，我们始终相伴、相助，这是人世间一种最为神圣的情缘。

▌作者简介 ♥⌇⌇⌇

白纯政

北京协和医院变态反应科副主任医师。

擅长儿童及成人的常见变态反应疾病的诊治，具有丰富的临床经验。曾任北京协和医院内科党总支书记、医务处副处长、改革办主任、特需医疗部副主任。现退休返聘变态反应科特需门诊、电话咨询门诊。现任中华预防医学会变态反应分会顾问。

23

伸出"援手"

林国乐

 想要看好病，扎实的专业功底是"一只手"，能与病人共情的心是"另一只手"，这"两只手"缺一不可。

"有时是治愈，常常是帮助，总是去安慰。"

帮助，是医患关系中不可或缺的一环。

在医疗技术高速发展的当代，病人与医生之间的距离反而有着越来越远的趋势——医生站在各式精密的仪器后，病人的各项指标以冰冷的数字形式呈现出来。当一切都能够被"量化"，恍惚之间，竟以为自己在维修一台机器。

然而，病人不是机器，而是有思想的人，此时，以病人为本的人文精神就显得尤为重要。

我曾经在门诊接诊过一个病人，是一位70来岁的老太太。她从进入诊室后便神情闪烁，嗫嚅不语。

"怎么啦？"我问她。

"医生……我吃了很多枣。"

我心想：难道是尖锐的枣核导致的肠穿孔？但是看她窘迫的表

情，又不像急腹症，感觉是另有隐情。

"然后呢？"我问道。

她面露尴尬之色，掏出了几份在外院诊治之后的病历，慢慢道出了她的经历……

原来，这位病人在食用了大量的枣之后，在直肠形成了一块巨大的粪石，像活塞一样堵在"菊花"上方，每次上厕所都十分痛苦。

"医生，我现在上厕所实在是太难受了，请您务必帮帮我！"

病人诚恳地向我鞠了一躬，我开始飞速思考起来，以寻求对策。看着她摞起来能有一叠的各式病历，我仍抱着一丝希望，问道："有没有用过开塞露或者灌肠剂？"

果不其然，她苦恼地回答道："用过，挺多医院的医生都给我开了，但压根儿就没什么用，我现在的新便便只能从被堵的地方旁边一点一点流出来，想痛快地解一次手比登天都难！"

她把在别处拍的CT片递给我看，只见在直肠的位置，一团"苹果"一般大小的巨大白影像路障一样卡在"道路"中央，是"罪魁祸首"——那块粪石确诊无疑了。

"我在好多医院都看了，全都告诉我要做手术治疗。"病人用希冀的眼光望向我："来您这儿，是我求医的最后一站了。我还是想问问，有没有办法不用手术。一是我这个人本来就怵开刀，二来我很多朋友和家人都说开刀对身体特别不好……"

我点点头，病人的话虽然直白了些，但确实也是这个道理。倘若在没有手术指征的情况下武断地进行手术，不但病人要遭受一回开刀之痛，可能随之而来的术后并发症也是一个大麻烦。

"这样吧……"我望着片子上那一团大大的白色阴影，沉吟道："您先趴到检查床上，我仔细检查一下，没有必要的手术我是不会给您做的，请放心。"

病人当即就爬上了检查床，高高抬起了屁股——看她轻车熟路的姿势，想必是多处求医"练"出来的。

我熟练地戴上手套，涂抹好润滑剂，开始了我几乎每天都要进行的肛门指检。食指刚探进去没多久，便触到了那块粪石，直径足足有6~7厘米。也许是指检触发了病人的排便反应，病人不时痛苦地"哎哟哎哟"呻吟起来。

"看来就是这里了。"我用手指轻轻探一下，发现质地不算坚硬，且有隐隐松动的迹象。

我暂时停了下来，谨慎地用多年以来的经验判断着：粪石质地还可以，而且表面没有尖锐的棱角，处理起来穿孔的可能性很低。于是，为了病人免于手术之苦，我决定大胆一试，看看能不能直接用手指将这块困扰她已久的"拦路石"取出来！

说干就干，我让她调整了一下身体，保持一个比较舒适的姿势。我用自己灵活的食指钩住粪石的一角，轻轻摇晃起来。或许是刺激到了她的肠壁，她又呻吟了起来。

"请忍一下，"我安慰道，"很快就会成功的！"

就在这时，那块粪石的一角几乎是"闻声而落"，被我用手指勾了出来。

"医生！真的被你弄出一块了！"病人顾不上疼痛，兴奋地喊道。

有了这一小块作为先例，在接下来的20分钟内，一大块粪石被我巧妙地"化整为零"，一一掏了出来。

在这项有惊无险的"工程"完成后，病人感激涕零，连声道："医生，真是太谢谢您了！要是没有您，我真不知道该怎么办了！"

我洗完手扭过头去，发现她越说越激动，竟然"扑通"跪到了地上。我吓了一跳，连忙过去将她扶了起来。

"老人家，这可使不得！"我摆摆手说，"其实，我只是做了一个'淘粪工'应该做的……"

　　后来，我又随访了这位病人，听到她说从那以后"排便非常痛快，已经完全好了"。我由衷地为她高兴。高兴之余，我也对整个诊疗过程进行了思考。

　　这一案例的成功，首先在于能够依靠丰富的临床经验，准确判断出患者的病情其实并不一定需要外科手术治疗。其次在于能够设身处地为患者考虑，了解患者的困扰，对症下药，以最安全，对患者损伤最小的方案来解决问题。虽然只是简简单单地用手操作，没有复杂的仪器，没有昂贵的药物，却切切实实解决了患者的难言之隐。

　　作为一名临床医生，在日常工作中见到的疑难病例数不胜数，正是这样，造成了医生与患者之间的认知差距。医生认为再平常不过的手术，放在患者的认知里，却是横亘在心头的一座大山。因此，我们在平时的诊疗工作中，更应当以病人为中心，忧病人之所忧，才能解病人之所虑。

　　《黄帝内经》中提到："天覆地载，万物悉备，莫贵于人。"一切从人出发，充分地关怀、尊重病人，是我们应该一直坚持遵循的原则。仅仅靠一双手，不用任何复杂的手术，就化解了病人的大难题。伸出的这双手，是援助之手，更是联系两颗心之间的桥梁。

　　想要看好病，扎实的专业功底是"一只手"，能与病人共情的心是"另一只手"，这"两只手"缺一不可。"有时是治愈，常常是帮助，总是去安慰"，是长眠在撒拉纳克湖畔特鲁多大夫的墓志铭，是他行医一生后留下的感悟，更是我们许许多多医者的切实体验。

后来，那位患者给我寄来了一封感谢信。这也是我在忙忙碌碌工作中忽然感到些许沉甸甸成就感的时刻之一。患者的病痛被解除，永远都是医生坚持工作的动力。去帮助，去理解，而后得到反馈，这或许就是临床工作的魅力所在！

作者简介

林国乐

北京协和医院基本外科结直肠专业组主任医师，教授，博士生导师。

中华医学会外科学分会胃肠外科学组委员，中国抗癌协会大肠癌专业委员会常务委员及TEM学组副组长，中国医师协会外科医师分会肛肠外科医师委员会委员，结直肠外科医师委员会中青年副主任委员。

科普达人，北京卫视《我是大医生》嘉宾主持人。

24

永恒的瞬间

林岩松

● 前路仍漫长，我希望如母亲般清清白白行医、干干净净地生
  活，如老师般去鼓励年轻人在艰难的医路上前行，用自己努力
  学习、不断更新的知识体系，为那些需要我帮助的人尽一份
  力，这一直是我医路上的恪守和追求。

每个人的一生中，都会留下很多令人触动的瞬间。我正是被这些瞬间触动，从而逐渐形成了自己的从医准则。

　　在我3岁左右时，就跟随身为医生的母亲一起下乡医疗。当时父亲大学毕业，被分到了一个东北偏远的军工厂，母亲带着年幼的我独自工作、生活，这是现在的年轻父母想都不敢想的，可母亲却是真正做到了工作、带孩子两不误。记得母亲经常在半夜丢下熟睡的我前去给有急病的老乡往诊，这使我常常在惊醒后发现母亲不在身边而惊恐大哭。可是，每当她满身疲惫地背着往诊箱回来，愧疚地抱起哭得满身是汗的我，讲述这一次救了怎样的患者时，或惊心动魄，或充满温情的诊疗过程，又会吸引年幼的我沉浸其中，内心受到震撼。

　　母亲夜间往诊治病救人的一个个瞬间，成了我童年的记忆最深刻的"系列故事"。例如，她给五保户老人做最后的擦身穿衣，并握着她的手看她平静离去；她为车间被铁块砸伤头部的工人清创，使他被安全转送到专科医院救治；她为来不及去医院的产妇接生；她急中生智地为下颌骨脱臼患者复位……这些故事不仅使我原谅了她的不辞而别，更让我知道，在一个医生心中，患者的需要是首位的，而身为医生，治病救人是她义不容辞的职责。这种影响在被她救治的患者和家属来到卫生院冲她的深鞠躬中进一步得到升华，那一瞬间，即使是幼年的我，也能感受到他们对母亲有着怎样的敬意和对生命被救赎的感激。这些幼年的经历，使我自然而然地对患者有着与母亲一样的悲悯之心，并且始终把患者的感激当作一个医生无上的光荣。

17岁时，我来到了母亲的母校——白求恩医科大学，成了一名医学生。在我的实习生涯中，常常跟着老师查房、写病历。在呼吸科轮转时，我负责的一个小细胞肺癌的疑难病人的临床表现和快速进展让带教老师和我大费脑筋、多次讨论。我将这个患者从住院大病历、首次病程记录到教授查房记录都写得非常详尽，最后，这份病历被评为轮转中的优秀病历。老师对我的责任心、病情分析、鉴别诊断逻辑及病历书写工整程度等的高度赞许，那一刻的鼓励和能力的认同，让所有的疲劳一扫而空，也使我坚信自己会成为一名好医生。这样的经历使我感受到，赞许和鼓励对禾苗初长成的下级医生是多么重要，也开启了我日后的鼓励式从医带教之路。

2000年我博士后出站，进入协和医院。在这所全国顶级的疑难杂症中心，每一个病例都令人深思。那一阶段，我常常因为在夜晚为白天无解的患者查到有意义的证据而激动、欣喜。

一天，一个患儿母亲坐在诊室门口流泪，我忍不住问她发生了什么。她含泪诉说了4岁儿子甲状腺癌的诊治过程，并说起目前在准备后续碘131治疗。过了几天，忽又见她坐在门口欣慰地笑，走过去再问缘由，她说经过评估，孩子不需要治疗了。我犹豫了一下，还是仔细地要来孩子的全部手术及在我科评估的资料，发现这个孩子在手术前曾行增强CT，含碘造影剂是否会影响我们在距增强CT不到一个月的时间进行评估的评估效果，造成假阴性的结果呢？结合可疑增高的血清学指标，我建议患儿母亲，3个月严格忌口后再次复查。再次评估中提示了这个患儿之前被含碘造影剂影响而漏掉的弥漫性双肺转移，这种微转移的及时发现为其后续接受对儿童甲状腺癌非常奏效的碘131治疗争取了时间，经过治疗，患儿获得了最佳的疗效反应，而我则收到了如母亲当年被致敬情形的鞠躬礼。

这个患儿现在已是健壮的少年，每次随诊看到他健康成长的样子，我都为当时能以自己的细致践行协和的院训"严谨、求精、勤奋、奉献"而骄傲，也更懂得了协和前辈张孝骞老师对行医的感悟——"如临深渊，如履薄冰"，因为每一个小的疏忽都有可能使患者付出一生甚至生命的代价。

2016年我接诊了一个低分化甲状腺癌男性患者，他身材高挑、温文尔雅。术后，他带着颈部初愈的伤口，在妻子和朋友的陪同下第一次出现在我的门诊。依据其病理特征，虽然不忍，我还是告知了他病情的不乐观。他说有心理准备，听外科医生建议并看了我的简介后会配合我的一切后续治疗安排。很快如病理特征和我们的预期，患者碘治疗后病情进展，他进入到临床试验，虽然日益消瘦，但仍可以看到随访中每一次病情改善所带给他的喜悦。

渐渐地，我了解到他在这世间难以割舍的东西——深爱又依赖他的妻子，还有18岁却仍需要他照顾的无法独立生活的智障独生女儿，他在顽强地为所爱的人努力撑着。我想起了苏格拉底的那句话："在这个世界上，除了阳光、空气、水和笑容，我们还需要什么呢？"患者乐观的求生意愿、积极配合的心态，让他超出了该病的生存预期。但我常常因为看到他的痛苦、挣扎而难过，那种无力感让我知道，无论是医生还是患者，在莫测的病情前常常是无力的。

2019年，在生命的最后阶段，他还是坚持来医院，尽管我所能给予他的更多是鼓励和关爱，但他说从每一次谈话中，他获得了生的希望。患者的妻子说，他走之前最后留给我的话是"谢谢"，还有"他很想参加您跟他说的抗血管生成联合免疫的新方案"。想到这些，至今我仍是眼中盈满泪水，这个患者使我更理解了长眠在纽约东北部的撒拉纳克湖畔的特鲁多医生的墓志铭："有时是治愈，常常是帮助，总是去安慰！"在医学仍有局限性的今天，医生可能无法给予患者有效的治疗，但至少可以用自己的善良和仁爱给患者以希望和鼓励。

没有人是天生的医生，从母亲、老师们的言传身教中潜移默化，从患者的治愈和痛苦中领悟，我成为一名医生。前路仍漫长，我希望如母亲般清清白白行医、干干净净地生活，如老师般去鼓励年轻人在艰难的医路上前行，用自己努力学习、不断更新的知识体系，为那些需要我帮助的人尽一份力，这一直是我医路上的恪守和追求。

作者简介

林岩松

北京协和医院核医学专业主任医师，教授，博士生导师。

主要从事甲状腺疾病的核医学诊治及全程管理。以第一作者或通讯作者先后发表甲状腺领域相关文章116篇（SCI 36篇），主编及参编指南及共识12部。先后作为第一完成人获得中华医学科技奖及华夏医学科技奖。

生命的火苗

张韬

● "有时是治愈,常常是帮助,总是去安慰。"这是每个医生
的职业生涯写照。很多时候,我们需要去面对无数次挫败,
但无尽的爱终将支撑你前行,收获生命的平静和满足。希望
这种爱被传递,或许,这就是生命的意义所在!

无论从事何种职业，在生命中，总会有一些瞬间、一些情感驱使着你，想要努力为他人做些什么。

　　身为医生，这种感觉或许来得更加强烈。比如在面对形形色色、罹患各类疾病的患者时，尤其是面对那些年幼的小患者时，我们会感到爱如潮涌，希望尽一切办法护佑这一团生命的火苗。

　　这一天，15岁的苗苗走进了我的诊室。她的脸蛋上有两团红扑扑的高原红，眼珠像黑葡萄般又大又亮，淳朴中透着可爱。

　　"小姑娘，请摘下口罩。"

　　苗苗迟疑了一下后，才缓缓摘下口罩。映入我眼帘的是她左面部拳头大小的肿瘤。

　　"我脸肿1个月了。"苗苗小声地说。

　　进展竟然这么快！我立刻提高了警惕。在专科检查后，我为苗苗开了影像学检查和穿刺活检，希望能尽快明确诊断。

一周后，苗苗和她的爸爸再次来到诊室。这一次我发现，苗苗面部的肿瘤明显增大了一圈儿。

检查的时候，苗苗总是眉头紧蹙。我轻声问她："疼吗？"

苗苗用力摇了摇头。在一旁的爸爸着急地说："孩子在家疼得直流眼泪，晚上彻夜睡不着觉。每次来医院都强忍着疼痛，在大夫面前从来不哭，也不喊疼。"

听着苗苗爸爸带着哭腔的诉说，我感到一阵强烈的心痛。我想，自己必须为这个孩子、为这个家庭做些什么。

"马上要到国庆长假了，我一定要尽力帮助她。"我在心里默默地说。

初步的病理结果提示，苗苗所患的是梭形细胞肉瘤。由于肿瘤进展得太快，我们一刻也不能等了！我立即给苗苗预约了一天后的头颈肿瘤疑难病多学科会诊（MDT），并以最快的速度为她安排好相关的检查。

会诊当天，当大家看到这个坚强又勇敢、总是忍痛不说的女孩儿，每个人的内心都被深深触动了。医生们纷纷行动起来，加入了这场与肿瘤的赛跑。

多科会诊的结果出来了，苗苗得的是"横纹肌肉瘤"。专业组为她制订了综合治疗方案，先行术前化疗。之后，苗苗住进肿瘤内科病房，开始化疗。刚开始的两个疗程进展并不顺利，化疗效果也

不明显，局部还出现了一些
感染症状，经过讨论，我们
为苗苗做了局部引流。与此
同时，苗苗的治疗费也开始
捉襟见肘，充满爱心的肿瘤
内科同事还为她进行了众筹
和捐款。可以说，每个人都
在用自己的方式努力着。

　　终于，奇迹出现了：在
开始第四个疗程的化疗时，
苗苗的肿瘤出现了明显的缩
小，疼痛等症状也逐渐改善。

　　我们都松了一口气，并彼此打气，再接再厉，继续下面的治
疗。目前，苗苗术前10个疗程的化疗即将结束，手术也已提上日
程，祝愿她一切顺利……

　　在积极救治苗苗的过程中，另一个小女孩儿也走入了我们的生
活。那就是12岁的彤彤。

　　彤彤留着一头整齐的黑色短发，戴着黑色的鸭舌帽，家长在她
身后拎着大包小包。一开始，我以为彤彤是来看牙科问题的，就问
她哪儿不舒服，并让她坐上牙椅，把帽子和口罩摘下来。

彤彤的动作迟疑了。我以为她没听清我在说什么，又提高音量重复了一遍，这时，彤彤才慢慢摘下了帽子。

令我惊讶的是，她整齐的黑色短发和帽子竟是一体的，是假发。摘下口罩后，我才看清她的脸，稚嫩的小脸儿苍白得似乎没有一丝血色，眉毛也有些脱落。我明白，这是化疗的反应。彤彤的眼睛很大，眼窝凹陷，有棕青色的黑眼圈。她的目光不像一般孩童那样不谙世事，而是透着超出年龄的冷静。

彤彤平静地说："我得了横纹肌肉瘤。"在她身后，父母从大包小包中翻出了厚厚的住院病历和检查资料，递给了我。

原来，彤彤在10岁的时候因为左面颊部横纹肌肉瘤在当地医院做了手术和多次放化疗。可3个月前，肿瘤复发了。彤彤的父母带着她奔波于各个医院，寻求治疗的办法。之后，彤彤又进行了几次化疗，肿瘤有缩小，但因为技术等原因，当地医院无法为她进行手术。怀着最后一丝希望，彤彤的父母带着她来到了北京协和医院。

"您能帮她做这个手术吗？"

我没有回答，而是转头看向坐在治疗椅上的彤彤，问道："你想做手术吗？"

"不想。"孩子的眼睛里有些茫然，然后不知所措地低下了头。

这个女孩儿和我女儿同岁，名字里同样有一个"彤"字。与对苗苗相同的强烈爱意再次袭上我的心头。同样是横纹肌肉瘤，同样是豆蔻年华的小女孩儿，这些孩子们真的不够幸运。作为医生，我能做的可能只是为她奋力一搏！

协和MDT团队会诊给出的意见是：尽快手术。然而，孩子的手术风险大，难度高，效果不确定，需要切除一侧下颌骨及颌面部的大部分软组织。如何修复缺损、保全女孩儿的面部外形，更是一个相当棘手的问题。我希望能为她切除肿瘤，更希望她能像正常孩子一样有质量地生活。

彤彤的头颅CT和小腿腓骨CT数据被输入计算机软件中，一遍又一遍地模拟各种切除和重建的手术方案，不同的截骨位置、长度、角度……逐一对比，权衡利弊，确定最优方案，制作数字化手术导板，手术前各项准备一步步有条不紊地进行。最终，长达七八个小时的手术按计划顺利完成，彤彤也由ICU病房转回口腔颌面外科病房，恢复情况良好。

手术效果不错，彤彤的面部外貌得到了很好的保全，两侧面部也很对称。

彤彤的父母再三向我道谢。对我而言，这可能只是完成了一个极具挑战的病例，但对患者和家属而言，却意味着为一个充满期盼的家庭带来了幸福的曙光。

"有时是治愈，常常是帮助，总是去安慰。"这是每个医生的职业生涯写照。很多时候，我们需要去面对无数次挫败，但无尽的爱终将支撑你前行，收获生命的平静和满足。希望这种爱被传递，或许，这就是生命的意义所在！

作者简介

张韬

北京协和医院口腔颌面外科主任医师，教授。

获院医疗成果奖6项、中华医学科技奖1项、华夏医学科技奖1项。作为课题负责人承担并完成国家及省部级课题7项。近年以第一作者及通讯作者发表论文40余篇，其中SCI论文15篇。授权专利5项。

主要从事口腔颌面－头颈肿瘤诊疗、面颈缺损畸形整形美容、显微外科重建、口腔颌面损伤诊疗等工作。

26

感谢你们的信任

宋红梅

- 最小的药物副作用和最大的治疗效果，让生病的孩子过上和正常孩子一样的生活，是我一直不懈努力的目标。

"宋大夫，我们听您的！"

当面对辗转多地仍没有明确诊断或者治疗非常困难的病人，这是最让我感到欣慰的话，也是最让我感到压力的话。短短的一句话里寄托了家长对医生最大的信任，性命相托的信任。作为医生，理解了这句话的分量，就必须担负起这份关系孩子健康、家庭幸福的责任。

记得我在刚工作不久时，负责一个患有白血病的孩子。她只有6岁，聪明可爱，也非常坚强。每天的采血检查、骨穿、腰穿鞘注，成年人都很难承受这份痛苦，更何况是孩子，所以我尽可能减少采血次数和骨穿，或是在腰穿时尽可能为这个小女孩儿做好局部麻醉。

我经常对学生说，你真心对患儿好，孩子和家长都是能感受到的。这个小女孩儿就是这样，她感觉到了我在努力减少她的痛苦，所以在操作时她从来不哭，遇到一些不想做的检查时往往会说：

"宋阿姨让我做我才做。"因为当时的医疗条件有限，女孩儿最后出现了脑转移，还是没能留住她的生命……送走孩子以后，她的父母给我们当时参加抢救的所有医护深深鞠了一躬，说："谢谢你们对她的照顾。"这份信任是我行医生涯中收到的第一份珍贵的礼物。

曾经有一个外院诊断为皮肌炎的男孩儿，肌炎抗体谱MDA5阳性，虽然合并了间质性肺炎，但不是很严重。MDA5阳性的皮肌炎有时会合并比较严重的肺间质病变，外院医生对病情交代得也比较严重。作为儿童风湿免疫专业的医生，我非常理解。但是，这个处于青春期的小患者本就叛逆，加上对疾病又不理解，马上产生了逆反心理，拒绝接受治疗。家长带孩子来到我的门诊时，孩子并不配合问诊和检查。我细致地讲解了皮肌炎的相关知识，而且直言不讳地告诉他有些病人可能会有一些并发症，甚至还会比较严重，但好在他的病情并不是很重，而且绝大多数病人的预后很好，可以恢复到正常的生活和学习状态，我会尽最大努力保证治疗效果，减少可能的不良反应。

在一次又一次的沟通和交流中，男孩儿对治疗的抗拒渐渐消除了。经过一两个月的治疗，他的病情明显好转，这也给了他战胜病魔的信心。现在，孩子恢复得很好。因为病情稳定，我告诉家长以后在当地随诊就可以了。没想到，过了三个月，家长带着孩子又回来了。"孩子一定要在您这儿随诊，其他医院他说什么也不去。"

对孩子的这份信任我很感动，今年他就要到18岁了，需要转到成人科就诊，孩子妈妈请我推荐一位风湿科医生，我说："我们医院成人风湿科的医生都没有问题的。"没想到，孩子说："您说让我找谁看，我就找谁看。"这份信任重若千斤，我唯有回报以力所能及的帮助。

因为我们儿科是普通儿科，专科划分并不是特别严格，我每周必须出一次查体门诊。出查体门诊是最累的，除了需要认真检查患儿的情况，我还会向家长交代一些正确的育儿方法，纠正他们的错误观念，有时甚至需要一遍又一遍不厌其烦地解释。有些家长即使带孩子到外地生活也要回来查体，说："宋大夫，让您看过我们就放心了。"

记得有一次很晚了，我接到一个妈妈从外地打来的电话，说孩子在外地发烧了，去看了当地医生，开了退热药和一些抗菌药物，在给孩子吃药时，孩子一定要让她给我打个电话，"宋大夫让吃我才吃"。虽然很晚了，但是面对一个6岁孩子如此的信任，我绝无怨言，职业的幸福感油然而生。

依靠北京协和医院的综合实力，我们科解决儿童疑难病例的能力也得到了全国同道和病人的认可，被很多家长视为求医的最后一站，每天都会接诊许多来自全国各地的疑难病例。前几年电视台曾经报道过的一个抗磷脂抗体综合征的小姑娘"小臭臭"，她的诊断当时特别困难，因为这么小的孩子抗磷脂抗体综合征非常少见。另外，她的临床表现也特别不典型，主要表现为不明原因的腹痛，当地最初诊断为"急性阑尾炎"，但是行阑尾切除后仍然腹痛难忍。

　　孩子的妈妈带她到我们医院时没有挂到号，看到孩子痛苦的情况，我带她看了急诊并收住院，经过仔细观察和进行辅助检查后，最后明确了诊断。在采取了适当的治疗后，小臭臭病情恢复得很好，现在学习舞蹈，练习武术，街舞跳得有模有样，经常发一些好玩儿的视频给我，每次回来复诊都带一束鲜花。我知道她们来看病特别不容易，因此告诉孩子妈妈以后不要带花了。"真不是我要买的，是孩子坚持要给您一束花。"妈妈如是说。

　　和小臭臭一起的照片是我最珍贵，也是最自豪的，前几天她来随诊，说："宋妈妈，您的小臭臭长大了，将来我也要当医生。"

听到这样的稚语，我非常感动，也感到非常欣慰，我也定会尽力为他们的健康保驾护航。

儿童不能很好地表达和描述病痛，给诊断造成一定的困难，同时儿童的脏器功能相对不成熟，更容易受到药物的伤害，所以准确判断病情、精准用药治疗也是对儿科医生的挑战。有了孩子和家长的信任，我们就能够更有底气和患儿一起战胜疾病。感谢行医37年间给予我如此信任的家长和孩子们，谢谢你们！我会不忘初心，一如既往，竭尽全力，为孩子们解除病痛。最小的药物副作用和最大的治疗效果，让生病的孩子过上和正常孩子一样的生活，是我一直不懈努力的目标。

▌作者简介 ♥⎍⌁⎍

宋红梅

北京协和医院儿科主任，教授，博士生导师。

中华医学会儿科委员会常委、免疫学组组长，北京医学会儿科学委员会主任委员、风湿免疫学组组长，卫健委临床合理用药委员会儿童专家组副组长，中国药师协会罕见病用药委员会主任委员。

《中华儿科杂志》副主编及多个专业期刊编委。

完成多项省部级科研课题，发表论文150余篇。曾获得中国儿科医师奖、国之名医卓越建树奖以及北京医学科技进步三等奖等。

主要研究方向为儿童风湿免疫性疾病，特别是自身炎症性疾病的临床与基础研究。

27

劝君怜取病残魂

李乃适

● 三年之后，我又在内分泌科大查房见到了这名患者，病情与
  神情依旧。然而，让大家都欣慰的是，虽然进行了同样的检
  查，但这一次住院期间找到了引起库欣综合征的肿瘤，经手
  术后病情缓解……

那是多年前炎炎夏日的一个下午，我在病房做主治医，常规问一下当天收治的新病人，回答是库欣综合征。对于这一协和内分泌病房的常见病，我从医学生时期开始就已经谙熟于心，从被带教、写大病历、被巡诊、被考试，到管病人、带教、查房、巡诊、出考题，当然也少不了内分泌科大查房。不过，这病尽管是大查房的常见病例，却往往是最为程式化而不能带来新鲜感的类型。

我上大学时，内分泌科大查房两大常见病种是胰岛素瘤和库欣综合征，查房目的都是"找瘤子"。十年弹指一挥间，现在胰岛素瘤几乎不再申请大查房，因为自2003年灌注CT用于胰岛素瘤定位诊断以来，"找瘤子"对胰岛素瘤来说已经是常规操作；但库欣综合征患者却是"查房依旧"，一如既往地讨论某某患者应考虑异位ACTH综合征（有个肿瘤在分泌ACTH造成了这个临床综合征），作为元凶的肿瘤，依然是我行我素，逍遥法外。换言之，诊疗手段进展缓慢，不能满足临床需要。

　　因此，当得知我们组又收治了一例库欣综合征患者，心境其实真是平静得没有一丝波澜。当然，这样并不意味着不需要认真诊治，相反，库欣综合征这病，因为体内皮质醇是呈数量级地上涨，其实有太多需要注意的事项：高血压、高血糖、血栓……其中最危险的是感染，有时会直接导致病危情况发生。

　　对于这一例患者，自然大家也必须认真对待。哪知道住院医去问病史刚刚去了几分钟，就立即返回办公室找我，告诉我这例的奇特之处是两腿不一样粗，粗的那侧在"流水"，很有可能是感染。我马上去看了病人，果然一条腿已经明显显示出软组织感染的迹象。询问病人原因，他以一种极不信任的眼光瞥了我们几眼，然后桀骜不驯地说："我看了你们西医两年，没找到任何办法，你们西医水平也就这样了；我去看中医也不灵。我是个军人，我自力更生学了针灸，经常扎自己，这次居然腿肿了。我其实还是不想来，估计你们也没什么办法。只是因为我老婆一直劝我来才来的。"虽然只是作为西医群体中的一员，但被鄙视了也不愉快。我迅速请了感染科急会诊，接着用上了最为合适的抗生素，次日下肢肿胀便明显减轻，一周就痊愈了。

　　解决了急性问题，病房就按部就班地"找瘤子"了，果然一无所获。与此同时，这位病人在腿脚利落了以后，开始在病房进行情理之中却又是意料之外的各种"奇葩"行为，比如非常热心地询问病友病情并表示要帮他们免费针灸，吓倒一大片。更加夸张的行为是夜越深越精神，每天夜里在护士台与值班护士促膝长谈直至晓色云开，导致护士工作大受干扰。终于有一天，值班护士委婉表示夜班护士工作很忙，劝他回房间睡觉。他顿时勃然大怒，第二天一上班就去了医务处和护理部投诉护士态度不佳。

此时的病房狼狈不堪：一方面，这位退伍军人见人就描述西医如何无能（自然以我为首）；另一方面，其他病人还有被忽悠去尝试被这位自学成才的"无证针灸医师"治疗的风险。所有护士均已义愤填膺，护理部还要到我们这个问题病房来调查……一时间天怒人怨，我尴尬地成为各方不良情绪的聚集之处，并被公认有责任解决这一问题（此处该有表情"囧"）。

实际上，我每天都一直在观察这名患者的各种行为，基本上已经能够判断他的精神状态应该是由库欣综合征的高皮质醇血症所致，而非病人基本素质问题。因此，我们首先请心理医学科会诊，希望从治疗上改善他的精神状态。会诊医师不负众望，给出了药物治疗方案。然而更为头痛的是，针对这位退伍军人，整个病房医护人员的不良情绪空前高涨，大有"山雨欲来风满楼"之势。

于是，我在那周大交班的早晨，很正式地当着全体医护人员的面分析了患者的问题：他的行为异常是由疾病导致的，至少是疾病

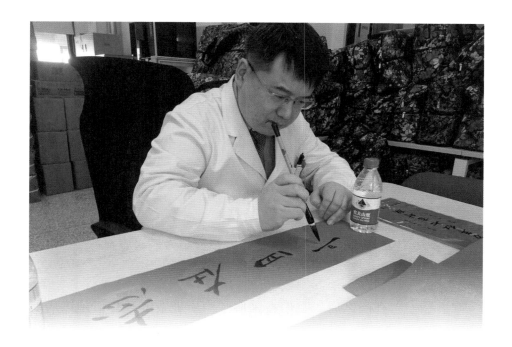

为主导致的。我们一方面要积极治疗，尽管未能找到原发病灶，也要努力执行心理医学科提供的治疗方案；另一方面，我们对他仍然应该更加包容。虽然病急乱投医并不值得提倡，但是辗转求医两年未果于是自学针灸，这难道不是一个小人物不屈不挠与命运抗争的写照吗？我们应该对他及其家属有更多的同理心才对呀。而治疗方案恰恰通过家属才发挥了作用，因为在病人拒绝服药的情况下，是家属将药物研为粉末拌入主食中。

　　在病情和舆情都非常微妙的情况下，提请内分泌科大查房自然成了不二选项。当然，我们的诊断思路和处理一如既往得到了各位教授的肯定，我们对于抗精神疾病药物的使用也被认为是十分必要的。但是受制于有限的技术手段，我们仍然无法找到病人的肿瘤所在。大查房的结论也是：密切观察病情变化，定期随访，争取时机等到肿瘤增大时找出病灶。在大查房分析病情之后，我分享了有感而发的这首《浣溪沙》：

何物催生皮质醇？疯言诳语夜游神。神农自比数伤身。

六载消磨瘤自在，一身狂躁病犹存。劝君怜取病残魂。

于是，大查房之后，我们在采取了力所能及的诊疗措施以后，请他出院了。出院时他依然以一种极不信任的眼光瞥了我们几眼，但他的爱人对我们则是充满感激之情。我们绝大部分病房医护人员则是默默地祝福他们好运。

三年之后，我又在内分泌科大查房见到了这名患者，病情与神情依旧。然而，让大家都欣慰的是，虽然进行了同样的检查，但这一次住院期间找到了引起库欣综合征的肿瘤，经手术后病情缓解……

作者简介 ॰ᵕᐢᐧᐧᐧ

李乃适

北京协和医院内分泌科主任医师，硕士生导师，医学博士，理学博士。

中国科学技术史学会医学史专委会常委，中国医师协会人文医学分会委员、医学与文学专委会副主任委员。所作诗词曾入选2019年度国图"文津经典诵读"原创诗词十佳优秀作品。

28

携子之手　与病共舞

秦岩

- 医者与患者，看似淡淡之交，实则生死之交。

- 医者不求感激，但求信任，携子之手，与病共舞，助力精彩
  人生！

"秦阿姨，我想把这个孩子生下来！"

患者薇薇今年27岁了，仍沿用她15岁住院时对我的称呼，虽然听起来很奇怪。我们之间的情感关系也似乎定格在那个时段——她对我的依赖和我对小患者的"宠溺"。

望着这个如今出落得很干练的年轻人，我不禁心生感慨：12年岁月过去了！当年抢救这个重症狼疮少女的场景还历历在目，守着她做床旁血滤，守着她扛过一轮轮强化治疗，守着她对抗感染，直到病情趋于平稳。当最后她被转到那间面向老楼花园的病房时，孩子脸上回转的朝气与笑容如窗外含苞待放的玉兰花一样，那种来之不易的幸福感至今记忆犹新。

其后是漫漫的随诊之旅，从每个月一次，到每三个月一次，到每半年一次。在一次次见面中，除了调整治疗方案，我也见证了她的成长：薇薇复学了，进入叛逆期了，考上大学了，毕业了，恋爱了，失恋了，入职了，结婚了……中间也夹杂着病情的跌宕！还好，我如消防员一样，将所有火情、警情都尽量消灭在了萌芽阶段，为她排险避难。而薇薇也学会了与病共舞，一直乐观向上，没有错过任何一段精彩的生活！而今，她终于站上了这个至高关卡——怀孕！

对于育龄期女性，怀孕是一个喜讯。但对于薇薇来说，在喜悦之外，这也是一次艰难的抉择和人生挑战。尽管她目前病情平稳，肾功能及免疫化验指标都在正常值范围内，没有妊娠的绝对禁忌。但是，正常女性妊娠时肾脏负担可达到平时的150%，而薇薇的肾脏储备功能是下降的，为了应对日常生活已经马力全开了。十月怀胎对她来说，犹如走钢丝，有原发病复发、出现妊高征及先兆子痫等风险。我们有可能成功完成这个任务，可一旦出现意外，从"钢丝"上掉下来，代价就是母子的生命安危！但是，如果此次放弃，随着薇薇年龄的增长，原发病潜在的变化，各种药物的使用，后面顺利生育机会就更少。

To be or not to be? 薇薇做出了自己的选择：把孩子生下来！我告诉她，这绝不是一个人能拍板的事情，需要整个家庭的共同决策。我让薇薇带丈夫、父母、公婆一起来门诊，告知妊娠潜在的风险，让所有至亲都知晓妊娠过程中孕妇和胎儿可能面临哪些情况，最坏的结局是什么。大家都抱着一致的意愿，即使有并发症发生，也能够积极面对，举全家之力，帮助孕妇一起跨越沟壑。最后，薇薇一家人充分了解了潜在的妊娠风险，做出决定：同意继续妊娠，全家人会各司其职，从实际行动上帮助薇薇达成做母亲的心愿，但如病情加重，随时终止妊娠。

我们肾科医生一直在为妊娠的肾病患者保驾护航，经常感慨每一位站到这道关卡上的女性，都是决绝地勇敢。路阻且长，行则将至。我作为维护薇薇10余年的医生，责无旁贷，需要再次抓紧她前行，呵护她通关。

整个孕期，薇薇遵嘱在产科和肾内科严密随诊，到了孕后期每两周来一次。不出所料，随着孕周增加，薇薇的血压逐渐升高，降压药不断加量。尿蛋白明显增加，糖皮质激素也重新增加剂量。而且B超提示胎儿发育落后于周龄，营养科医生要求孕妇增加蛋白质摄入，但这又增加了肾脏负担……还好，终于熬到36周，薇薇剖宫产下一名健康的女婴。当家属兴奋地跑到内科诊室，给我报母女平安的消息时，我不禁眼眶一热。其实，大多数患者和家属不会真正理解医生所交代的风险，通常会下意识地认为一定会平安无事。但实际上，无论是圆满还是不圆满的结局，背后都有医者在殚精竭虑地涉险。

然而，生产结束仅仅是个开始，围产期中的薇薇仍需继续闯关，亦有发生各种严重产后并发症的风险。如产后评价狼疮仍活动，还需要择期重复肾活检，以协助决定下一步是否加强治疗。产后42天，薇薇如约而至，开心地给我展示她的宝贝儿的憨憨照……那个曾经玉兰花般的少女已然带着母性光辉绽放。薇薇，无论是做母亲还是做病人，路漫漫，其修远兮，加油！

医者与患者，看似淡淡之交，实则生死之交。

医者不求感激，但求信任，携子之手，与病共舞，助力精彩人生！

作者简介 ●╲╱╲╱╲•

秦岩

北京协和医院肾内科副主任，主任医师，教授。

中国协和医科大学医学博士，美国国立卫生研究院（NIH）博士后，第八批中央和国家机关援疆干部，援鄂国家医疗队队员，JASN Editor Fellow。

主持国家自然科学基金项目，教育部、北京市科学技术委员会及院校等基金项目。研究方向为肾脏时间生物学及膜性肾病的遗传和免疫发病机制。

29

共情

钟巍

● 在很多时候，医学并不是完整的科学，医学不是非黑即白，而
更多的是灰色。医学也不是独立的科学，而是很多学科的综合
体。我每天都在理性和感性之间游走，变换着医生患者的角
色，只为对得起医者仁心。

第一次听到"共情"这个词，已经从医快20年了。

一个周末，我去参加住院医考试，在问病史的环节，针对标准化病人，要求考生认真倾听患者的病情和诉求，同时给予一定的同理心。最终会根据考生的表现评出成绩，记录在总成绩内。

我好奇于这个名词，于是百度了一下。

共情，是个心理学概念，也称同理心，由人本主义创始人罗杰斯提出的，简单地说就是理解对方的能力，换位思考的能力，将心比心。

虽然我到那时才知道这个词，可从医这么多年，我们不是一直这样做的吗？

一

2005年，病房收治了一个50多岁的女患者。她来自农村，陪同前来的是她20多岁的儿子。患者被诊断为晚期肺腺癌，多个脏器转移。不管是她本人，还是家属，一直都不大说话，很少问题，但非常配合我们的治疗。最终所有的治疗都宣告无效，只有刚上市不久的靶向药物没用过。

按照我们的临床经验，她用了可能有效。只是在当时，肺癌的靶向药物刚刚在国内上市不久，药物的选择还只有一两种，都是进口药物，药价居高不下，并且都是自费，每个月要五六万。当我和患者的儿子谈到这些药物的时候，一直沉默寡言的他抬起头，坚定地说："给我妈用吧，我还可以卖房子！我也只剩下这套房子了……""农村房子不值钱，但哪怕她多活一个月，我也不后悔！"

我一直以为自己也算见惯了生死，可那一刻还是被深深触动了，感动于他的孝顺，也感受着他的无奈。积极配合治疗的患者和家属很多，但砸锅卖铁不惜一切的，还是少之又少。虽然我很想帮助他，可还是想不出来怎么应付这天价的药费……

多年之后，当我看电影《我不是药神》的时候，我的眼前出现的是那个被生活压得微弯的腰、那一脸的决绝和眼中转瞬即逝的希望。我参与了很多国际国内的临床研究，深知一个新药从研发到上市的不易，需要漫长的临床试验，需要很多的人力物力财力，甚至投入上亿也不一定有回报。所以药价包含的不是单纯的药物原料和制作工艺，更多地体现了对知识产权的尊重。可面对一个个活生生的生命和一个个背负了沉重债务的无奈的家庭，我们应该怎么办……

好在，药物降价了，进医保了，有中国自主原研的药物了……

二

一年前，中午吃饭的时候，我接到同事的电话："我在门诊看到一位女病人，是个肺癌患者，有大量心包积液。心包穿刺的病理是肺腺癌，我对肺癌不太懂，你方便给她加个号吗？她挺重的。"

于是第二天上午，我在门诊看到了那个50多岁的女患者，是由家属用轮椅推着进来的。病人边说话边喘："大夫，我知道自己的病情了，我想快点儿开始治疗，但上周有的大夫建议我，要先做气管镜，等出来结果，还得做基因检测，然后才能开始治疗，可我只想快点儿治疗！"

我边看病历边问："你现在能躺平吗？"

"不能。"

"你抽烟吗？"

"从来不抽。"

"你白天是躺在床上的时间多，还是下来活动的时间多？"

"基本在床上。"

我快速地组织着语言："理论上讲，肺癌的诊断最好有组织病理，比如支气管镜取得的黏膜，以免误诊或者出现对病理类型判断不

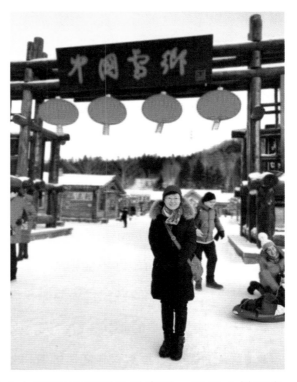

准确，你现在这个病理是心包积液的细胞学的病理，虽然也做了免疫组化，证实是肺部转移的腺癌，但是如果有组织病理会更准确。另外，气管镜穿刺取得的组织，也可以用于基因检测，和其他标本相比，组织的基因检测敏感性和特异性都更高、更准确。"我停顿了一下，终于还是下决心说："但是，我建议你今天就吃上药，同时让家属去我们医院病理科的分子检测室，拿心包积液的病理去做基因检测。两周之后再回来看结果。"

国内的晚期肺腺癌患者，尤其是不吸烟的患者，EGFR突变率

高达50%以上。这部分患者治疗首选靶向药物，有效率高而且副反应小。从临床特征看，这个患者就属于对EGFR-TKI药物敏感的人群。按照治疗原则和指南，我应该先做基因检测，然后根据检测的结果给出相应的治疗，有EGFR基因突变的患者，口服靶向药物，没有驱动基因的，需要全身系统性治疗，比如化疗。但是基因检测，是需要时间的，一般需要10天到2周，而这个患者她还能等得了吗？如果她没有基因突变，吃了靶向药，虽然多数副反应很小，但万一出现致死性的毒副反应，我能承担这个后果吗？虽然素昧平生，我还是选择信任她，而她并不懂得怎样是对的，只希望活下去，她同样选择信任我。万幸的是，这场博弈我们赢了，2周后，当她拿着基因检测报告走进诊室的时候，已经完全换了一个人。

之后的很多次随诊，她总是带着口音絮絮叨叨地问我："为什么别人让我做气管镜，你不给我做？"

很多次，我都是笑笑就过去了，直到最后我被她"问怕了"，才说："我怕你等不到结果就没命了。"她从此再不问这个问题了。

和前面那个病人相比，她是幸运的，因为随着医学对肺癌的研究逐步深入，肺癌的治疗越来越精准，和二三十年前相比，已经发生了翻天覆地的变化，药物也层出不穷。相比当年，她有更多更好的选择和更长的生存获益。

但是，在很多时候，医学并不是完整的科学，医学不是非黑即白，而更多的是灰色。医学也不是独立的科学，而是很多学科的综合体。我每天都在理性和感性之间游走，变换着医生患者的角色，只为对得起医者仁心。

作者简介

钟巍

北京协和医院呼吸与危重症医学科副主任医师，主要研究方向为肺癌的诊断与治疗。

30

十年后的谢意

严维刚

 当我们以各种客观指标作为行医准则的时候，也要留意我们的医疗温度。把病人视为亲人，病人的就医之路必会多几分温馨；和病人并肩作战，医生的行医之路就会少一些险阻。

二十出头的小马，个子不高，有着一副与年龄不相称的矮胖外表。

她来自河南信阳，圆圆的脸上满是痤疮，双眉浓密，两颊潮红，唇上还有淡淡的胡须。她一脸疲惫地坐在病床上，每挪动一下身体，都要付出很大的气力。

虽然吸着氧气，小马呼吸时胸廓的起伏还是非常明显，能感觉到她正处在严重的缺氧状态。我还没有看她的病历，但这些表现无一不在告诉我——这是一名重度高皮质醇血症患者。

那是在2004年，我刚当上主治医师的时候，内分泌科转来了这名患者。内科的保守治疗对小马已经无法奏效，只能由外科行肾上腺切除术，后面的查房也印证了我的判断。

小马颇为曲折的就诊经历进一步引起了我的关注。她患病已有四五年的时间。在起病初，被当地医院诊断为垂体瘤引起的库欣综合征，做了垂体瘤手术，可术后症状并没有缓解。为了应对原因不明的高皮质醇血症，小马需要切除双侧肾上腺，以缓解高皮质醇血症带来的一系列病痛：肥胖、顽固性高血压、糖尿病、骨质疏松、椎体压缩性骨折甚至截瘫、难以控制的肺部感染等。

但是，切除双侧肾上腺并不是一劳永逸的做法。患者需要终身服用激素药物，如果不及时服用，轻则乏力不适，重则昏迷甚至死亡。不仅如此，患者还有可能在多年后出现垂体瘤复发或异位肿瘤，而这些肿瘤又可能引起一系列不可预知的麻烦。然而对于小马来说，除了双侧肾上腺切除，也没有更好的办法。如果不做，她可能很快就会因为肺部感染及心衰而死亡。

做这种切除双侧肾上腺手术前，医生和患者的顾虑都不会少。可以说，每一次看到小马艰难地喘息时，我的心都被来回拉扯着。权衡利弊，我和主任都认为，还是应该为患者搏一下：做手术！

这一天，我把小马和她的家属叫到了办公室，一面画解剖图，一面详细讲解手术方式以及可能出现的各种后果。我讲得很慢，很仔细，生怕表述得过于专业，他们听不懂。小马静静地坐在旁边，听得极为认真，生怕遗漏一字一句、一个细节。与多数患者不同的是，小马全程没有任何提问。当我讲解完，准备接受她一连串的发问时，小马缓缓地抬起了头，好像是名勇士，一名完全准备好的勇士：

"严大夫，我病了很久。不瞒您说，我自己也看了有关这种病的资料，您说的我也有所了解，我知道自己会面临什么。今天，您这样开诚布公地和我交代病情，做了这么充分的准备，您都愿意为我'搏一下'，我还有什么可说的？我一定积极配合，不管多大的风险也愿意。"

小马的话字字千金。这种认可与鼓励，让我对完成这个手术的信心和责任倍增。在做好充分准备后，小马的手术进行得很顺利。术后的恢复情况也不错，两年的随访中，小马基本恢复了正常。

一晃就是十年。

本以为，小马会和众多患者一样，慢慢淡出我的生活，然而，一个电话打破了原有的平静。

"喂，请问是严大夫吗？"

"是我，您是？"

"您可能不记得我了，十年前您给我做过双侧肾上腺切除呀！我是河南信阳的，您还说您在信阳军训了一年呢！"

我马上想起来了："小马！"

"是的，就是我！我是通过医院的总机查到您办公室电话的。今天给您打电话没有别的意思，就是想说声谢谢您。"小马微微停顿了一下，接着才说："最近的情况有些不太好，病情加重了。"

"是什么情况？"

"这次和您术前担心的一样，垂体的瘤子又长出来了，现在视力很差，我们这边的医生说可能会引起失明。"

　　我很着急，连忙追问道："具体是怎么了？做了相关的检查吗？能来北京进一步确诊一下吗？"

　　"没事的，严大夫。"电话那头的声音平和而镇定，"我这次打电话，不是想麻烦您再去就诊，只想谢谢您。在我还能维持基本正常生活的时候，再一次谢谢您。其实，十年前您给我介绍病情时，我就有了思想准备。要不是您当时的努力，我肯定活不到现在。谢谢您，又给了我十年正常的生活，让我和我的家人做了充分的准备。"

也许是被我的真诚所打动，小马解释道："本来希望能再做一次垂体手术，但医生说我的瘤子在海绵窦内，手术会大出血，只能给我做垂体放疗。我不打算去北京了，就在当地治疗，还方便些。"

我有些不甘心，继续劝说道："你可以来北京看看，也许还有更好的治疗手段。"

"真的不去了，真心谢谢您！在治病期间，我感觉您像永远停不下来的机器，每一分钟都安排得满满的。查房、上手术、出门诊、研究方案……太辛苦了！还有，您那么瘦，怕是肠胃不好，请您也多保重。"没等我再一次说话，小马就挂断了电话。

安静的办公室里，我陷入了长久的沉思。小马的垂体瘤已经压迫视神经，影响视力了，如果手术本可以带来希望，她却错失了这次机会，该如何是好？

带着小马的病情资料，我专门咨询了脑外科的专家，得到的回复是：如果肿瘤在海绵窦，手术风险较大，放疗更为稳妥，但最好能让患者本人来门诊好好儿查一下。

我试图通过当年住院病历上的电话号码联系小马，却被告知是空号。我的心中五味杂陈，忍不住不断猜测：她是不是经济上有困难不能来北京？是不是对我们下一步的治疗缺少信心？或是有其他困难？无论如何，我都希望小马能找到病因，得到最好的治疗，更盼望着她的视力能恢复，肿瘤能得到控制。

工作中，虽然经常听到患者的感谢，但这一次的谢意却令我百感交集。我深深挂念着像小马这样的患者，也时常反思，每一次的诊断和治疗，是否还有一些能做得更好的地方。医生的价值，不单体现在对患者生命的珍重，同时也饱含了对人格尊严的呵护。

"To cure sometimes，to relief often, to comfort always."（有时是治愈，常常是帮助，总是去安慰。）我想，这句富含哲理的行医格言，用精练的中文表达出来就是"仁心仁术"。当我们不断追求医疗技术的高、精、尖，可能会在一定程度上忽视了患者的感受。当我们以各种客观指标作为行医准则的时候，也要留意我们的医疗温度。把病人视为亲人，病人的就医之路必会多几分温馨；和病人并肩作战，医生的行医之路就会少一些险阻。

时光荏苒。不知不觉，我从事医疗工作已经20余载，从一个意气风发的青年，变成了后生眼中的老教授。人们总说，医生是光荣而伟大的职业，这种盛誉的背后，饱含着"如临深渊，如履薄冰"的责任与艰辛，饱尝着真心付出后的信任与感动。

有感于这次经历，附一短诗，聊表感悟：

病苦惊心虐青春，千里求医赌一身。

仁心为动愚壶济，一刀迈入康健门。

怎奈陈疾顽劣固，迢迢谢意十年音。

医患本是双肩事，相惜互信值千金。

作者简介

严维刚

北京协和医院泌尿外科副主任，主任医师，教授，博士生导师。

北京医师协会泌尿外科专科医师分会副会长，中国医师协会泌尿外科分会肿瘤学组委员，《中华泌尿外科杂志》编委。2020年获"北京市优秀医师奖"。

主要专业方向为泌尿系统肿瘤的诊断和治疗。

31

"崇洋媚外"的说明书和
不忍直视的目光

赵彬

 我不知道她在生命的最后几天中遭遇了什么，但我始终记得
她无比坚强的目光，充满了对生活的希望，在我身处逆境时
给我力量，同时激励着我，去帮助更多需要帮助的人。

从业17年来，早已记不清对多少人进行过用药教育，但我始终忘不掉两名患者，在我身处顺境时，鞭策我进取，当我身处逆境时，激励我前行。

"崇洋媚外"的说明书

　　2008年夏天的一个早晨，我刚打开电脑，准备为患者提供用药咨询服务。不远处发药窗口的同事对我说："老先生每个窗口都问了一遍，要退药，你赶紧给解决一下吧。"按照规定，"为保障患者用药安全，除质量原因外，药品一经发出，不得退换"。"开张就是棘手活。"我心里想着。

　　一只戴着"老上海"、布满皱纹的手将一盒药摆在我面前。抬眼望去，这是一位身着褪色"的确凉"衬衣，戴着厚重的黑框眼镜的老者。多年经验告诉我，这是一位知识分子。他用准确、坚定、富含逻辑的语言向我描述了退药的原委，也宣泄了所有窗口都没给他退药的情绪。

他要退药的理由是，这盒"进口药"的说明书上不良反应太多，而他在另一家医院开的同样名字的"国产药"的说明书的不良反应部分却没几行字。"这盒进口药不安全，我要退药！"他反复说着。

我对比了两份说明书。进口药说明书摊开后，硕大一张纸上布满了密密麻麻的小字。一大半都是不良反应和注意事项。而国产药的说明书，大号的字体和较宽的行间距，加在一起也不过两三百个字。

早年的国产药说明书，就是这样，信息量很有限。我耐心跟他解释，如果药品质量没有问题，肯定是没法退药的。而且，这两盒药主要成分是一样的，辅料基本也是相同的，如果有不良反应发生，这两盒药也应该一致。进口药的不良反应多是把国外上市前和上市后的临床试验数据罗列出来，能让患者了解到药品安全的全貌。老先生听到这儿，火冒三丈地说出："你崇洋媚外！"

我顿时哭笑不得，虽然最终没有让患者满意地退药，但我从中明白了一个事实，公众对药品的理解存在很大的误区，药师的天职不能只满足于保障患者用药安全、有效、经济，更重要的是让患者掌握药品知识。时至今日，"仿制药一致性评价"等政策相继出台，国产药取得了长足的进步。但"崇洋媚外"这四个字，不断提醒着我对药学服务的思考。

不忍直视的目光

作为临床药师，时常需要到患者床旁做用药教育。2015年的一天，我带着3名临床药师培训学员，来到国际医疗部病房进行教学查房。"这是一名中年女性患者，乳腺癌晚期。作为药师，待会儿我们的查房要围绕药品展开。"我对学员嘱咐道。

随即敲了敲门，得到患者的同意后，我们依次进入病房，朝床边走去。

患者戴着帽子，见到我们后，她坐了起来。她看起来只有50多岁，还很年轻，但面容消瘦，面色异常苍白，一双炯炯有神的眼睛注视着我。从眼神上看，似乎感觉不到晚期癌症患者的那种无力。很多患有乳腺癌的女性认为，这就像一场噩梦。除了癌症本身对患者身体上、精神上、经济上、工作上、生活上的影响外，乳腺癌术后，很多患者觉得自己不再完整。随后的紫杉醇或多西他赛化疗导致的严重脱发，对女性患者而言更是雪上加霜，严重影响她们的自尊。

"我是临床药师，您输注的肠外营养液是我们配制的，因此我们来看看您的输注情况，也顺便跟您说一下这个药的注意事项。"我向患者介绍来意，并问道："您在输注过程中，遇到什么问题没有？"

她回答："药液有时候流不下来。"

我检查了一下患者的输液管路。她使用的是PICC，一种经外周静脉穿刺的输液装置，属于中心静脉导管。PICC常用于化疗患者，能减少细胞毒性药物对血管的刺激，也有助于输注高渗透压摩尔浓度的药物，如肠外营养液。输液管路是没有问题的，最后查明原因，是患者采取的体位压迫了体内部分导管，导致液体输注中断。我把这一结论告诉了她，她说她也感觉到右侧卧时容易导致输液中断。解决完用药问题后，我准备向她介绍一下肠外营养液的意义和注意事项。

听到这里，患者从枕头下拿出一个漂亮的本子和一支钢笔。我每说一句，她就在本子上记下一句。为了配合她记录，我特意放慢了说话速度，每句话后稍作停顿，等着她记下来。

她认真的样子，就像一名小学生，努力跟着老师写的板书做笔记。每当她记完一句，抬起头的时候，我都被她的眼神深深地震撼着。苍白的脸庞与有力的眼神形成鲜明的对比，她的目光令我不忍直视。我分明从她的目光中读到了一种渴望，一种我不曾体验也无法真正理解的渴望，那是对生的渴望，对厄运的抗争！死亡对在医院工作的我来说再熟悉不过，接触到的肿瘤患者也有很多，但这个患者的目光，深深地扎进了我的内心，让我不知道该如何面对。

后面的用药教育，我已经完全在机械的状态下完成，那天是如何结束谈话的，也没有丝毫印象。两个星期后，我从医院的HIS系统上看到了有关她的消息。我不知道她在生命的最后几天中遭遇了什么，但我始终记得她无比坚强的目光，充满了对生活的希望，在我身处逆境时给我力量，同时激励着我，去帮助更多需要帮助的人。

作者简介

赵彬

北京协和医院药剂科副主任，副主任药师，硕士生导师。

在国内率先开展国家临床药学肠外肠内营养专业培训，担任美国桑福德大学、圣路易斯大学临床实践导师，发表SCI论文23篇，主编参编论著14部。

长期致力于临床药学工作，在肠外营养、药物相互作用、无菌配制和药事管理等方面具有丰富经验。

32

我帮助他们用上了
刚上市的"救命药"

尹佳

 成人之美，帮助别人，是我最大的快乐！此时此刻，是做医生的幸福时刻！

2021年6月27日，是一个令我开心又难忘的日子。我帮助我的"遗传性血管水肿"罕见病双胞胎兄弟患者用上了刚上市的救命药！

　　遗传性血管水肿（HAE），是罕见的遗传病，发病率五万分之一。主要表现为反复发作的皮肤和黏膜水肿，可出现在身体的任何部位，如果发生在喉部，可出现喉头水肿，此病患者因喉头水肿窒息导致的死亡率高达40%！

　　HAE可发生于任何年龄，其病因是患者血清中C1脂酶抑制因子减少或功能缺损。这个因子相当于身体内缓激肽系统的"水龙头"开关，正常人"水龙头"是关的，而患者是开着的。所以，从"龙头"中不断有生成的补体激肽，它们使微血管通透性增高，引起水肿。这类水肿很难与血管神经性水肿区别，常被误诊。它的特点是水肿不痛不痒，位置游走，常出现在身体单侧，持续2～3天可缓解。当水肿出现在腹部时，常引起腹绞痛甚至肠梗阻，部分患者被误诊为急腹症。

北京协和医院变态反应科在中国最早开始HAE的研究。我的导师叶世泰教授早年赴美国NIH（美国国立卫生研究院，简称NIH）考察时发现，当时美国的变态反应专科医生们高度关注这个疾病的研究。他把此病的相关信息引入国内，带领张宏誉教授开展探索。四十多年前，张宏誉教授诊断了中国首例HAE患者。

继发现首例患者之后，张宏誉教授又诊断了二百余例HAE患者，并培养了多名博士，建立了中国HAE疾病规范化诊疗体系。可以说，北京协和医院变态反应科的张宏誉教授是中国HAE临床研究的奠基人。

近十年，中国HAE临床研究的带头人是张宏誉教授的学生，北京协和医院变态反应科的支玉香教授。在我科医生和全国医生的支持下，目前协和变态反应科拥有中国最大的HAE患者临床资料数据库和生物标本库。支教授参与了国际HAE诊治指南的制定，也领导制定了中国HAE规范化诊治共识。

对HAE患者的治疗而言，过去往往使用达那唑。这是一种类雄性激素药物，对女性患者有很大的副作用。但只要用此药，致命的喉头水肿就不易发生。急性喉头水肿窒息发作时通常做气管切开，在此之前紧急输入新鲜血浆能防止"切此一刀"。

两周前，耳鼻科冯国栋教授给我转来了一位患者，他在三年内反复喉头水肿发作7次，每次都需要急诊住院治疗。最严重的一次发作在今年5月，住院期间，他因窒息失去意识，口吐白沫，全身抽搐，四肢僵硬。医生对他实施了紧急气管切开术。为防止再次窒息，医生为他保留了气管切开的开放套管。

我诊断过不少HAE患者，但面对面诊断一位气管切开的患者还是第一次。我被眼前的情景震撼了，心中只想尽力帮助他和他的家人。

HAE是遗传病，我在问家族病史时得知患者的哥哥、舅舅都有类似症状，哥哥有过两次发作。患者现在在河北的一家面包房打工，陪他看病的老父亲说一家人经济状况并不富裕，担心医疗费用承担不起。我安排他们全家一周以后来我院复诊和检查，除了给兄弟俩预约号，其他成员的所有检查费都从支大夫的科研经费支付。

支大夫几天前曾邀请我主持一家公司HAE新药的上市会，这是专门预防HAE的新药，是生物制剂，没有达那唑的副作用，在国外上市已二十年。国家药监局已批准该公司两种HAE新药进入中国市场，一种是预防药，一种是急救药。其中的预防药即将开展上市后的真实世界临床研究。作为罕见病的上市新药，其价格是非常昂贵的。

我想帮助这兄弟俩用上新药，减轻全家人的负担，于是想邀请他们兄弟俩参加新药上市会，并作为典型病例介绍给参会的医生们。因为HAE是罕见病，很多医生也并不了解，这些HAE患者隐藏在千千万万看似健康的人群中，一旦发作或误诊就会致命，如能早期诊断并规范治疗，就能避免悲剧发生。依据HAE的发病率，我国应有两万多患者，但目前实际确诊的HAE患者只有五百例。

发现和诊治此病，需要医生、患者和社会的共同努力！

"你和你哥哥愿意为这个病进行宣传吗？可能很多医生和公众会看到你们的面孔。"

患者和他的老父亲说："只要有药治病，我们愿意！"

于是，我获得了"患者知情同意"。保护患者的隐私是做医生的基本常识，为使更多的患者能得到正确及时的诊治，为使更多的医生认识此病，既然这两位患者给予了我们有力支持，我们也将倾尽心力，帮助患者得到最好的治疗！

接下来，我为两兄弟获得上市新药治疗的事，和有关公司负责人进行了多次沟通。在这家公司HAE预防新药上市会上，我向参会的医生们介绍了双胞胎兄弟HAE患者的故事。

之后，这家公司答应让两兄弟进入预防新药中国上市后的临床试验，同时，一旦今年十一月拿到急救药产品，公司也将派人第一时间送到兄弟俩手中。他们再也不会整日生活在惊恐之中。兄弟俩、老父亲都激动得热泪盈眶，一直在说谢谢我们。

成人之美，帮助别人，是我最大的快乐！此时此刻，是做医生的幸福时刻！

会上，我认识了中国HAE患者组织的负责人章南女士，她是一名大学教授，也是HAE患者，反复水肿三十年才在我院确诊。

她在支教授的帮助下成立了患者组织，HAE患者们可以在这里互相鼓励，互相帮助，双胞胎兄弟也加入了这个患者之家，他们不再孤单。

我问章南："作为患者，你想对医生们说些什么？"

她想了想认真地说："我希望你们医生多对媒体和大众宣传这个疾病的科普知识，让更多的水肿患者了解这种病，找到可靠的医生诊断和治疗；我希望你们在各个专科尤其是急诊科、耳鼻喉科医生中普及HAE诊断的知识，遇到水肿的病人先查补体C4，如发现降低就转入有条件的医院进一步检查，以便得到及时诊治。目前，我们这个病从发病到确诊的平均时间是十三年，最长四十年！"

面对患者的需求，我们变态反应专科医生任重道远。我告诉她，我们马上建立国家变态反应（过敏）性疾病规范化诊疗中心，作为中心的典型罕见病，我们会建立全国各省市医院"遗传性血管水肿"疾病的研究队列和网络，在统一平台上开展医生的培训，提高医生的诊治水平，确保全国各地的HAE患者享受均等化、规范化的管理和治疗。

真是美好而有意义的一天，与您分享！

作者简介

尹佳

北京协和医院变态反应科主任医师，教授，博士生导师。

北京协和医学院变态反应学系主任，过敏性疾病精准诊疗北京市重点实验室主任，中国医师协会变态反应分会会长，中华医学会变态反应分会第三届、第四届主任委员，中国医师协会理事，国家食药监总局药品注册审评专家咨询委员会委员，国家免疫规划专家咨询委员会委员，北京医师协会变态反应医师分会会长。

《中华临床免疫和变态反应杂志》《北京协和医院变应原制剂应用指南》主编，发表文章一百多篇。

获省部级奖多项，授权发明专利7项。获2010年美国变态反应专科学院（ACAAI）世界杰出过敏医生奖，成为首位获此奖的中国大陆医生。

从事过敏性疾病临床医学研究多年，擅长过敏性疾病疑难病诊治，带领团队获得9种变应原制剂医疗机构制剂批号。

33

生命的坚持

周翔

- 在这一场场生死竞速中，坚持的不仅仅有医生和护士，还有我们的病人和病人家属。也正是我们对于生命的共同坚持，才创造出一个又一个生命的奇迹。

今年是我来到ICU工作的第20个年头。很多人认为ICU医生总在忙忙碌碌地抢救，已经见惯了生死，对于死亡已然麻木。而我想说，20年来，我更多看到的是一种坚持，一种对于生命的坚持。这是一种来自医生、患者、家属的共同坚持，因坚持而信任，因坚持而看到希望，因坚持而最终创造一个又一个生命的奇迹。

在全国ICU圈里，流传着"翔哥三宝——轮椅、PAD、鳖汤"的说法。这是我在10多年前提出的土办法。轮椅，就是对于重症患者，只要能下地，就不让他长时间卧床，哪怕不能站立，也要先在床旁的轮椅上坐一坐。PAD，就是充分利用一切手段，给患者放他平素爱看的电影，听爱听的音乐，听家人的声音，看家人的视频，让患者的思维动起来，和环境、医护、家人沟通，交流互动起来。鳖汤，就是尽一切可能给患者营养支持，甚至让他们品尝酸奶、果汁、冰糕，即使在最危重的情况下，让他们依然能感受生命中除了病痛，还有酸甜苦辣。

这样，患者眼神中就会慢慢有了神采，有了希望，更有了生命的坚持。而对家人来说，他们亲人的这些细微变化和他们参与治疗过程的亲身体验，会让他们看到希望。希望又给了亲人和病人一起坚持下去的力量与信念。正是医者、患者、患者家属的共同坚持，一个又一个危重病人一点点走出生命垂危的境地，迎来崭新的篇章。

这个"三宝"在协和ICU从萌芽到不断发展完善，成为全国同道认可和接受的重症基本治疗方法。2020年初，在武汉战"疫"最困难的日子里，这个方法也成为协和团队救治危重症新冠肺炎患者的重要"武器"。

武汉同济医院中法新城院区的C9西病房，是北京协和医院国家援鄂抗疫医疗队建立、管理的武汉前线ICU病房。这里承担了全武汉最危重的新冠肺炎病人的救治任务，成功救治了一个又一个极危重的病人。81天里，这里共收治109例极危重新冠肺炎患者，其中，有创呼吸机75例，ECMO6例，血液净化96例次，俯卧位46例，气管镜38例次，成为武汉救治最危重病人的中心。

50多岁的陈小兰（化名）在1月底感染了新冠病毒。之后她的病情越来越重，持续的高热、不断加重的呼吸困难、越来越低的氧饱和度，一点一点地侵蚀着她的肌体。2月8日凌晨，陈小兰被紧急转运至北京协和医院国家援鄂抗疫医疗队的ICU病房。无创呼吸、降温、抗感染治疗等一系列紧急救治措施快速而有条不紊地应用在她身上，生命之氧得以维持，呼吸频率、心率也下降不少。

在整个救治过程中，陈女士始终保持着清醒的头脑。然而正是由于清醒，她时刻能够清晰地感受到缺氧窒息、极度呼吸困难的痛苦。而身边正好都是更为危重的患者，有插管上着呼吸机的病友，还有经全力救治依然离世的病友。这样的痛苦与环境一点点摧毁她的信心。

查房时，即使透过层层防护服和防护面屏，我依旧能从患者急促的呼吸、痛苦的面容和黯淡的眼神中读到她内心的焦虑与绝望。我俯下身，握着她的手，在她耳边说："大姐，不要害怕，我们是北京协和医院医疗队，相信我们，我们一起努力，您能行的！""真的吗？"她目光中有一丝疑虑。"真的，您看您现在是不是比刚来时好多了？我们还有很多办法，但需要您和我们一起努力。好吗？"　"好，我相信协和，相信你们！"

　　陈小兰的目光中终于燃起一丝希望。"我们计划给您做俯卧位，就是需要您趴着。可能一开始您会不太适应，但这对您肺的恢复很重要。您能做到吗？"　"我试试，我想我应该可以。"就这样，陈女士每天配合我们接受俯卧位治疗，每次翻身需要六个医护人员扶着帮助她。一开始，一次俯卧只能坚持不到一个小时，慢慢地，可以延长到两个小时。每天要重复三四次这样的治疗。病情在这个阶段也在逐渐平稳，不再迅猛地恶化。

　　俯卧位之余，每天队员们协助陈女士从床上下来，坐到轮椅上；给她报纸、Pad，让她读书、看报、看电影；给她制定丰富的营养食谱，让她保持体力。总之，我们想尽一切办法，让她感觉自己不是一个纯粹的病人，自己可以做到一个正常人能做到的事情。这给了陈小兰极大的信心，也成功分散了她的注意力。感受到病情没有恶化和身边医护人员零距离的全力以赴，她的脸上不再是愁云满布，眼神也更加有光彩，充满了信心与希望。

　　过了一周，病情的迅猛进展在队员们的努力下一度明显减缓，但陈女士的病情突然再次加速恶化，氧合明显下降。为了争取到最佳治疗时机，我们决定给她做气管插管，呼吸机辅助呼吸。这个决定并不容易，我们见过太多的病人因为气管插管而丧失了信心，放弃了坚持。对于完全清醒的她，能否接受这样的治疗，她又会如何面对这一切？我们并没有答案。

我来到床旁，拉着她的手，问她："大姐，可能我们需要给您做气管插管，呼吸机辅助呼吸。这是为了争取最好的治疗时机，避免更加严重的后果，争取到最好的恢复。"让我始料未及的是，陈女士特别坚定地说："好，我听你们的。这些天你们的努力我亲身感受到了，我相信你们！"在那一刻，泪水模糊了我的双眼，这一句"我相信你们"包含了一种浓浓的情谊，一份信任，一份性命相托，一份生命至上的责任。

气管插管非常顺利，在此后的每一天，我们多学科专家团队细致讨论她的病情，为她精心调整每一项参数、每一项治疗——俯卧位、肺保护性通气、抗炎和严格的院感防控。一系列最先进的治疗理念——在陈小兰身上实现。陈女士也表现出最坚强的毅力，克服了常人难以想象的困难，配合着我们的所有治疗。她坚持每日下床坐到轮椅上，甚至坚持看报、看视频。虽然不能经口进食，我们依旧从胃管给她充分的营养支持。正是这些看似微不足道的早期康复，使得陈小兰的肺一点一点恢复起来。更重要的是，这使她保持了维持气道最重要的意识状态和坚持下去的信心。

在全体队员和患者本人的共同努力下，我们终于成功地阻断了病情的恶化，带着她一天天好转起来。7天后，我们成功地为陈小兰拔出了气管插管。又一个生命的奇迹，在我们的共同努力下诞生了！那一刻，全体队员和陈小兰都流泪了，那种心情，只有共同经历过的人才能感受到。

拔管后第三天，陈女士在北京协和医院医疗队的ICU里，过了一生中最特别的生日。在北京协和医院国家援鄂抗疫医疗队领队张抒扬教授的精心安排下，在当时武汉仍未解封的情况下，医疗队拜托驻地酒店特地为陈女士制作了一个精美的生日蛋糕。队员们围着她，动情地唱起了生日祝福歌。陈女士和视频里的女儿喜极而泣。

5个月后，当我们队员再次回到武汉，看着陈女士挥舞球拍打乒乓球的样子，真是美极了。

其实，无论在北京协和医院国家援鄂抗疫医疗队的ICU在武汉开放的81个日子里，还是平时日常工作中，这样的例子还有很多。有人说ICU是生命的最后一道防线，ICU的医生和护士日复一日地坚守着这道防线，才能从不可能中创造可能，从死神手里夺回生命。在这一场场生死竞速中，坚持的不仅仅有医生和护士，还有我们的病人和病人家属。也正是我们对于生命的共同坚持，才创造出一个又一个生命的奇迹。

谢谢你们的坚持，我所有的病人和病人家属们，在这份坚持的后面，包含着您对我们的无限信任和生死相托。正是这种信任，使我们敢于面对一切困难，倾尽全力，呵护生命之美！

作者简介

周翔

北京协和医院重症医学科副主任，主任医师，硕士生导师。

北京协和医院国家援鄂抗疫医疗队ICU副主任，北京协和医院第一批国家援鄂抗疫医疗队副队长，国务院应对新型冠状病毒肺炎疫情联防联控机制医疗救治专家组成员，国务院应对新型冠状病毒肺炎疫情联防联控机制新冠肺炎重症病例医疗救治专家指导组成员，国务院联防联控机制医疗救治组肺移植专家组成员，国家重症医学质控中心专家委员会副主任委员。

荣获2020年中共中央、国务院、中央军委联合表彰的"全国抗击新冠肺炎先进个人"，2020年北京市委宣传部、首都精神文明办表彰的"北京榜样"。

34

患者张老师

卢琳

● "你若生死相依，我必不离不弃。"这句话不仅可以用来形
容地老天荒的爱情，从另一个角度看，其实也是医患这种特
殊关系所包含的生命与健康的托付。

从医二十余载，张老师是我收治的患者中，病情非常严重的一位。

张老师是西南边陲小城的一位中学老师。2007年冬天，三十出头的他来到了北京协和医院。原本他的身体结实健硕，近两年却经常感觉乏力，而且还有脸肿、腿肿、肚子大和皮肤出现一道道紫纹的表现，后来，血压和血糖也一路飙升。在老家的医院反反复复检查了好几次，医生都说不清到底得了什么病，推测可能是"库欣综合征"。

因为当地医疗水平有限，治不了这种罕见病，医生建议张老师转到北京的大医院治疗。在有着绿色琉璃屋顶的协和老楼，我与张老师第一次见面。

初见——心急只想出院

"大夫，你赶紧看看我的病历资料，抓紧时间给我治，单位还有一堆事儿等我回去处理呢。"病房中初见张老师，他的嘴就像机关枪开了火，哒哒哒地说了一大串儿。

我认真翻看着厚厚的病历资料，对他的病情有了初步判断。张民确实患上了"库欣综合征"。库欣综合征是因为垂体肿瘤、异位内分泌肿瘤或者肾上腺肿瘤引起的体内皮质醇过多，患者往往有难治性高血压、糖尿病、低血钾、向心性肥胖、皮肤变薄和皮肤紫纹等症状。这种病的发病率只有百万分之几，属于临床罕见病。但如果不及时治疗，可能会发生严重的感染、静脉血栓或者严重的心脑血管问题，甚至危及生命。更为棘手的是，这种疾病的肿瘤有时十分隐匿，如果不能准确找到它的位置，患者只能切掉肾上腺以缓解病情。

就在我准备跟张老师进行更细致的沟通时，发现他满脸怀疑地看着我。我明白，他是看我太年轻，担心治不好他的病。说实话，这样的病人我常会遇到，所以早就见怪不怪了。

接下来，在每天例行的查房中，张老师总像抽查自己的学生一样，挨个逐项"审问"我化验单上的结果和意义，并详细记录在笔记本上。对于这种行为，我心里有些不舒服，但还是尽量耐心细致地解答，直到张老师满意为止。

　　随着检查的层层深入，我发现他的病情比我们预想的更复杂。

　　"张老师，以您现在的情况，需要做一个类似小手术的特殊介入检查。如果这项检查后，病因还不明确，那就需要做双侧肾上腺切除手术……"

　　还没等我把话说完，张老师已经急得满脸涨红："你们到底能不能看好我的病？做了这么多检查，怎么还不行……"

　　这次谈话最终以失败告终。就在我反复思考、字斟句酌地准备找张老师再次谈话的前一天，他却主动找上门来。我心里一阵高

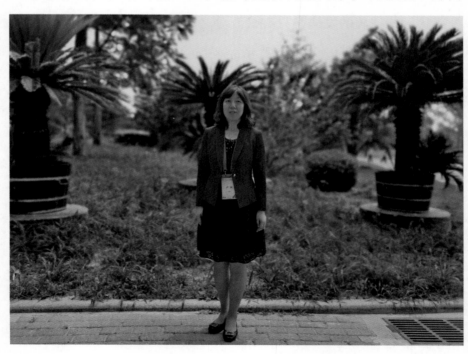

兴，以为患者终于想通了，决定接受我们的治疗方案。没想到，他竟提出了出院的要求。

"我单位还有事儿需要处理，必须回去！"张老师的语速还是那么快，语气依旧那么急。不管我怎样苦口婆心地劝他安心住院治疗，他还是执意签字出院了。

那天，我看着张老师匆匆离去的背影，无奈地叹了一口气。只希望他能记住我的再三叮嘱，一定要尽快回来复诊。

再遇——他被抬进了医院

我再次见到张老师的时候，距他出院已经整整一年。不出所料，他的病情严重恶化。这一次，他是被救护车一日千里紧急送到协和的。

"张老师，能听到我说话吗……"看着半昏迷的张老师，我一边轻轻拍着他的肩膀，一边低声唤着他的名字。此时，张民的意识已经混乱，时而清醒，时而模糊。原来，自从上次回家之后，他的病情就越来越重，几天前在工作中突然晕倒，醒来后已经虚弱得不能行走，家人见情况严重，不顾他的抗议紧急把他送到北京。

在接下来的检查治疗过程中，我发现张老师的病情进展速度严重超出我们的预想——他先后出现了重度低血钾、肺部真菌感染、急性胰腺炎等多种危重症状，病危通知都下了几次。好在，经过一次次多科会诊，在医生和护士的共同努力下，我们将危在旦夕的张老师抢救了过来。

有一次，科室的医生推着躺在平车上的张老师去做检查。一路上人来人往，喧闹嘈杂，他突然紧张害怕起来。陪在身边的医生看到了张老师的异常，赶紧握住了他的手，轻声慢语安慰道："您不用怕，有我们呢！"原本躁动不安的张老师马上放松了下来，眼泪随之滑落。

在死亡线边缘走了一圈之后，张老师对我的态度也发生了一百八十度转变：他开始无条件地信任和配合我，身体也一天天好转。经过进一步检查和数次多科会诊后，张老师接受了双侧肾上腺切除手术。术后，他的病情得到很大的缓解，身体状况也明显好转。经过半年的住院，他再次登上了朝思暮想的三尺讲台。

"生死相依"与"不离不弃"

"你若生死相依，我必不离不弃。"这句话不仅可以用来形容地老天荒的爱情，从另一个角度看，其实也是医患这种特殊关系所包含的生命与健康的托付。

医患本是共同体。医生在诊断的过程中，要运用情感与患者交流、互动，理解患者的难处，站在患者的角度，感同身受地体会他们的心情。而患者，也要学会信任、配合医生，双方共同用心打磨良好医患关系的基石。

患者得了罕见病，既害怕又焦虑，这个时候如果我们医护人员能在他的身边不断鼓励他、安慰他，会给他带来极大的安全感。"有时是治愈，常常是帮助，总是去安慰。"美国医生特鲁多的这句名言流传甚广，治病救人不单需要高超、卓越的医疗技术，更需要信任、关爱的人文情怀。

古人云："医者，父母心。"医患之间，信任为先。信任，是一种力量，是人与人的率真，心与心的坦诚。作为医生，得到患者的信任，可以让我们更加心无旁骛地钻研病情，专心致志地救死扶伤。

时光飞逝，一转眼，十四年过去了，尽管张老师的原发病灶仍然过于隐匿还没有明确，但在我们定期的随访监控下，他的状态非常稳定。张老师常说："是协和的医生鼓励了我，给了我第二次生命。"但我也想说，是他让我感受到了赤诚而珍贵的信任。多年的临床工作中，我十分珍惜患者给予我的信任，也愿意为了这份沉甸甸的信任付出努力、辛苦和汗水！

作者简介 ♥∿⩙⩙

卢琳

北京协和医院内分泌科主任医师，硕士生导师。

先后任中华医学会内分泌学分会肾上腺学组、垂体学组和神经内分泌学组委员，北京医师协会内分泌专科分会理事，中国垂体腺瘤协作组专家委员会委员。

参与中华医学会内分泌学分会《库欣综合征专家共识》、中国垂体腺瘤协作组《中国库欣病诊治专家共识》的编写。

多次获得北京协和医院医疗成果奖。

35

确诊之后

张昀

- 确诊之后，有人会逃避抱怨，但也有更多的人相互扶持，共渡难关。

五年前的冬天，过完元旦，门急诊的外地患者逐渐少了。谁都想在家过个年，中国人守着这个传统，除非不得已，不会在这个时候进京求医。

　　而我却在这时接到了一个求助电话，是曾在我手下轮转的神经科住院医小夏打来的。

　　"您能来看看这个姑娘吗？我们实在搞不清她这是什么状况，患者又挂不上门诊的号，只能求助普内科和您了！"

　　我所在的普内科一直被院内伙伴称为"普通内科不普通"。当遇到某些疑难、罕见、重症的病例，其他科室的医生都会推荐患者来看普内科。于是，我带着组里的见习、实习大夫，一起去看这个病人。

　　16岁的花季少女小安，近半个月开始发烧，四肢总是扭转、痉挛，不能行走，嘴完全张不开，说话只能一个字一个字地说。进一步化验发现，小安白细胞、血小板偏低，尿检存在蛋白尿。我们一起在急诊给小安做了体格检查，除了神经系统的异常，小安眼睛的巩膜与角膜交界处，有小半圈暗棕色的边，双手指腹都有一些深色小皮疹。

一个实习大夫问我："这是KF环吗？"（注：Kayser-fleischer环，即眼角膜色素环，是肝豆状核变性的重要体征。）

我点头："患者的症状很特别，目前还不能用这个病去解释其他问题，我把她收到我们病房吧。"

小安住院后，我们反复向她的父母询问小安的病史。原来，从两年前开始，小安就逐渐出现动作变慢、双手不灵活、说话不清楚的现象。基于这些新的线索，经过一些扩展的检查，小安最终被确诊为肝豆状核变性。这是一种隐性遗传的疾病，主要攻击神经系统和肝脏。小安的父母和姐姐均为携带者，小安则不幸患病。

祸不单行。针对发烧、皮疹、蛋白尿、血象异常，小安同时被诊断为系统性红斑狼疮（简称狼疮）。一个人同时患有两种罕见病的概率有多少？如何确定两种疾病同时存在？这两种疾病都可以造成神经系统的症状，如何区分小安神经系统的症状是谁所致？经过了神经科专家的多次会诊，内科多学科团队的多次讨论，这些问题最终得以解答，两个并存的疾病诊断也得以明确。

作为医者，面对疑难病例，总有一种弄清病因、明确诊断的愿望，因为确诊常常是成功救治病患的先决条件。然而，这样的结果，在我意料之中，又在意料之外。

小安的特殊情况在于，肝豆状核变性是一种先天遗传疾病，目前尚无根治办法，只能适当用药减轻症状，控制疾病不再发展。这一疾病会造成肝脏受损，而肝脏是大多数药物代谢必经的器官，将极大地影响狼疮的治疗。更让病房团队受挫的是，治疗狼疮最基础的药物是激素。小安的四肢强直扭转、不能说话的症状在经过激素治疗后又进一步加重。

一天天过去，由于长时间不能张口和咀嚼，小安已经瘦得皮包骨头。这样的困境，让一直以来都在处理疑难重症的我们承受着越来越大的压力。

小安的陪床家属是她母亲，如果不是做基因检测时需要知道父母年龄，我们都不敢相信，眼前这个半头白发、皮肤棕黑、淳朴农民打扮的女性实际上还不到四十岁。我每天早晚查房走到小安床前，她紧锁的眉头始终未舒展过。小安的母亲从没有主动向我提问，在我交代病情时，她会很认真地听，说得最多的就是："我们听您的！"

我从小安母亲的眼中看到过担心和迷茫，却从未看到过抱怨，甚至觉得她身上有一种坚强的韧劲。

管床住院医小魏告诉我，小安痉挛发作时，她和小安母亲经常需要一起用力护着小安，防止发生自伤，每次两人都会累得满头大汗。小魏经历过这种身心双重冲击的煎熬都眼眶湿润，小安母亲还反过来安慰她说："慢慢来，你们的努力一定会有效果的。"

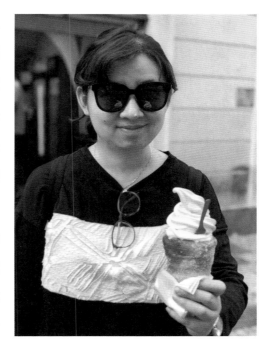

　　小魏话音刚落，我忽然想起急诊收小安住院时，她的家里东拼西凑还是凑不够住院押金，最终我给她签了字才住进来。为了省钱，小安的父亲每晚都睡在病房门口的楼道。为了不影响其他患者的救治，我们不得不把他劝走，可后来有一天晚上下班，我发现他蜷缩在地下车库。

　　即使是这样，他们一家也没有放弃。

　　我一直认为，医生天然站在帮助者的角度，患者和家属则要被动地等待我们的救治。然而，将近一个月的时间里，我们看到小安总是不自主地在床上挥舞着四肢；在大家都开始有些绝望的时候，正是小安父母的信任以及从不肯放弃任何一丝希望的顽强，深深打动和鼓励着我们。我们和家属一起坚持着、努力着，也彼此支撑着。

　　因为小安家的经济状况，在她住院后，我们尽可能地为她节省每一笔花费。住院医和见习、实习大夫经常会给小安带吃的，核磁室的主任用一个序列的钱给小安做了全套检查，我专门请的神经科两位专家每次都是免费会诊。大家非常关心小安的情况，作为内科大夫，我们每天都在学习神经系统的药物怎么调整，和家属一起观察小安神经系统症状的变化，并不断请教神经科专家，为小安进行治疗。

　　熬过了春节，熬到了元宵节，小安一点点好起来了，但大家还不敢放松。直到她的状况越来越好，已经可以出院了，我们才真正放下了心，反复叮嘱小安一家一定要定期复查。

　　小安回家后，逐渐恢复生活自理，半年后可以做家务，开始做小手工挣钱。她每三个月来看一次我的门诊，减药过程中曾经出现过持续低热，化验又有反复，门诊做了简单的药物调整后，小安又顺利地平稳下来。为了省钱，小安一家总是坐大半天的汽车，有时还住在地下车库，但每次都会背着好几麻袋自家种的土特产或者自己做的家乡小吃，来看看曾经帮助过他们一家的医生和护士。每次见到小安我都很开心，总会为她拍一些视频，发给那些曾经帮助过她的人。

　　回想起来，在小安确诊之后，我们一起经历了太多事。我很欣慰，欣慰我们的坚持最终收获了回馈；也很感恩，感恩各方的支持——医疗团队的互相扶持、前辈老师的指点，以及患者和家属的配合与信任。

一般来说，让医生印象深刻的往往是职业生涯中一些结局不好的案例。我们总在反思自己，如果当时不那么做，会不会有不一样的结果。在此之前，我也是如此，毕竟自省是医生必须具备的品质。但现在我发现，记住几个让人欣慰的患者，感觉也很好。医者也需要不断补给正能量，医者也需要快乐。

确诊之后，有人会逃避抱怨，但也有更多的人相互扶持，共渡难关。

作者简介

张昀

北京协和医院全科医学科（普通内科）副主任医师。

中华医学会内科学分会循证医学学组、中华医学会全科医学分会慢病学组、海峡两岸风湿免疫学专业委员会痛风学组、中国民族卫生协会重症代谢分会等委员、青年委员，北京医师协会内科专科医师分会理事，《中华全科医学杂志》《中华临床免疫与变态反应杂志》等青年编委。

近五年发表第一作者或通讯作者SCI论文、国内核心期刊论文五十余篇，主持或参与多项国家级、省部级科研课题。

曾三次作为访问学者赴美进修，并获美国内科医师学会2017年度国际青年医师奖。

主要从事痛风及高尿酸血症的发病机制、临床特点研究及内科罕见病及疑难病等临床研究。

36

用心守护光明

张美芬

 医学确有未知和局限性，有些疾病虽然经过积极治疗，还是无法避免不幸的预后。可即使是这样，身为医生的我们也要通过尽心去帮助、努力去安慰、全力去医治，用心守护患者的光明。这既是医者仁心，也是协和人的理念。

我是一名眼科医生。从医30余载，已经记不清医治了多少患者，拯救过多少双期待光明的眼睛。

　　在我的工作中，有很大一部分是医治葡萄膜炎患者。该病病因复杂、致盲率较高，虽然难以治愈，但多数患者在精心医治下，都能恢复有用的视力，这也是我从医生涯中最感欣慰之处。

　　然而，生命科学存在着太多的未知领域，有些患者的诊治过程相当困难和曲折。我对自己的要求是：尽心去帮助、努力去安慰、全力去医治，不辱医者的使命。

直到第四次手术

　　12年前，一个7岁的男孩儿在家长的陪同下来看我的门诊。在此之前，他们已经辗转多家医院，得到的诊断均是"葡萄膜炎"。虽然给予了药物治疗，但孩子的病情仍在进行性加重。

男孩儿右眼的视力只有光感，前房存在明显的炎症反应，玻璃体及视网膜多片白色团块状混浊，视网膜高度脱离。一见到我，家长就急出了眼泪："我们已经看了好几家医院，吃药、点眼药、在眼睛上打针，各种方法都试过了。治了两个月，孩子的眼睛反而看不见了。"

我把患儿收入病房时，并没有想到他的病情会如此复杂。从眼部B超和眼眶CT看，未见眼内占位病变和钙化灶。结合患儿右眼发病前1个月曾经有上呼吸道感染，查房讨论意见：需要除外眼内感染，建议手术取眼内液做病原学检查。

第一次全麻手术由眼科主任亲自主刀。由于患儿右眼视网膜高度脱离，手术经巩膜脉络膜穿刺取视网膜下液体（病原学检查阳性率高）。手术非常顺利，标本送检验科。然而，眼内液的细菌、真菌涂片及培养、抗酸染色（排除结核感染）均为阴性，基本排除感染性眼病。

在第二次全麻手术中，取患儿右眼前房水做涂片检查，结果回报：类似淋巴细胞。

我们看到了一丝明确诊断的希望，于是为患儿施行了第三次手术。取前房水送检骨髓室，结果回报：可疑幼稚淋巴细胞。至此，我们似乎越来越接近疾病的真相，但确诊证据依然不足。

在当时，房水（玻璃体）细胞学没有成熟的检查方法，眼内液一旦离心沉淀细胞，将看不到细胞形态。这时，科里有同事建议先让患儿出院，因为孩子已经历了三次全麻手术，仍难以确诊。继续留院，也未必能找到答案。

看着孩子家长无助而又渴求的神情，我真的心有不甘：难道就这样放弃吗？在患者的眼里，医生可是全部的希望啊！

我找到病理科主任，与他一起研讨患儿的病情，以及检查手段的困惑。功夫不负有心人，在病理科同仁及医技人员的共同努力下，我院开始进行"眼内液液基细胞学检查法"。

当我们终于探索出一条可行之路时，患儿的第四次全麻手术开始了。术后，我们将房水送检病理科，结果显示：小圆细胞恶性肿瘤。

患儿的诊断终于明确了——视网膜母细胞瘤。7岁男孩儿以全葡萄膜炎为临床表现的视网膜母细胞瘤，实属罕见病例。确诊后，虽然不得不摘除患眼，但更重要的是我们保住了孩子的生命。前不久，我联系了他的家长，得知当年的小患者如今一切都好。孩子的妈妈说："张大夫，多亏你们保住了我儿子的性命，现在他马上就大专毕业了……"

时至今日，每当我给医学生讲课时，都会提及这个病例：所谓医者仁心，对疾病就是要勇于攻坚克难；对患者，我们绝不轻言放弃。唯有如此，医学才能不断进步，医者才能不辱使命。

也是从这个病例开始，协和医院病理科创立了眼内液液基细胞涂片检查法，为眼内淋巴瘤的病理诊断奠定了基础，使我院眼科对于眼内淋巴瘤的诊断处于国内领先地位。

坚持到希望出现时

在我的从医生涯中，还有一个小患者令我记忆犹新。

她患葡萄膜炎已经11年了，而我第一次见到她时，女孩儿只有3岁，乖巧又可爱。

然而，这么漂亮的孩子偏偏患上了双眼葡萄膜炎。刚来就诊时，女孩儿的一只眼已经患并发性白内障，对侧眼也已患病，只是程度较轻。经过不断升级抗炎治疗，孩子的双眼葡萄膜炎还是时有反复，这也是儿童葡萄膜炎的特点和难治之处。

经过反复讨论，我们决定先对孩子病情较重的患眼进行白内障手术。术后，虽经积极抗炎，但葡萄膜炎还是慢性迁延。大约一年后，孩子的这只眼睛失去了视力，这一年，她还不到7岁。

可是，不幸尚未结束，孩子对侧眼的葡萄膜炎仍在继续，由于炎症和抗炎药物的副作用，眼部的并发症也接踵而至：并发性白内障、继发性青光眼；长期口服糖皮质激素和免疫抑制剂后，女孩儿的脸也变得圆圆的，两鬓、四肢及背部的毛发都很重。

家长焦灼的心情可想而知。眼看唯一的一只眼视力也在缓慢下降，有一天，孩子的妈妈问我，能否把她的一只眼移植给女儿？她说，自己的丈夫担心女儿未来生活不能自理，想再生育一个孩子，"可这对我女儿不公平啊！"

当时，我的心都快碎了。我也有女儿，深知妈妈对女儿的爱有多深，对这名母亲的身心煎熬更是感同身受，唯有尽一切努力去医治这个孩子！

虽然我们已经规律预约患儿复查，谨慎调整药物治疗，同时疏导患儿和家长的心理，但孩子最终还是要面临唯一一只眼的手术治疗。而且，她的青光眼、白内障都需要手术。这是我必须慎之又慎、力争万全的一个病例。我联系了国内著名的青光眼专家和小儿眼病手术专家，综合讨论意见是：手术分步进行，先完成青光眼手术，待术后效果平稳，再行白内障手术。

孩子的两次手术都非常成功，终于恢复了有用的视力，但是抗炎过程仍在继续。

在临床中，病情复杂、曲折难治的病例不胜枚举。作为医者，需要站在患者及家属的角度，用爱心尽全力去帮助我们的患者。

重燃生命之火

他第一次走进我的诊室时，还是一副意气风发、踌躇满志的样子。这个中年干部向我诉说了他的病情：左眼已经失明数年，右眼近期被诊断为葡萄膜炎，视力尚好，能正常工作。

患者说："我的要求很简单，就是保住我的右眼，让我能正常工作。" 当我检查完他的双眼：患者的右眼患全葡萄膜炎、晚期青光眼，右眼视神经萎缩，左眼球萎缩。

我的心情异常沉重，他所谓"简单"的要求我根本满足不了。我只好实话实说："恐怕我只能尽量延长你失明前的时间。"

患者的内心难以接受，将信将疑地问："不会吧？我是慕名而来，肯定积极配合您的治疗。"

尽管我们积极抗炎、努力控制眼压、规律复查治疗，但患者右眼的视力还是在逐渐下降：晚期青光眼、视神经萎缩、炎症导致的黄斑萎缩无法逆转。慢慢地，他不能上班了，看病也从独自一人前来变成了需要家人陪伴。

有一天，患者的太太在陪同复查时，先一步找到了我。一见面，她就哭着央求道："您劝劝我丈夫吧！他有自杀的想法，多亏我们发现及时，现在家里根本离不开人，女儿要上学，我只能请假在家看着他……"

过了一会儿，他走进了诊室。这一次我发现，患者确实已经心灰意冷，眼里再没有当初的斗志与希望。我像往常一样，仔细检查了他的眼睛，告知药物调整方案后，很自然地与他聊起家常。

"我女儿在读大学，爱人的工作也很好。可我现在是个废人、拖累了全家。"

我非常认真地对他说："你是全家的天，你在家全，你若高兴家里就是艳阳天。你的眼睛虽然看不见，但四肢健全、思维敏捷，依然是全家的精神支柱啊！"

我接着给他举例，那些不幸双目失明的病人，有的在学习盲人按摩，有的依靠双耳学习钢琴调音，他们都是积极应对眼疾、乐观生活的勇者，你为什么就这样放弃了呢？

经过这次心理疏导式谈话，患者的生活态度有了明显改变。他不仅可以自己独自在家，生活也能基本自理了。又过了一段时间，当他再次来复诊时，我问道："感觉如何？"

他乐呵呵回答我说："挺好的！"

虽然患者独眼的视力已经微乎其微，但我从他的精神状态中又看到了希望。

"临床医学，有时是治愈，常常是帮助，总是去安慰。"从医三十余载，我对这句话的体会越来越透彻。医学确有未知和局限性，有些疾病虽然经过积极治疗，还是无法避免不幸的预后。可即使是这样，身为医生的我们也要通过尽心去帮助、努力去安慰、全力去医治，用心守护患者的光明。这既是医者仁心，也是协和人的理念。

作者简介

张美芬

北京协和医院眼科副主任，教授，博士生导师。

中华医学会眼科学分会眼免疫学组副组长，中国医师协会眼科医师分会眼感染学组副组长，北京眼科学会教育委员会副主任委员，中国微循环学会眼微循环专业委员会常委，中国女医师协会眼科专家委员会常委，北京市医学会眼科学分会委员。

《中华眼科杂志》《中华眼底病》《中华实验眼科》等杂志编委。

专业特长为葡萄膜炎基础与临床研究。

37

老王的故事

边焱焱

● 我们在一起的60多个日日夜夜里，建立起深厚的战友情。他强烈的求生欲、坚韧的性格、对医生和护士积极的配合都给我们留下了深刻的印象。在此之前，我从来没有遇到一个患者经历过这么多磨难依然乐观如初。

"边大夫，我不想去。"

"老王，没事儿，去调整一下，过几天我就接你回来。"

谁知，这次道别却是永远……

那是在我做住院医师的第二年，老王因为右侧腰痛收入院。外院的CT提示，有一个说大不大、说小不小的椎间盘。据他回忆，腰疼的情况伴随右腿不舒服断断续续两年了，因为工作太忙，一直没在意，自己平时就吃一些止疼药对付一下。因为老伴儿去世得早，老王的女儿很小的时候就出国留学，父女俩的感情并不好。老王的身边还有一个30出头的女人，人很和善，话不多，总是默默帮老王打理日常，照料起居。

入院后的检查很不乐观。核磁提示，除了一个看着像罪魁祸首的椎间盘，在老王腰椎很靠上的部位，还有一个很大的占位，同时伴有椎体的不规则破坏，神经根也有受累的表现。怪不得老王疼痛很类似椎间盘突出的表现，而且之前在外院的CT扫查层面没有完全包含进来。由于老王没有太多基础病，为了获取病理进一步明确肿瘤的性质，也为了减除受压的神经，同时稳定脊柱，防止病理性骨折（由于肿瘤侵蚀椎体骨质破坏轻微外力导致的骨折）导致的瘫痪，主刀医生还是决定采取手术。

术前的全身筛查让我们稍微松了口气，没有发现其他部位的肿瘤，不是肺、肝、前列腺等常见部位肿瘤的转移，这就意味着这是一个腹膜后原发的肿瘤，如果能够彻底切除，老王还是有一线生机的。但接下来的血管造影却让大家傻了眼，在腰椎第二、三节，肿瘤有两支特别粗大的供血血管，而且肿瘤和部分十二指肠及下腔静脉靠得特别近，几乎是长在一起的。在介入科的帮助下，先把肿瘤供血血管栓塞，同时请了肝脏外科、血管外科、基本外科、泌尿外科、影像科、介入科会诊，大家一起就老王的病情进行了激烈的讨论。

切还是不切，是见好就收，做个减瘤术取材获得病理出来做后续的放化疗，还是争取切干净，大家争执不下。毕竟，单独的原发腹膜后肿瘤还是有一线生机切除的，用主刀教授的话讲"这东西长得太不是地方了"，毗邻血管，侵蚀了神经，还临近肝门，只是因为主要表现成椎间盘突出的症状就收到了骨科。这本来是个大家都不愿意去碰的三不管地带，特别是在三级综合医院专科化越来越细分的情况下，我感觉到了主刀教授的犹豫。

术前谈话成了我的重中之重。毕竟，老王本以为自己只是小毛病，期待着住院治疗一下就可以完事，结果，命运却跟他开了个玩笑。

老王坐在谈话桌对面，听着我的讲解，淡定得很，看出来经历过人生的风风雨雨。旁边的女人却显得有些焦虑，手一直被老王攥得紧紧的，仿佛生病的是她；而老王女儿从头到尾一直在看手机，仿佛和她没有关系。

出于慎重，在手术前一天，我们又请来了律师公证。这次，他说："边大夫，不瞒你说，这个病我断断续续在其他好些医院都看了，大家都在门诊让我看别的科会诊，我知道结局不好，我认了，可我就是不甘心啊，我才59岁，我信你们，这条命就交给你们了！"这时我才明白过来，老王的淡定是有原因的。

第二次的谈话让我和老王的关系又近了一些。总有一些人、一些事会成为你记忆深处的那朵浪花，我会更多地去床边和他坐一会儿。

手术如期进行，术中用"惊心动魄"来形容一点儿不为过。肿瘤远比想象中要难切，术中发现十二指肠降部与瘤体组织粘连，钝性剥离时部分肠壁破损，请肝脏外科予以缝合。为了术后营养放置胃管至缝合远端。而下腔静脉位于瘤体表面，粘连明显，沿肿瘤假包膜（被膨大肿瘤顶起周围正常组织形成的包膜）钝性分离时，大量血液涌出，急忙压迫止血，考虑为下腔静脉撕裂，血管外科上台，予以缝合。再次沿下腔静脉由瘤体远端向近端分离瘤体与静脉，见下腔静脉撕裂处周围已被瘤体顶起，管壁纤薄，无法分离，无奈之下只能行肿瘤切开活检，术中出血4000ml，输RBC12U，血浆800ml，手术完毕老王在麻醉昏睡中带着气管插管去了MICU。

术后第3天，老王拔除气管插管面带笑容回到了骨科。他猜中了开头，却没猜中结尾，在此后的3个多月的日日夜夜，我陪着他经历了一次又一次的考验：

术后第8天：腹膜后引流管有淡绿色液体引出，查淀粉酶（AMY）（引流液）：AMY 68997U/L，考虑十二指肠瘘的可能。

术后第9天：介入科造影并未发现明显的十二指肠瘘，并放置空肠营养管。

术后第18天：发现腹部愈合并拆线的伤口下段裂开并有大量的淡绿色的液体渗出。

术后第22天：在全麻下再次行腹膜后清创+引流管置入。

术后第35天：因受肿瘤侵袭升结肠及横结肠交界处出现梗阻。

术后第45天：全麻下予以回肠造口术。

术后第55天：夜间翻身不慎将空肠营养管脱出。

其间，老王经历了反反复复的腹膜炎，进出ICU、MICU好几回，但每次都能转危为安。我们在一起的60多个日日夜夜里，建立起深厚的战友情。他强烈的求生欲、坚韧的性格、对医生和护士积极的配合都给我们留下了深刻的印象。在此之前，我从来没有遇到一个患者经历过这么多磨难依然乐观如初。

当又一次较重的腹膜炎来袭，冥冥之中老王感觉到了什么，"边大夫，我不想去。""老王，没事儿，去调整一下，过几天我就接你回来。"我依然记得那双在ICU门口紧紧握着我的干枯的双手，和那双渴望留下的企盼的目光，那是对生的眷恋和不舍，但谁知道这一别竟是永远。

"边老师，战斗结束了。"

2014年8月17日夜里2:00，正在熟睡中的我突然被手机的莹莹亮光惊醒，短信是曾经和我一起参与老王治疗的ICU同事发来的。我拿起手机走出卧室，盯着那几个字，心突然就紧了一下……

老王，你在那边还好吗?

▌作者简介 💗〰️

边焱焱

北京协和医学院主治医师，临床博士。

北京医学会骨科学分会关节外科学组秘书，北京医学会骨科分会脊柱微创学组委员，中国医师协会骨科分会青委会脊柱微创学组委员。

致力于脊柱退变性疾病的微创治疗以及传统手术内镜可视化，形成以解决临床症状为目标，保留脊柱功能为核心的阶梯治疗策略。

38

生死之托，笃行无悔

陈丽萌

- "我们任何时候对疾病要心存敬畏，对病人和同事要心存感激和敬意，对家人，未来要补偿。"

每天的门诊繁忙而充实，还常常会有一些小小的惊喜。

　　"陈老师，今天那个病人正在向其他初诊病人'安利'，说您年轻的时候……"跟我出门诊的学生在回老楼的路上这样向我描述，我能想象出那个老病人热情洋溢、略带骄傲的语气——"我见证了陈大夫从小大夫到专家。"

　　"那是我第一轮管病房时的病人，肾功能不全，吃了一串香蕉，发生高钾血症严重心律失常，经过紧急抢救转危为安，后来做了肾移植康复了。她会不定期挂号，就为了来看看我。"

　　"他是我回国那年做的肾活检，IgA肾病，肌酐200多。后来为了方便治病，就在北京安了家。15年了，肌酐还是原来的水平。"这是一个大个子的中年汉子。

　　"老太太是狼疮抗磷脂抗体综合征，急性肾衰，肺出血。恢复得很好，每3个月来一次，女儿结婚了，她的孙子都大了。"

"她女儿是我的老病人，上大学时紫癜肾炎。好多年了，病情稳定，事业很忙，经常是她妈妈帮她来随诊。"

"她做完肾活检当晚，因为狼疮心肌病，心搏骤停，刚好李元杰大夫正在床旁，紧急抢救过来。当时家属差点儿放弃，我赶到医院和她爸爸谈话，让他给我们3天时间。现在，患者的孩子都大了。"

我也会略带骄傲地告诉学生每个病人背后的故事，一如我的老病人。不知不觉中，我在协和快30年了，来的时候还是青涩的实习生，现在是名副其实的老大夫了，拉长的娃娃脸，青黄不接的"协和面容"，还有一夜之间多起来的白发。一路走来，我们和病人互相见证了彼此的人生和成长，就像我夸血透老病人"透析超过20年，你们都博士毕业了"。

"如履薄冰，如临深渊"，敬畏生命是最基本的职业状态，其实也是无数成功和不成功的抢救教给我们最宝贵的经验。那些烙在记忆中最刻骨铭心的常常是那些不顺利、不容易和不成功的案例。

2003年末，科里缺主治，我没有休完产假，提前管病房。按照常规，我看完最后一个重病人，拖着疲惫的身躯开车回到小区楼下，已经是晚上九点多了。突然，我接到病房的电话，一位70岁的透析女病人回到病房后大呕血。"血压？心率？总住院？有没有家属？"等不及住院医详细汇报，我直奔主题。果然，病人已经休克了，总住院正在床旁深静脉置管，家属正在赶往医院。"今天透析、肝素、消化道？呼吸道？没有出血的基础病？" 我脑海里快速搜索患者相关的病情关键词。"联系急诊消化科内镜，找住得最近的孙钢老师；请介入总住院和外科总值班看病人，我马上到。"经验告诉我，刚刚晚查房转到她面前时还很平稳，也就不到1小时，估计常规内科止血很困难。

从三元桥到医院20分钟，总住院已经建立了深静脉通路，双通道加压输血"灌胶体"，依然难以维持生命体征平稳。同时赶到的是住在米市大街的孙钢老师。孙老师是急诊实习时带我的老师，接到电话立马说"台上见"。

在内镜下，胃底血管像小喷泉一样在出血，颜色非常鲜艳。"食道静脉曲张，但是压力高，没有溃疡，扎不住，我们找介入明确出血的血管。"孙老师一如既往地镇静，语气坚定。

"动脉出血？"我俩不约而同地说出来。和孙老师搭班抢救消化道出血病人，已经不是第一次了。血压70/40mmHg，HR120次/分，我们需要一个救命的能做治疗的介入大夫。"放射科主任金征宇老师，那可是介入大牌，再艰难的情形，总能搞定，关键是有担当。"推着病人，我们快速从内镜到介入室，队伍更加壮大了：肾内科、总住院、实习医生、护士，又加上了消化科的医护。

病人血压低，透析刚刚用过肝素，血管条件差，这一切都不是问题。从家里快速赶过来的金老师消毒、铺巾，娴熟地麻醉、穿

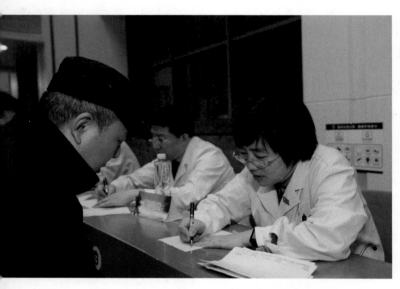

刺，送导丝，行云流水，大家都静下来，屏住呼吸。我开始打电话向主任、医务处总值班汇报，和家属交代病情，大伙一听说金主任上台了，好像都放下心来。"找到了，肝内新发动静脉瘘，回放，你们看看……"不到十分钟，金老师果然发挥定海神针的作用："我来拴住它，告诉家属这是最好的选择。""家属都同意，签字了，一切听我们的。"因为信任，医生之间，医生和病人家属之间的信任，我们没有浪费一分钟医疗以外的时间。

"拴住了！看看没有问题了，门脉压力已经下来了，后面交给孙钢大夫了。"金老师干净利落地下台，和我们一起回到内镜室。随后，孙老师迅速套扎住了出血部位，视野清晰了，血压平稳了，病人神志好转了，内镜室里一片欢欣……

回家的路上，凌晨3点的北京真安静。不到5个月大的儿子和姥姥应该已经睡了吧，进门要轻一点儿，爸爸还在厦门出长差，作为环岛路和五缘大桥的总设计师，他那边也是关键时刻。

"这一次我们真幸运，不活动的肝结核、钙化灶就在透析之后破了，全靠大家及时到位，两位老师医术精湛责任担当，感谢团队。"

这样的结果对病人，对医生来说都是幸运的。而同样是出血，我们也有不幸运的时刻。比如，我在消化科实习时那个反复大出血不治的年轻女病人，临终前说："谢谢你们，我太累了，不想坚持下去了。"尸检证实是肿瘤侵蚀动脉出血。

还有那个我第一年做住院医时遇到的病人，我们一起穷尽办法，最后用吞线的方法确定了出血部位。晚期肝癌的他，在临终前一定要见我一面："你一定要坚持下去，你会是个好大夫。"其实，我更要感谢他们，病人是最好的老师，让我成长，不论是学术还是职业态度。

多年以后，想起那个临终病人的话，想起那个梗阻性肾病，多科会诊后老师们无能为力的结论，我和孩子妈妈一起痛哭的瞬间……我总忍不住潸然泪下。今天我带学生、带年轻的主治医时常常讲："这么多年我没有遇到纠纷和医疗责任，不是我多么好，而是我们的病人无比包容和信任。""遇到决策困难时，我会想如果是我的父母、我的孩子，我会如何选择。对患者和家属交代病情和方案利弊时，我也会直言不讳如果是我的家人，我会怎么办。"沟通简明有效，那些年我们虽然没有成熟的脸，但只要开口就是成熟、有经验、有担当的大夫。技术总会遇到难以逾越的困难，而我内心无愧。

幸运的是，每一次我们做好万全准备，全力以赴，总能化险为夷。

今天是2021年6月30日，党的百年诞辰前一天。教授查房，我再次在床旁转述内科张孝骞老主任"如临深渊，如履薄冰"的教诲，"我们任何时候对疾病要心存敬畏，对病人和同事要心存感激和敬意，对家人，未来要补偿。"

作者简介

陈丽萌

北京协和医院肾内科主任，内科总支副书记，主任医师，博士生及博士后导师，协和学者特聘教授，美国NIH博士后。

中国研究型医院协会甲状旁腺及骨代谢分会副主任委员，国家卫生健康委罕见病诊疗与保障专家委员会委员，国家罕见病质控中心副主任，中国肾脏内科医师协会常委（2011-2017），卫健委高级人才评审专家，血液净化专家，北京医学会肾脏病分会常委，北京罕见病诊疗保障学会副会长，北京血液净化质控中心腹膜透析专家组副组长。

美国肾脏病学会杂志（*Journal of the American Society of Nephrology, JASN*）首位中国大陆副主编。领导多项全国多中心临床研究，擅长疑难重症及罕见肾脏病诊疗、CKD一体化治疗及腹膜透析。

获得8次医疗成果奖，主持国家自然科学基金（6项）等20余项国家及省部级科研项目，主编副主编多部专著及国家统编教材，申请多项发明专利、软件著作权，发表论文200余篇，其中*The Lancet, JASN, Hypertension*等国际论文70余篇。

39

超越说明书的选择

关鸿志

● 愿做赴火者。

愿做汲水人。

说明书之外

"是的，虽然超出了说明书的范围，但这个药值得一试！"

面对眼前这位急切的患者家属，我明确提出了下一步治疗的建议，但在几年前，提出这样的建议——"超说明书用药"是很困难的。

来我门诊就诊的多数是脑炎患者，主要是自身免疫性脑炎，多数是由地方医院或者脑炎中心推荐过来的。这些患者往往已经接受过常规的免疫治疗——一线免疫治疗方案，但是效果可能不理想，因此希望寻求进一步的治疗方案。

自身免疫性脑炎是一种"新病"——2007年才被医学界首次发现，而北京协和医院诊断的首例自身免疫性脑炎是在2011年。自身免疫性脑炎也是一种罕见病，估算年发病率在十万分之一左右。我国于2018年将自身免疫性脑炎列为罕见病目录的121种之一。

面对这些转诊来的患者，我们需要提供升级的免疫治疗方案，以获得更好的效果，但是，升级治疗方案常常意味着治疗相关的风险也将提高。如何在患者的预期获益与风险之间平衡，是临床医生决策中面临的一个困境，而在很长一段时期，"超说明书用药"就是这一困境的真实体现。

超说明书用药又称"药品说明书外用法"或者"药品未注册用法"，是指药品使用的适应证、剂量、疗程、途径或人群等未在药品监督管理部门批准的药品说明书记载范围内的用法。在临床药物治疗中，超说明书用药普遍存在。在某些医疗技术发达的国家，有21%的药物存在超说明书用药情况，超说明书用药在自身免疫疾病与肿瘤等领域广泛存在，涉及安全性、有效性、医疗责任和伦理学等诸多方面。

风险

个别患者在用药后出现罕见的、严重的并发症，会增加临床医师对超说明书用药的顾虑，即使这种适应证符合相关临床指南。

在我们开始应用利妥昔单抗的过程中，对相关风险的预期缺少经验。记得有一例重症的自身免疫性脑炎，已经在ICU救治了3个月仍未苏醒，用呼吸机维持，合并肺部感染，在使用了利妥昔单抗后，肺部感染加重，出现脓毒血症与感染性休克，后来经过积极抗感染治疗与全力救治转危为安，但过程非常波折与凶险。

在那之后，我对是否使用此类药物有很大顾虑，数年中没有再为重症自身免疫性脑炎患者处方利妥昔单抗。与此同时，国内外在自身免疫性脑炎的利妥昔单抗治疗研究方面取得了一系列进展，在具体用药方案方面，中国学者基于临床研究结果，提出了减量或者低剂量方案，降低了用药成本与副作用风险。在我们主要参加撰写的《中国自身免疫性脑炎诊治专家共识》中，该药被列为自身免疫性脑炎二线治疗的主要药物，用于难治型病例与复发型病例。

重启

这几年，北京协和医院作为国家级的疑难与罕见疾病诊治中心，建立了临床适应证的备案审批流程，为临床用药与治疗创新保驾护航，推进了单克隆抗体等生物制剂的规范应用。

2021年1月神经科范思远大夫进病房带组管床，根据科室与专业组的建议，对利妥昔单抗治疗自身免疫性脑炎的适应证进行了院内备案，重新启动了该药在神经科的应用，并且采用减量的两日方案，缩短了治疗住院周期。之后我科又申请备案了利妥昔单抗对自身免疫性小脑性共济失调、视神经脊髓炎谱系疾病的适应证，并顺利完成了治疗与临床观察。另外还入组4例类风湿关节炎（RA）相关脑膜脑炎，采用了白细胞介素-6单克隆抗体或者肿瘤坏死因子alpha单克隆抗体治疗，获得了较好效果。这是国内首个应用生物制剂治疗RA相关脑膜脑炎的病例组。我们逐渐积累了单抗类药物的使用经验，锻炼了诊治疑难神经免疫病的医疗与护理团队，扩展了神经科应用生物制剂治疗的病谱范围。而超说明书用药的适应证在神经科还在不断扩展中……

选择

"你需要充分告诉他们所有的选择！"

律师平静的提醒让我突然意识到：之前我那些诚恳而详细的述说提供的信息是不全面的，甚至是片面的。

由律师见证的谈话在神经科二病房的会议室进行，这里实际就是病房医生的集体办公室，周围是一圈电脑和电脑桌，住院医师们忙着下医嘱、核对医嘱和打病历，巡诊教师在与实习医师讨论病例……中间的椭圆形桌子，白桌布，上边是病历夹和若干种等待签字的谈话签字单。律师和她的助手就坐在我和范大夫的旁边，对面是患者的家属们。

患者是一位昏迷的重症脑炎患者，进行性多灶性白质脑病，一种非常罕见的神经系统慢性病毒感染，由JC病毒导致。由于目前对JC病毒没有有效的抗病毒药物，该病的死亡率极高，但是一种单克隆抗体类药物或许值得一试。

根据近期《新英格兰医学杂志》上发表的一篇病例系列报告，采用免疫检测点抑制剂治疗可能有效。免疫检测点抑制剂，主要是PD-1单抗，是一种近年新兴的肿瘤免疫治疗药物，其抗肿瘤的机制主要是激活机体的抗肿瘤免疫反应，其用于治疗进行性多灶性白质脑病也是基于其免疫激活的作用，当然，治疗慢病毒感染是PD-1单抗的超说明书应用。

正因如此，之前在门诊时，我向患者家属介绍了这种新的治疗方法："是的，虽然超出了说明书的范围，但这个药值得一试！"

患者住院后，病情进展很迅速。我们一边完善检查和评估病情，一边启动了PD-1单抗对进行性多灶性白质脑炎超说明书适应证的备案申请，申请很快获得批准——医务处与药剂科等部门工作效率真是高。

PD-1单抗用于进行性多灶性白质脑炎在国内尚无病例报告，但在药物副作用和不良反应的诊治方面，我们科已经有了一定的经验，这得益于神经科参加了由呼吸科（肺癌专业）、肿瘤科等牵头的MDT协作。免疫检测点抑制剂在治疗肿瘤过程中可能诱发免疫相关不良反应，包括导致自身免疫性脑炎与无菌性脑膜炎，神经科医生也经常参与相关病例的会诊，还与MDT共同报告了国内首例免疫检测点抑制剂相关无菌性脑膜炎。

需要让患方充分了解免疫检测点抑制剂超说明书用药的适应证、潜在的副作用和风险，及可供选择的其他治疗方案。对于这样一位病重的患者和这样一种特殊的治疗选择，知情、同意、签字的过程确实需要符合医疗安全与法律原则的见证，以保障医患双方的权利。医院引入的律师见证下的外科术前谈话签字流程已经非常成熟，正好也适用这种特殊的存在风险的新疗法。在律师的提醒下，我们进一步补充了说明治疗风险和可选择的其他方案。律师对知情同意书上的内容逐条进行审阅，以确保谈话与知情同意书一致，并多次向患者家属确认是否充分理解。谈话和签字进行得很顺利。这是我从医二十多年来第一次在律师见证下与患方签署知情同意书，在这个过程中我收获了重要的执业经验，也非常感谢为了建立安全的医疗环境、保护医疗创新而在幕后努力工作的医务、医政同事。

患者经过两轮PD-1单抗治疗转危为安，后来转入康复医院进一步治疗。

汲水人

脑炎这种病被比喻为"燃烧的大脑"。当年美国《纽约时报》记者苏珊娜罹患抗NMDA受体脑炎，她的自传*Brain On Fire*(《燃烧的大脑》)畅销一时，还被搬上银幕，推动了脑炎的科普和认识。"燃烧的大脑"也成为脑炎的等义语。

其实汉字"脑炎"二字正是"燃烧的大脑"的形象表达。"脑"就是人体头顶的内容物，"炎"是猛烈的火焰。"炎"可能最早是指炎帝神农氏，他教会了人们使用火。在希腊神话中有个与之对应的英雄——普罗米修斯，盗火者。

2019年我刻了一枚"脑炎"印章，发表在国外一本神经科学术期刊上，我想西方读者应该比较容易理解印章的主题，这大概就是三千年汉字的魅力吧。但他们也许不会发现这枚印章上的一个秘密，在"脑炎"的上方，有一个汲水人，正在躬身赴脑炎之火。

愿做赴火者。

愿做汲水人。

作者简介

关鸿志

北京协和医院神经科副主任，主任医师，教授。

中华医学会神经病学分会感染与脑脊液细胞学组副组长，中华医学会结核病学分会结核性脑膜炎专委会副主任委员，中国医师协会神经科医师协会神经感染学分委会委员，中国研究型医学院学会神经科学专委会脑炎协作组组长，中国研究型医学院学会罕见病分会理事，北京医学会罕见病分会神经罕见病组副组长，北京医学会神经病学分会神经感染学组副组长，北京神经内科学会神经感染与免疫专业委员会副主任委员。

《中华神经科杂志》编委，《中华医学杂志》通信编委，《中国临床案例成果数据库》编委会罕见病学组副组长。

临床与科研方向为脑炎与神经感染免疫性疾病、罕见病、临床脑脊液学，以第一作者或者通信作者发表中文论文50余篇，SCI文章30余篇。

40

"我们听陈阿姨的"

陈晓巍

● 想起那些被治愈的孩子，想起他们重新听见美妙世界时的
笑脸，我感觉自己浑身充满着勇气和力量，可以穿过寒冷
的冬夜，也可以继续在医学探索的道路上不断前行。

每周一和周二的上午，在诊室的门口，都围着来自各地的耳聋或小耳症患儿和他们的家长。每每看到这些神情焦急的家长，以及被病痛折磨得有些自卑或非常顽皮的耳聋孩子，我总会想起40多年前自己选择从医的情景。

　　我中学毕业后，来到农村插队。经过短短三个月的培训，就成了生产大队里一名可以给社员打针送药的"赤脚医生"。我从小就对新事物充满好奇，中学时在速滑队的锻炼经历，也培养了自己顽强拼搏的毅力，不怕吃苦。我对赤脚医生的工作非常感兴趣，不仅在煤油灯下坚持学习当时比较畅销的"赤脚医生"丛书，初步涉猎了内科、外科、妇科、儿科的知识，还经常骑着自行车赶十几里路去临近生产大队向乡村老医生请教。

　　父亲是我的第一个病人。为了让女儿尽快成为合格的赤脚医生，他自愿让我给他扎针、输液。父亲总是鼓励、表扬我，不断为我创造更好的学习机会。回忆那段往事，是父亲建立了我在医学上最初的自信，勉励我成为一名有理想、有抱负的青年，至今我依然时刻感受着父爱的伟大。

在那段做赤脚医生的日子里，只是一个"毛丫头"的我，用认真负责的态度赢得了老乡们的信任。我也发现了自己的兴趣所在。我非常喜欢医学，每一本医书都让我如饥似渴，每一个新的医学知识都让我兴奋不已。

做赤脚医生经常要半夜出急诊，大部分都是老乡家的孩子得了急症。黑龙江的冬天是很冷的，记不清多少次背上药箱，急匆匆赶着去老乡家，忘记了有多少里冰天雪地的路，只记得眼眉上总是结满冰霜。经过治疗，高烧的孩子不再哭闹，咳喘的孩子平静下来，看到孩子们安睡的小脸，我心里总有一种说不出的满足。作为一名医生的使命感、责任感，在那些夜晚不断萌芽。

恢复高考后，我考取了哈尔滨医科大学。我格外珍惜真正的学医机会，在学习的路上总是拼尽全力，这也让我的求学一路坦荡。1984年，我来到协和医院，师从我国著名的耳鼻咽喉学家王直中教授，开启了医学路上的求索。当时我的研究生课题是"电刺激动物耳蜗的实验研究"，这为我日后的专业选择打下了基础。我在协和医院接触到许多罕见的耳聋/耳畸形综合征病例，治愈这些身患疑难杂症的孩子们，成为我在医学道路上前进的动力。

　　每天都有来自全国各地的家长带着耳聋孩子找到我，他们大多病情复杂，辗转各地多家医院。我见过无数病痛和绝望，深知人世间的艰难困苦。我会耐心解释，让这些患儿和家长们了解最合适的治疗方案，让他们尽量节省每一分钱。

　　在我遇到过的那些患儿中，2020年4月进行手术的小雅是最棘手的病例。小雅当时只有3岁，却重疾缠身。她在14月龄时被诊断为"左冠状动脉起源于肺动脉"，随后在北京阜外医院进行手术治疗，术后气管切开并转入重症监护病房7个月，直到2017年底才安全拔管。近一年来，家长发现小雅对声音刺激的反应变差，检查结果显示"双耳极重度感音神经性聋"。抱着最后一丝希望，小雅的父母找到了我。

　　"我们既然来到这里，就是要不惜一切代价让小雅能够像正常人一样生活，请大夫帮帮我们！"小雅的爸爸妈妈满脸泪水，而乖巧的小雅伸出小手帮他们拭去眼泪。我深知这场手术有着极大的难度和无法预知的风险，但就像以前那个会在雪夜跨上自行车出诊的毛丫头赤脚医生一样，我的初心只有拼尽全力把孩子治好。

幸运的是，我和小雅的身后，是强大的协和多科室合作支持。在大家的共同努力下，手术顺利完成，小雅被直接送入重症医学科。手术结束当天，小雅没有任何不良反应，第二天就顺利从重症医学科转回了普通病房。5月14日，小雅的人工耳蜗装置开机成功，依偎在妈妈怀里的她，满脸惊喜，咿咿呀呀地挥舞着小手，像是在拥抱这个有声的美丽世界。

多科室合作是罕见病例获得成功治疗的基础。随着基因检测技术和水平的提高，许多罕见的病例获得越来越多的认识，为进一步的诊断和治疗提供了新的思路。我曾经治疗过一位有着特殊面容的大学生，她听力很差，双侧小耳，下颌小并伴有下睑部分缺失。初次见到她时，觉得她语言含糊不清，同聋哑同学在一起用手语交流，穿戴有点儿邋遢。通过基因检测，才知她的TCOF1基因有变异，符合Treacher Collins综合征的诊断。通过植入部分免费的骨导助听器，她获得听力康复，人也变得非常自信，还在中央电视台主办的《向幸福出发》节目中介绍自己，分享她的体会。现在，来自全国各地许多TCS病儿，都进入了罕见病的队列研究。我也每年多次参加耳聋基因学习班的授课，对罕见病进行科普。

　　许多家中有聋哑儿童的父母来耳聋遗传门诊找我，告诉我他们的苦衷，不希望下一代再有耳聋的孩子。我半年前曾经救治过一位10个月的耳聋宝宝，他的妈妈含着眼泪告诉我，孩子不但听力有问题，目前还在做肢体康复训练。我们做出了明确的诊断，为孩子植入了双侧人工耳蜗，并根据孩子有可能出现的视力等问题积极协助家长请多科会诊。

　　还有一位耳聋孩子的家长，不相信自己孩子有遗传问题，经过多项检查明确了耳聋综合征的诊断，同时，孩子还患有先天性心脏病。在我们耐心的解释下，家长告诉我："我们听陈阿姨的。"一句简单的话，鼓励我担起医生的责任。

　　医学是一个不断学习的专业，医生需要不断学习来提高自己，对病人的高度责任感就是我不断前进的动力。想起那些被治愈的孩子，想起他们重新听见美妙世界时的笑脸，我感觉自己浑身充满着勇气和力量，可以穿过寒冷的冬夜，也可以继续在医学探索的道路上不断前行。回望自己一路走来的迹遇，感恩能够实现上医科大学的梦想，感恩协和给予我继续深造、学习和成长的平台，让我成为父亲眼中的好女儿、病人眼中的好大夫。

作者简介

陈晓巍

北京协和医院耳鼻喉科主任医师,教授,博士生导师。

中国医疗保健国际交流促进会人工听觉分会常务委员,中国研究型医院罕见病学会理事,中国医疗保健国际交流促进会耳内科学分会副主任委员,中国出生缺陷委员会听力学分会副主任委员。

《中华耳鼻咽喉头颈外科杂志》《中华耳科学杂志》《临床耳鼻咽喉头颈外科杂志》《中国听力言语康复科学杂志》《听力学及言语疾病杂志》等编委。

负责北京协和医院耳聋基因筛查项目;作为课题负责人先后承担国家自然科学基金及北京市自然科学基金多项,近年来在相关领域发表文章60多篇。

致力于耳科疾病的诊断与治疗,重点从事:1.微创人工耳蜗植入手术;2.小耳畸形病人的耳廓再造、骨传导助听装置植入及耳道再造听力重建;3.耳聋的遗传咨询;4.罕见耳聋/耳畸形综合征的诊断与治疗。

41

担当

杨红

● 医路迢迢，做一个有情怀的人；初心向暖，何惧道阻路长。

小时候，看着最爱我的父亲受病痛折磨，我默默为自己定下了人生目标——做一名"神医"开"神药"。可是，没有等到我去实现这个梦想，因为所居住的小城医疗水平有限，父亲在我12岁时不幸病逝。后来，在母亲的坚持下，我勤奋学习、努力工作，一直在学医从医路上，无丝毫犹豫。

　　然而，当梦想照进现实，从一名医学生成长为住院医师，再到主治医师，我反而开始困惑和迷茫了。好像，我能做的事情特别少，即使每天学习到深夜，仍有好多的病例没遇到过，好多的病患没有解决的办法，甚至不能达到病情缓解；好像，无论我如何探本穷源，仍然不能让每一个患者都诊断明确；好像，即使"倾我所有"，还是不能换来所有人的微笑和认可。

　　我时常陷入这样的自责和迷茫中，直到一名重症患者用自己的治疗经历给我以启示。

2012年，我做病房主治医师的时候，接诊了一位33岁的青年男性。因为反复消化道大出血，急救车从1000多里外把他送到了协和医院。在此之前，患者因肠道溃疡在外院治疗了两年，还经历过3次针对肠穿孔的手术。患者入院后，我们首先给予积极的止血、抗感染对症治疗，并对外院送来的手术病理展开多科会诊，以期获得明确诊断。最终，结合患者的临床表现、影像学检查和病理会诊，诊断为克罗恩病。

克罗恩病在我国尚不属于常见病，虽然归属于良性病的范畴，但也有人称之为"绿色癌症"，如果治疗不及时，可发生各种致命性的并发症，而这个患者就处在这样的危重状态。

最初，我信心满满，但在分分秒秒"挣命"的过程中却发现，没有一种药物有效。患者的出血量越来越大，最多的一次，从造瘘口血性引流量6550ml，每天都需要大量输血。他的眼神越来越黯淡，我也越来越怕去病房看他。更为心痛的是，我不得不一次又一次地在床旁抢救发生了失血性休克的他。短短半个月内，多科大会诊和专业组查房就进行了6次，介入科、外科也都束手无策。

我努力地查找文献，希望为患者找到救治方案。根据国际研究报道，一种新型生物制剂对克罗恩病疗效较好，也有少量研究报道指出，该药物对克罗恩病合并消化道大出血有很好的疗效。

但是，用药的弊端也在困扰着我：一是该药较新，我们没有那么丰富的用药经验，不能保证药物一定有效；二是患者既往有肺结核，用药可能导致结核病"复燃"甚至爆发；三是患者有肠梗阻、造瘘口周围感染，用药可能会加大感染的风险，甚至导致不良后果。而且，这种药物价格较贵，单次费用达2~3万元，如果没能达到预期疗效，家属会不会在花了很多钱又没有获益的情况下，迁怒于医生？

我心里一直纠结着，不知不觉走到了患者病房门口。我默默停了下来，未曾想听到了他的声音：

"医生很努力了，是我自己不争气，你们别埋怨医生。"

"要好好儿听妈妈的话，将来做医生……"

听到他这样语气平静却满怀不舍地与家人道别、安排后事，我突然控制不住自己的眼泪。

哪有那么多"完美"的方案呢？有什么比生命更重要呢？使用新型生物制剂可能是患者唯一的希望了，尽管还存在风险和不确定性，但我决定：担起这个责任，为他"拼一把"！

当然，我也深深懂得，担当并不代表莽撞。为了让治疗方案更完善，我积极地向远在美国开会的钱家鸣教授请教，钱教授给了我很多有价值的建议。之后，我又征求了专业组的意见，并邀请呼吸科留永健医生和感染科的范宏伟医生，对患者的肺结核和肠道感染情况进行了评估和指导。与此同时，我和患者及家属进行了充分的沟通和交流，在最短的时间内，我们做了最充分的准备。

终于，患者开始应用新型生物制剂。令人欣喜的是，在用药后第二天，他的造瘘口血性引流量就减少至200ml，到了第三天，颜色就转为褐色，虽然之后病情略有波动，但每一天都在向好的方向发展！

患者病情好转后，我在松一口气的同时，也在不断反思。我不停地问自己一个问题：医生的初心是什么？为什么当我们步入医学学府的那一天都要庄严宣誓呢？

我的理解是：作为一名医生，既然选择了这份职业，就要认真对待每一名患者，坚守信念、笃定前行，把自己的青春和才智毫无保留地奉献给庄重的承诺，并终生为之努力奋斗！

从这个案例中，我领悟到了老师们在授业时经常教育我们"要学会担当"的真正涵义。医学本身就是充满未知和风险的学科，当面对疾病时，想要最终形成一个科学、缜密的治疗方案，不仅需要医生过硬的技术，更要有敢于担当的精神。幸运的是，在我们身边，始终有资深前辈指导，有同人支持，有其他科室密切配合，也有患者和家属的理解体谅。正因如此，我们才能一次又一次勇往直前，帮助患者渡过生命中的难关。

每个医生都应该不断提升自我。术业从精，医者从心。即使是前途漫漫、困难重重，也要牢记自己的初心和使命。正如当年离开家乡求学时，我写下的一首小诗："宏愿如磐离故园，风雨兼程求学艰。不忘初心志未改，白衣飘飘天地间。"

医路迢迢，做一个有情怀的人；初心向暖，何惧道阻路长。

只愿天下人都有一个健康的身体，都有一颗健康的心。

作者简介

杨红

北京协和医院消化内科主任医师，教授，博士生导师。

中华医学会消化病分会炎症性肠病学组副组长，中华医学会消化分会流行病协作组副组长，中华医学会消化病分会胰腺学组委员，北京医学会肠道微生态和HP分会常务委员，北京医学会流行病循证医学分会常务委员。

承担国家自然科学基金、北京市自然科学基金、卫生行业专项基金子课题、973科研项目等多项科研项目。

美国国立卫生院（2006-2008）访问学者，2013年美国马里兰大学访问学者。

42

"轮回"

李梦涛

● 这大概是某种意义上的"轮回"，这是医者的普度，这是生命的传递，这是爱与被爱的体验。无论如何，在协和，在学界，我祈盼更多的"轮回"，唤起更多的生命之光！

走进内科诊区，依旧是人满为患，将去往诊室的通道变为窄窄的一条线……我习惯地一边左右腾挪，一边不断地重复着"抱歉，请让让""不好意思，我过一下"。在充满期待的注视下，又无一不是对"白大褂"的敬慕中，我倒也轻松地滑向通道的尽头，却发现，一辆救护车上的简易平车横在了诊室入口。没办法，侧身蹭过平车之时，一串串信息迅速映射在我的脑海中：年轻女性，贫血面容，面罩给氧，呼吸浅快……纳闷儿，她挂了谁的号？不是应该先去急诊吗？

此时是2006年2月13日，13：25。一个协和管病房的主治医师每周唯一一次出诊的周一下午，在不算宽敞的大诊室里设置着包括我在内的4名青年医生的4个诊位。每周一次，这是我们随诊出院病人的专属时间，这也是欢迎朝夕相处月余的患者"回家看看"的幸福时光。

显然，刚才平车上的小姑娘并不是我管过的"家人"，对她我完全没有印象，但病情危重的她，又让我难以释怀——或许这就是医患之间奇妙的缘分。在我进入诊室的瞬间，平车也紧随身后，带来了一位山东大汉沙哑的声音："您是李大夫吧，聊城××主任介绍我们来的，求您能先看看我女儿吗？"

二话没说，我腾地从诊位上蹿起来，直冲向平车的父女二人，分秒必争地升级至战时状态：获取病史，重点查体，浏览病历，复习影像，初步判断，沟通病情……

山东大汉蒙蒙地被我灌输着并不真正明白的字句：系统性红斑狼疮诊断明确，狼疮脑病激素冲击后好转，肺部病变，呼吸衰竭病因不清，病情危重，生命危险……但是，他本能地、坚强地、坚定地回应着："好，没问题，听您的。"

感动，还说什么呢？我就一个念头：救小姑娘！

和大汉一起推着车将他女儿送去了急诊抢救室，盯着吸氧后监护仪的指标相对平稳后，我才匆匆赶回门诊，而那天的其他病人也非常"给力"：个个听话，规律用药，病情好转，信心十足……仿佛是为了让我留出更多的时间，去呵护年轻的生命。

2006年2月14日14：00。在承诺急诊科的兄弟"尽快入院"的次日，作为病房主治医师的我通过"特许绿色通道"，将小姑娘收进了7楼风湿免疫科2病房。一阵忙碌，护士长亲自带队将小姑娘安顿在格子单间，实习医师在抽血气，住院医师在请急会诊，呼吸科、感染科的兄弟们呼之即来……不断回报的详实数据支撑着临床的抉择：I型呼衰氧分压58mmHg，双下肺渗出性病变进展，白细胞正常，但血红蛋白下降至68g/L。"弥漫性肺泡出血"，大家几乎异口同声。但激素冲击后发现，小姑娘还有低热，不会是肺部感染吧？

"支气管镜肺泡灌洗可以明确诊断，同时进行病原学检查可以除外感染。"呼吸科大胆的意见掷地有声，却又危险重重，毕竟小姑娘呼衰，家人愿意冒险吗？"没问题，我签字。"更为坚定的山东大汉，让我再次感动，含泪，更无所畏惧。我守着小姑娘，握着她的小手，在顺利完成支气管镜的操作后，她的脸上苍白尽褪，生命之光冉冉而起……

之后，小姑娘的信息从同行处时时飘来：结婚生子，生活幸福！

过去，每每回忆起这个故事，我才敢、才有决心翻开自己不愿触碰的另一段经历：1998年，在我实习期间，送走的第一位病人同样是一个年轻的小姑娘，系统性红斑狼疮，弥漫性肺泡出血。但不幸的她即使呼吸机支持，最终也没能唤起生命之光……时至今日，我不再、亦无需深藏心中的殇事，毕竟在山东的小姑娘之后，同行们对肺泡出血高度警惕，在早期识别和治疗策略上游刃有余。

这大概是某种意义上的"轮回"，这是医者的普度，这是生命的传递，这是爱与被爱的体验。无论如何，在协和，在学界，我祈盼更多的"轮回"，唤起更多的生命之光！

▌作者简介

李梦涛

北京协和医院风湿免疫科副主任，教授，博士生/博士后导师，协和学者特聘教授。

北京医学会风湿病学分会主任委员，中华医学会风湿病学分会副主任委员，中国医师协会风湿免疫科医师分会副会长兼肺血管/间质病学组组长，国家皮肤与免疫疾病临床医学研究中心秘书长。

43

让我和患者谈一谈

王剑

● 生命对于每一个人都是最宝贵的，面对无法判断预后的疾病，甚至是面对两难的抉择时，所有人，哪怕是最权威的教授、最亲近的家人，都不应该替患者做决定。

"老黄，睁开眼睛看看我"，我在病床旁呼叫。

老黄慢慢地睁开眼，面露一丝不情愿，用有些淡漠的眼神看着我，然后又迅速将目光转向另一侧。也许是刚刚从憋气的濒死感中缓过神来，也许是由于刚刚做完气管切开手术，躺在急诊抢救室的老黄显得有些虚弱。老黄的儿子在床旁陪护，看着抢救回来的老父亲，也有些不知所措。

"你父亲的呼吸困难是由于喉癌复发阻塞气道导致，目前我们只是绕过阻塞的部位建立了旁路，也就是气管切开，暂时缓解了呼吸困难，过程虽然有惊但是无险。当时的危险程度你也看见了，一口气上不来可能就会'憋死'。"按照惯例，我们单独向家属简要地交代病情和抢救过程。小黄似乎从刚才的紧张中缓过神来："那我们下一步该怎么办？"

"评估全身情况和肿瘤情况，如果有条件，可以考虑再次根治性手术。不过，因为老黄三年前在当地因喉癌做过部分喉切除手术，术后也做了根治量的放疗，现在再次复发了，如果能做手术，估计也是要全喉切除，手术也有风险。"

"好的，好的，"小黄点点头，"我们考虑一下。"

接下来的几天，似乎一切都在按部就班地进行着，直到同事们告诉我说老黄准备回家了。从同事的描述中得知，小黄和家属商量后决定，不想让爸爸再"受罪"做手术，所以已经着手准备出院回家了。于是，和家属的又一次谈话开始了。

"听说家里人决定不手术，回家了，为什么？"

"大夫，我爸都已经做过手术和放疗，还是复发了，再做手术估计也不行，而且还要全喉切除，我爸肯定接受不了！所以我们商量了，不做了，让他回家。"

"这是最后的决定吗？老黄现在评估下来还是有治疗的价值和机会的，虽然要做全喉切除。"

"是的，我们全家商量后决定的。"

"即使是有机会也不做了？"

"对，我们不想让他受罪，他胆子小，心重，不接受全喉切除！"

"老黄自己知道吗？"

"他大概知道，我们不想让他知道太多病情，他说如果全喉切除，他就不做了。"

　　这时候，我知道小黄和家人与很多传统的家庭一样，出于保护患者（家人）的目的，并没有将病情详细地告诉患者。出于医生的职业责任，我问小黄："我们能和老黄交代一下病情吗？"

　　"可以，但是您别告诉他是癌，上次手术我们就没说，我们怕他一知道是癌就垮了。"

　　"老黄连基本的病情都不知道吗？"

　　"我们从来没有告诉他是喉癌，怕他一知道就垮了，所以……"

　　"你们的心情和做法我能理解，但是不赞同。生命是自己的，你的老父亲头脑还很清楚，应该有充分的知情权，无论选择治疗还是放弃，最好都由患者自己来决定，哪怕是最亲的家人也不能替他做主。我建议你和家人商量一下，是不是由我来把实际情况告诉

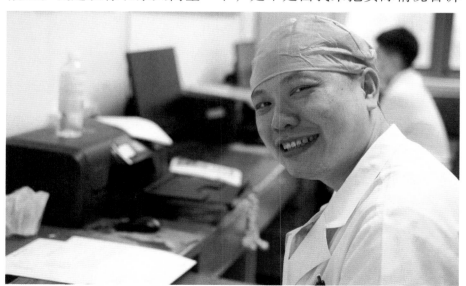

他，然后再做决定？"

　　多年的从医经验告诉我，在面临家人身患恶性肿瘤的时候，出于保护的心理，家人往往不会将病情告诉患者，在很多时候都希望自己替患者承担压力，做出决定。

　　"王大夫，我们商量了，那就由您来告诉我爸吧，不过您别说得那么严重。"

　　"就是说，我可以把喉癌告诉他，然后把可能的治疗方案和风险、获益都告诉他，对吗？"

　　"是的，您说吧。千万别说太严重。"

　　"老黄，睁开眼睛看看我。"我又一次在病床旁呼叫老黄。

　　这时的老黄比几天前更加憔悴，虽然我知道现在的他是比较平稳的，但还是能感觉到他的绝望和恐惧。

　　"咱们聊聊吧！"

　　老黄点点头，因为做了气管切开，暂时不能说话，他只能通过写字、做表情和我交流。

　　"你知道自己是啥病吗？"

　　"不好的病。"老黄写道。

　　"能更具体点儿吗？"

　　"喉癌，治不了了。"老黄在写字本上歪歪扭扭地写下这几个字。

　　果然不出我所料，这就是我们经常碰到的情况，患者对自己的病情早已心知肚明，但他和家人谁都不想捅破这层窗户纸，所以大家都不说破。往往这时候的患者会以为：家属替他做出的放弃积极治疗的决定是因为自己的病真的无法治疗了。可想而知，此时的老黄心中有多么绝望。

"你说对了一半，的确是喉癌，而且还是比较严重的喉癌，但不是说绝对治不了。需要再做手术，手术后再看是否需要补充放化疗，还是有机会治好的。"

"有机会？"老黄问。

"有机会，不过需要做全喉切除，切除后要牺牲掉说话交流的能力，只能通过后期的训练和借助辅助设备来说话了。手术也是有风险的，当然也可能控制不了。"

"做手术，您尽力就行！"

两年后的一天，老黄在家属的陪同下又一次来复查，结果显示一切正常。而且，老黄经过术后康复和借助辅助设备，已经可以和我进行简单的语言交流。

"王大夫，真的谢谢您……劝我做手术……不然……我坟头都长草了。"老黄用断续的声音说道。

"老黄，其实不是我劝的你。我只是把客观的情况告诉了你，是你和家人做的决定，也是这个决定让你今天还能来这里和我见面。当然，也可能结果没有这么好，我只是觉得你应该知道，有权选择，这是医生的责任。"

从医20年来，老黄的故事其实经常发生在我们身边。医学是一门充满人文内涵的科学。与医疗行为相关的每个人都不是神，都可能会遇到失败和挫折，此时往往会为当初的决定后悔不已。解决之道应该是尊重患者的选择，这种选择更应该建立在患者充分知情的前提下。生命对于每一个人都是最宝贵的，面对无法判断预后的疾病，甚至是面对两难的抉择时，所有人，哪怕是最权威的教授、最亲近的家人，都不应该替患者做决定。在当前的大背景下，我们（包括医方、患方）在实际操作中，更重视的是患者家属的知情权，而最为关心自己生命的患者本人的知情权，却往往被家属的知情权代替。

所以，让我和患者谈一谈。

作者简介

王剑

北京协和医院耳鼻喉科副教授。

中华医学会耳鼻咽喉头颈外科分会咽喉学组委员，中国耳鼻咽喉头颈外科医师协会青年委员，中国耳鼻咽喉头颈外科医师协会咽喉学组委员，北京耳鼻咽喉头颈外科分会青年委员，中国医促会咽喉嗓音言语分会常委等。

《中华耳鼻咽喉头颈外科杂志》通讯编委，《中国耳鼻咽喉颅底外科杂志编委》《中国医学文摘耳鼻咽喉分册》编委，*Surgical Endoscopy and Other Interventional Techniques*、*Clinical Otolaryngology* 等杂志审稿人。

44

在协和体会传承

陈有信

● 从点滴做起，对待每一个患者，视若亲人，精进自己的业
务，用自己的爱心治疗患者，帮助患者，温暖患者。

　　1993年，我作为张承芬教授的博士研究生来到了北京协和医院。与其他院校不同，协和的临床研究生在报到后会立即被安排到临床工作中，虽然那个时候我已经是外院的主治医师，但到协和医院后，一切从头开始，我要开始做住院医师的工作，跟诊、管病人。

　　20年前的一天，我跟张承芬老师出诊，遇到了一对焦急的年轻夫妇。

　　"张大夫，您救救我爱人，她糖尿病眼底出血，我们那儿的大夫说没有办法治疗了，要我们接受失明的现实。可她才30岁不到，我们两口子都在读研究生……"

　　张老师为患者做了眼底检查后，说："我可以为她治疗，但你们一定得听我的，要密切观察、及时复查，否则前功尽弃！"

　　患者得的是严重的增殖性视网膜病变，病情很重，视力只有眼前数指。张老师当天就为她进行了激光治疗，嘱咐两周后复查，再次进行激光治疗，调整用药。之后，要三周来一次，四周来一次，直到眼底稳定，复查间隔才可延长至几个月来一次。

渐渐地，张老师和我与这夫妇俩熟了起来。得知他们刚结婚没有多久，还在读研究生，经济状况也不是很好，张老师说："你们得长期复查，不复查我不放心，下次你们来就住在我家（米市大街宿舍），可以自己做饭，你们来的那几天我就回二里沟宿舍住。"

就这样，患者和家属定期来协和看病，每次都住在张老师家里，也自己做饭。他们后来告诉我："来北京看病已经成了一个习惯，住在张大夫家里，感觉特别踏实，就好像我们在北京有个自己的家。"大概在他们看病的第二年，他们不再叫"张大夫"了，而是变成了"张阿姨"。

经过数年的长期精心治疗，患者眼底病情终于稳定，视力达到了0.8左右，她也顺利完成了学业，在工作上取得了很大成绩。

即使在病情稳定以后，这对夫妇每年也会来北京，请张老师检查眼睛。当然更重要的是他们想来看看已经年迈的张老师。再后来，他们就改口称呼张老师为"张妈妈"了。伴随着称谓从"张大夫"，到"张阿姨"，再到"张妈妈"的变化，患者的视力稳步提升，生活和工作学习重新进入正轨。

在我看来，这就是医为仁术、医者仁心的真实体现，这就是协

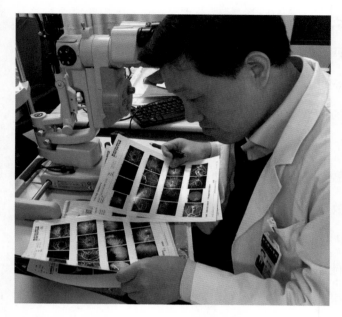

和老专家的医术和医德的体现。协和的良好口碑是怎么来的？就是从这些千千万万的具体病例的诊疗服务中得来的。我有幸参与了这名患者的治疗，亲历这20年的诊疗过程。印象中，老师她总是那样耐心、负责地对待患者，除了治愈患者身上的疾病，更关心患者的情绪和心理状态。老师的言传身教，让我深深领悟了医者仁心的真正内涵：那就是用自己的一份本领，治疗好一个患者，挽救一个家庭，对社会多一份贡献！

记得刚到协和不久的一次周日值班，急诊来了一名老患者，视力急剧下降，一查发现是视网膜动脉阻塞。这种病的失明率很高，而且留给我们抢救的时间很短。我立即采取了积极的措施，并叮嘱患者：周一一定找我复查，继续治疗。

经过一周多的治疗，患者的视力从光感恢复到了0.1。可就是这0.1的光明，提高了患者的生活质量，也让我们之间结下了友谊。老人嘱咐他的孩子，每年春节之前来医院看看我，我们会交换点儿小礼品，更多的是相互问候。后来，老人因为其他疾病离世，但我和他们家的感情却没有断。老人的儿子还是会在过年前来医院看我，聊聊往事和各自的近况。

在我的工作中，类似的情况还有很多。因为需要定期随诊，一来二去，不少患者和我都成了老朋友。一句问候，彼此关心，其实也是医患和谐的情感交流。

还有一面特殊的锦旗也让我记忆犹新。那是一个从辽宁来的70多岁的老患者送的。他患有黄斑变性，这种病会损害中心视力，患者的生活和阅读都会受到很大影响。老人情绪低落，但家人觉得他能吃能喝，不太理解老人的痛苦。

我一边安慰患者"不要急，慢慢来"，一边精心为他进行检查、治疗。经过一段时间后，患者的视力有所提高。当他发现自己能够看清碗中的饭菜，还有药物的标签后，对生活的信心一下就增强了，心情也逐渐好了起来。

实际上，黄斑变性无法彻底治愈，每次来诊，我更多的是耐心地和他说说话，尽我所能地去开解他。那天看完门诊，老人忽然拿出一面锦旗，惊奇的是，他还带着钉子和锤子，一定要亲手把锦旗挂在我的诊室。好在那是在老门诊楼，新门诊楼很快要启用，看到老人不达目的不罢休的执拗劲儿，我就依了他。患者的发自内心的小举动，也是对我们服务的认可，还有什么比这更能打动人的呢！

　　前几天，一个老患者给我发了一条微信，说家人聚在一起时又谈起我。我与她的相识是在12年前，当时，她一只眼睛视网膜全脱落，另外一只眼睛的视力本来就很差，我看了以后，在她的住院证上写了"急！！！"。患者经急诊手术，保住了视力。她说："您这3个惊叹号，挽救了我的视力，也让我记一辈子。"

　　患者总是对我们的一个小小的举动充满感激，但我想说，这其实是协和大夫的应尽之责。我们要做的就是急患者之所急，想患者之所想，设身处地，将心比心，用自己的专业技能去服务患者。

　　这几个小故事看似平常，却让我更深刻地理解张承芬老师几十年如一日，用技术和爱心服务患者的精神。恩师的一言一行深深影响着我，现在恩师已去，学生誓努力传承她的精神。有那么多患者在张老师离世后，会去为她扫墓；也有那么多患者感念张老师，总是和我谈起有关她的点点滴滴。作为学生，要传承张老师的精神，就是要从点滴做起，对待每一个患者，视若亲人，精进自己的业务，用自己的爱心治疗患者，帮助患者，温暖患者。

　　这就是协和的精神传承，也是协和人应该有的品格。

作者简介

陈有信

北京协和医院眼科主任，中国医学科学院眼底病重点实验室主任，主任医师，博士生导师。

中华医学会眼科学分会常委，北京医师协会眼科分会会长，中国老年保健协会眼科分会会长，海峡两岸医药卫生交流协会眼科分会副主任委员等。

获2008年亚太眼科学会"杰出服务奖"、2015年"中国优秀眼科医师奖"、2016及2018年亚太眼科学会"成就奖"、2018年海外华人视觉与眼科研究协会"杰出领导力奖"。

长期从事眼底疾病的临床及基础研究工作。

不再孤独的旅程
——记一次不平凡的会诊

赖雅敏

● 罕见病医生们为积累经验耗尽几代人的努力，足够写出无数令
人心动的故事。相当一部分罕见病虽然只能达到初步诊断，却
已属不易，要想找到有效的治疗方式往往需要等待医学进步到
一定程度。而其中最不可或缺的，仍然是医术精湛的医生。

罕见病被人称"孤儿病"，罕见病患者常常会感到孤独和无助。会看罕见病的医生，最初何尝不是孤独的呢？没有老师可以请教，没有同行可以模仿，有了猜想却无法实践，只能摸着石头过河……这就是罕见病医生的常态。而我今天要讲的，就是一次并不"孤独"的旅程。

来自河北的张大爷，性子直、身板儿硬，每天都要出门遛弯儿锻炼身体。

"身体没问题，能比我爸多活两年。"大夫握着张大爷的手笑着说。可他不知道，每当他关上洗手间的门，老伴儿的心就揪了起来。

四年前，张大爷突然便血，最严重的时候一天血色素就能掉三分之一，两年间先后去了几家大医院，都没能止住血。实在没办法，在老伴儿的陪同下，张大爷辗转来到北京协和医院住院，成为我们的病人。让他们没想到的是，通过一个简单的听诊器，协和医生就发现了病根：入住协和的第一天，从未有过心脏病症状的张大爷，第一次知道自己居然有先天畸形导致的主动脉瓣狭窄，而这又与一种极为罕见的疾病——海德综合征有关。

1958年，一名叫作Heyde的全科医生给《新英格兰医学杂志》编辑寄去一封信，讲述了自己行医过程中遇到的几位未明原因的主动脉瓣狭窄合并胃肠道大出血的患者。直到1971年，医学家们通过尸检证实，主动脉瓣狭窄往往合并胃肠道血管发育不良。此后，这种状况导致的消化道出血被称为Heyde综合征（海德综合征）。

2012年，《新英格兰医学杂志》发文详细揭示了海德综合征的机制，系因为主动脉瓣狭窄导致的血流动力学改变导致高分子量vWF的剪切性破坏，从而导致获得性血管性血友病因子综合征（acquired von Willebrand factorsyndrome, AVWF），这增加了消化道出血的风险。因此，对于海德综合征的患者，一般都推荐手术治疗主动脉瓣狭窄。

张大爷一住进来，就成了病房里最重的患者之一，每过一天，他的血色素就像股灾的折线图一样下跌。他的检查也是惊心动魄的，内镜在海浪般的血水中逆行，屏幕被笼罩在一片红光中。一片绯红的隆起进入了视野，殷红的血如同小瀑布般流淌下来，护士麻利地打水，冲净，然而仅仅一瞬间，红色的血花再次绽放。

"出血太猛了。"进修医师们窃窃私语。

"还好昨天输了两袋血。"我这个主管医生心想。

"拿刀来。"杨爱明主任临危不乱，术者的操作如同行云流水，没有一丝的犹疑，仿佛已经做过千百次。在内镜下顺利切除出血病变后，成排的金属夹牢固缝合创面，在清理干净的肠腔里银光闪闪。

从医学界初识海德综合征，到我参与到患者的治疗中，中间的跨度足有几十年。这种"摸索中前进"的状态，正是罕见病医生的日常。海德综合征导致的消化道出血往往是凶险的，可致命的，然而对于止血，并没有特别有效的好办法。有些方法相对激进，比如介入栓塞或手术切除肠道；有些方法可以去根儿，却远水解不了近渴，比如心脏手术，可以改善凝血，却无法马上止血。对于一个70岁的有心脏病的老人，张大爷的家属期望内镜下治疗能首先产生奇迹。

消化内科的杨爱明主任根据张大爷的各种影像及核医学成像图像，设计了一种独特的内镜下治疗方案：完整挖出深在的畸形血管网后，予以封闭。然而，"我们的内镜医生以前没有使用过这种方案止血"，国外的内镜专家在邮件里回复我。

血止住的一瞬间，进修医生们忍不住鼓起了掌。但我还不是很放心。张大爷出院后，我一直在劝他，有空就回来做个内镜。出院一年后，他终于回到协和进行内镜检查，问题才有了答案——当初内镜下手术的地方已经光洁如新，连瘢痕都不曾留下。但随即，我放下的心突然悬起：我看到张大爷的肠道内存在其他的红色血管扩张，似乎比一年前变得更醒目了，这意味着用不了多久，他还会出现消化道出血。

这是怎么回事？我觉得有些无助。我们似乎总是与那个"最优解"擦肩而过，而我却无能为力。之后，同事吴东告诉我，这个病例成功申请到了罕见病多科会诊。"简直太棒了，我们终于找到组织了。"我高兴极了，这一次，患有海德综合征的张大爷不再孤单。

给张大爷的会诊安排在2020年的最后一天。离2021年新年只有12个小时了，在会议室内列席的有白发苍苍但说起最新文献却滔滔不绝的资深老教授，也有风风火火刚下手术内着刷手服头戴手术帽的外科医生。心内科、消化科、心外科、基本外科、放射科、介入科、病理科、核医学科、医学研究中心、检验科、营养科等都派出了专人参加。发言名单里有经治过张大爷的相关科室专家，也有对此病例兴趣浓厚的其他科室专家。

罕见病多科会诊是专为罕见病搭建的平台，由院长张抒扬教授牵头。一次只会诊一个人，一个半小时，每个讲者只有4分钟发言时间，可谓精确到秒，讨论时也是单刀直入直言直语。

放射科教授的精美图片刚刚夺完人们的眼球，核医学科主任回顾当初对张大爷花了25小时反复检测终于抓到出血过程又引发众人的赞叹。心内科教授治学严谨，在会诊前特意为张大爷复查了心脏彩超，并且向大家介绍了海德综合征在临床上其实还可见于不少情况，如肥厚梗阻性心肌病、体外循环使用ECMO等。血液科教授和检验科专家早已为患者安排了特殊的凝血功能检测，也不讳言，有些确诊的关键检测方法还需要进一步完善。

张抒扬院长说："路是人走出来的。为了这些患者早日得到确诊，我们要想办法建立检测体系。这个问题必须解决！"

医学研究中心专家的发言更是让大家心潮澎湃，她说从海德综合征的机制上入手，已有多种靶向治疗的方式，比如靶向Tyr1605-Met160，分离含有VWF A2结构域短肽，抑制VWF裂解，或是从TTP（thrombotic thrombocytopenic purpura）分离自身免疫抗体（ADAMTS13抗体，靶点为Arg660、Tyr661和Tyr665）等。

张抒扬院长说，罕见病MDT会诊的初衷是让忙碌的临床医生

"看得再多一点儿，想得再远一点儿"，让罕见病患者得到"一站式"医疗服务，避免走弯路，走错路。这何尝不是一种新的罕见病攻坚模式呢。一个罕见病，从被人关注到揭示完整机制，即使有了现代医学的加持，往往也需要走几十年的时间甚至更长，其间绕不过去的是汇聚医者精力的关键旅程。因此，搭建一个罕见病的舞台，相当于是为罕见病搭建了一个缩短旅程的车站，以罕见病患者为中心，汇聚最顶尖的医疗资源攻坚，推动中国医学界在罕见病诊治方面"乘风破浪"，意在"重返世界医学巅峰"。

张大爷和老伴儿没想到，这次的会诊专家竟然有这么多、这么全，张院长和心内科的老教授一起为张大爷查体。张大爷的老伴儿拉着我的手说："没有协和医院，老张两年前就扛不过去了。这次的会诊又给我们家属带来了新的希望。感谢协和医院。"

我也笑了，这个罕见病患者今天得到的关注超乎了我的想象，我有一种回归家庭的温暖，又一次充满了信心和希望。看着杨主任骨折仍坐着轮椅来参加这次会诊的背影，我有些感动。听到张抒扬院长的总结致辞，我更是激动。虽然窗外是寒风凛冽，屋内却是春意融融。

茫茫人海，生命脆弱，但医者眼中却有无限恢宏。罕见病医生们为积累经验耗尽几代人的努力，足够写出无数令人心动的故事。相当一部分罕见病虽然只能达到初步诊断，却已属不易，要想找到有效的治疗方式往往需要等待医学进步到一定程度。而其中最不可或缺的，仍然是医术精湛的医生。

我想起一首歌的歌词："没有一条路无风无浪，会有孤独，会有悲伤，也会有无尽的希望。亲爱的旅人，这一程会短暂却又漫长，而一切终将汇聚成最充盈的景象。"正如那一天，过不了多久，新年的曙光即将驱散过去的暗夜。我已经等不及了。启程吧！前路是一场不再孤独的旅程。

作者简介 ♥〜〜

赖雅敏

北京协和医院消化内科副主任医师，博士。

海峡两岸IgG4相关疾病风湿病学组委员，曾参与《慢性胰腺炎理论与实践》《慢性腹泻》等多部消化著作的编写及翻译。

长期从事消化系统（胃、肠、肝、胆、胰腺）疾病的临床诊治工作，特别致力于胰腺疾病（自身免疫性胰腺炎、慢性胰腺炎）的诊治和科研工作。

46

纪念我的朋友海平君

梁乃新

- 当海平用生命换来的曲线定格时，我的震惊和遗憾，内心的
  翻江倒海，无法用语言来形容。

身为胸外科医生，在传统医学时代，我们主要的敌人是中早期肺癌，一把手术刀也许就能快意恩仇，解决问题，风险与成功，在下台的那一刻便基本结束了。然而，精准医学时代的胸外科医生，第一次有机会和更晚期的肺癌患者一起并肩战斗，如何用好手中这把手术刀，如何用好药物刀和检测刀这两把看不见的刀，如何在肺癌的全程管理中不断为患者发现问题、分析问题、解决问题或提供答案，非躬自入局者，不能体会。而这其中，面对比中早期肺癌更加凶狠狡诈百倍的晚期肺癌时，和患者相识相知，相互理解，相互鼓励，直至生命的最后一刻，必将成为我们彼此人生一份厚重的纪念。

　　都说睹物思人，我和海平君因为疫情的原因，没有见上最后一面，在漫长的一起并肩战斗的过程中，翻遍手机，竟然没有留下一张合影，然而，这张NGS基因检测的LAVA系统记录的彩色曲线，让我回想起了海平君这位勇士的点点滴滴。

初识海平君，没想到这位身材瘦小、彬彬有礼的男士，正在历经肺部多发病灶、胸膜广泛转移的侵袭，但几次外院的检查始终没有确诊究竟是肺癌、恶性间皮瘤还是特殊感染等少见病情。听完我解释的精准医学和经验医学的区别后，海平平静的一句"我把自己交给您了"，让我产生了从未有过的责任感和敬佩感。

在2017年，对于这样多发病灶的患者，能做穿刺活检的患者都不多，更遑论接受胸腔镜的诊断。海平在接受胸腔镜微创手术后很快就平安顺利出院了，成块的病灶组织终于帮助病理科医师确诊为肺腺癌，Ventana ALK（＋）。一个免疫组化的阳性结果，让我们在迷茫中看到了希望。借助进一步NGS检测，确定了EML4-ALK融合突变，克唑替尼的首选治疗维持了一年，让海平在工作岗位上边工作，边治疗。

一切看似如临床研究般平稳，在拥有号称"钻石突变"的ALK融合突变患者中，大部分患者都能有6~8年的生存期。然而，突发的胸腔积液进展让我们认识到了真实世界治疗过程中病情的凶险。精准医学时代，液体活检带给众多患者反复精准评估病情，寻找最确切、最有效的治疗机会。再次依靠liquid biopsy NGS检测，海平的血液中发现了F1174L和G1269A的错义突变，幸运的是还有阿来替尼能对抗两个耐药突变，让病情又缓解了一年。然而，胸腔积液和腋窝淋巴结的双重来袭，让海平逐渐虚弱。为了配合精准医学检测，海平再次躺在了手术台上，腋窝淋巴结、胸腔积液、血液、胸膜病灶的四重活检，也确切地让我们知道了肿瘤的凶险诡谲，EML4-ALK, ALK-F1174L, ALK-G1269A, ALK-L1196M, ALK-V1180L, 凶恶的肿瘤再次来袭时，带来了几乎所有能带来的耐药突变，同时还合并了TP53, PIK3CA, NF1, FGFR, FGF19, PTEN。

　　绝境中，海平没有绝望，"我相信科学的力量，我愿意和您一起，用我的身体一起做精准医学的尝试！"似乎上天也被感动，恩莎替尼的出现，又为海平带来了6个月的转机。当胸腔积液减少，疼痛减轻伴随F1174L和V1180L归零，另外三个ALK融合突变丰度降低的时候，我们如同出生入死的战友，在诊室沉默了许久。望着海平的背影，我在感谢和钦佩的同时，隐隐觉得，肿瘤的反扑也许会来得更凶猛。短短3个月后，海平疼痛、消瘦、憋气，血液和胸腔积液的NGS的峰值告诉我们，恩莎替尼已经独木难支，所有的伴随突变都突然疯狂起来，透过飙高的曲线，似乎看到了无数张牙舞爪的肺癌亚克隆，在疯狂吞噬着海平的身体。

"我们再努一把力吧！"海平沉静而坚定的言语，把我从沉思中唤醒。我们还有布加替尼和劳拉替尼！天价的药物能否挽救海平我不得而知，但我们再一次携手出发，3周后海平发来信息，"疼痛缓解，憋气缓解，饭量增加，一切向好，随时向您汇报"，一天的手术后的筋疲力尽烟消云散，有形之刀与无形之刀，让我们有了对抗最疯狂肿瘤的办法。

然而，不到一个月后晴天霹雳的消息传来："海平在医院抢救，肾衰，我是他夫人，海平弥留之际嘱托：'一定联系梁医生，我愿意把身体捐献给医学事业，虽然我治不好了，但是希望能为其他患者提供继续活下去的帮助！'"我许久没有哭过了，此时却无法控制自己的眼泪。海平临终前对家人说过，不要再做有创的抢救了，却叮嘱一定再做血液NGS检测，告诉大家布加替尼的疗效如何。当海平用生命换来的曲线定格时，我的震惊和遗憾，内心的翻江倒海，无法用语言来形容。凶恶的ALK耐药军团全军覆没！除了一点点苟延残喘的EML4-ALK，全部耐药突变归零！所有的伴随突变都大幅下降！然而，海平的生命却永远定格在了2020年5月1日。

海平不是牺牲于抗肿瘤无效，而很可能是抗肿瘤突然太有效导致的溶瘤综合征的肾衰竭！如果，如果我们能早一点看到这份NGS检测，我们也许应该使用透析，全力以赴抢救……已经没有也许了，海平君是我的患者，我的朋友，是我心中的英雄，真正的勇士！题目叫《纪念我的朋友海平君》，借用鲁迅先生的《纪念刘和珍君》，"真的猛士，敢于直面惨淡的人生，敢于正视淋漓的鲜血"，瘦小谦和的海平君，内心住着一位我无比敬佩的拥有大爱的灵魂，他直面困境，相信科学，永远乐观，无私献身！因为疫情，我没能见到海平君最后一面，深以为憾，谨以此文，上飨海平，天堂里没有病痛，我在人间继续与肺癌做斗争！

作者简介 ♥〰

梁乃新

北京协和医院胸外科副主任医师，硕士生导师。

中国医师协会胸外科分会青年委员，中华医学会胸心血管外科分会青年委员，北京医学会胸外科学分会青委会副主任委员。

长期从事以手术为基础的肺癌精准医学全程管理，循证医学和转化医学方面成果丰富，共发表SCI论文42篇，主持省部级及各类课题10余项。

47

党旗在抗疫前线高高飘扬

宋锴澄

 生命至上、举国同心、舍生忘死、尊重科学、命运与共！在新冠抗疫最前线，我们看到党旗在高高飘扬！我们也真真切切看到，"随时准备为党和国家牺牲一切"不是一句空话。

"一个共产党员与一个优秀的人相比，区别在哪里？"

我在2020年武汉战"疫"前线，担任北京协和医院国家医疗队第五临时党支部书记时，对这个问题有了更深的认识和感悟。

2020年伊始，一场突如其来的新冠疫情席卷了中华大地。这场没有硝烟的战斗，其防控难度是中华人民共和国成立以来最大的，更是一场规模空前的全国动员！刚过完的2020年春节没有往年的欢闹，全国上下都充斥着异常紧张和凝重的气氛。医院党委发出了致全体党员的公开信。在短短的18个小时内就有3306名同志报名请战，我也第一时间报了名。

1月26日大年初二，北京协和医院第一批医疗队员急赴武汉。还没到元宵佳节，2月6日晚上我就接到医院党委的电话，通知我第二天即刻奔赴武汉支援前线。由时任医院党委书记张抒扬同志作为总指挥，副院长韩丁担任国家医疗队党总支书记。医疗队在到达武汉之初，面对环境的陌生、设备药品的紧缺，在对新发传染病不了解的情况下，我们想尽了各种办法，克服了重重困难，挽救了许多生命。

"有条件要上，没有条件创造条件也要上！"第一批医疗队员经过连续48小时不眠不休的奋战，将一个普通病房改造成可以收治传染病人，具有3区2通道的标准重症病房。在战斗最激烈的时候，32张重症病床上，有28个是需要气管插管上呼吸机的极危重症患者。

我的第一个夜班恰逢元宵佳节。这个由普通病房改造成的临时重症病房刚刚紧急投入使用。大功率排风机的嘈杂声、呼吸的氧气报警声、呼吸机风箱急促沉重的鼓气声、此起彼伏的监护仪警报声、护士们已经近乎嘶哑的呼喊声，震动得鼓膜嗡嗡作响。第一次在前线值夜班的我紧张地坐在医生工作站，忙碌地布置各种抢救医嘱，一次次在病床旁与死神做斗争。与病房内热火朝天的景象形成鲜明对比的，是我熟悉的南方冬天里那种深入肌肤的冰冷。元宵佳节，身在家乡的双亲应该正在沙发上烤着暖气跟小孙子视频通话吧！

呼吸机一次次急促而又沉重的通气，把我迅速拉回现实。双层防护口罩造成的空气阻力让我每次吸气都变得困难。必须要感谢协和平时对我的训练，使我已经处于缺氧状态的大脑也能迅速对患者的病情进行准确判断。在加深镇静和调整呼吸参数后，患者情况稳定了一些。而此时我才发现，自己的贴身衣服已经湿透，冰凉地贴在身上。各种报警声在整个病房此起彼伏：1 床血压下降了，2 床气道压太高了，15 床出现了心律失常，6床二氧化碳已经严重超标……

当时患者病情之凶险，时间之紧迫，战斗之激烈，是我的职业生涯中从未遇到的。但越是艰难困苦，越是关键时期，越能检验中国共产党人的初心和使命。一到武汉，张抒扬书记就做了"中国共产党人的初心和使命"专题党课，号召党员们用实际行动完成党和国家交给我们的任务。在这场史无前例的战斗中，前线党支部充分展现了党的号召力、凝聚力和战斗力。前线各党支部积极召开支部会议、集体学习、重温入党誓词，凝心聚力，振奋精神。广大党员干部带头坚守红区。始终保持7名以上医师、20名护士在红区，使协和医疗队成为红区医护人员最多、单人每班次值守时间最长的医疗队。

ICU副主任周翔在病房连续战斗8小时之后，因体力不支而摔倒，头部受伤。但他仍然一边缠着纱布，一边坚持在一线指导年轻医生工作。感染内科支部书记刘正印教授亲自在病床旁进行咽拭子采样，冒着最大的风险与病毒"零接触"。他说："我是党员，也是领队，要给年轻同志做表率。"老党员们身先士卒、冲在前面，也带动了一位位青年党员奋勇争先。在这种精神的感召下，大批优秀的青年医护人员主动向党组织靠拢。有52名队员在前线递交了入党申请书，41名同志火线入党。崔永豪是一名刚工作了两年的90后护士，在到达武汉之前从未护理过如此多的病危患者。在进入病房的第一天，他真的怀疑自己能否撑得下去。然而支撑他坚持到最后的恰恰是身边的党员同志们。在这个医疗队里没有"敢死队"，因为人人都是"敢死队员"！"我是党员我先上！"几乎成了每个党员的口头禅。在到达武汉的第11天后，小崔郑重地向我递交了入党申请书。

作为临时党支部书记，我经常问入党积极分子一个问题："一个共产党员和一个优秀的人相比，还具有哪些不同的特质？"时任国家医疗队党总支书记韩丁同志说："亲历这场战'疫'后，我们更懂得了生命的珍贵，更懂得了信仰的意义，更懂得了中国的力量，更懂得了我们党的伟大……"

回想最初接到奔赴武汉的通知时，我没敢告诉远在老家的双亲，只是默默地带上了能够证明身份、联系到家人的户口本和结婚证。因为我知道，这一次可能一去不回。

在平时工作和生活中有很多业务优秀、品格高尚的人，但与一个党员相比，所不具备的是坚定的共产主义信仰，是为党和人民奉献自己的决心，是关键时刻站出来、冲上去的勇气。生命至上、举国同心、舍生忘死、尊重科学、命运与共！在新冠抗疫最前线，我们看到党旗在高高飘扬！我们也真真切切看到，"随时准备为党和国家牺牲一切"不是一句空话。

作者简介

宋锴澄

北京协和医院麻醉科主治医师，心血管专业组组长。

中华医学会麻醉学分会人工智能专业委员会委员，中国心胸血管麻醉协会医疗信息专业委员会委员，中国医疗保健国际交流促进会区域麻醉与疼痛医学分会委员，中国药理学会麻醉药理专业委员会会员，中国心胸血管麻醉学会心血管超声分会委员，医疗信息技术专业委员会委员。

发表SCI论文3篇，核心期刊1篇；《术中经食管超声心动图的价值与实践》主编，参与编写专业教材3部。

主要专业方向为成人和小儿心血管手术麻醉。擅长在临床麻醉中应用超声技术辅助危重症手术麻醉。

48

那一丝温暖

——忆发生在武汉新冠ICU病房中的小事

刘正印

● 还有很多很多的小事难以忘怀，如每个病床前的红苹果，代表
了希望病人"平平安安"；生日蛋糕，代表着病人获得新生；
把护士当成保姆，一声声的"小阿姨"，代表了我们就是病者
的亲人。温暖无处不在，温暖处处在。

2020年初在武汉国家援鄂抗疫医疗队北京协和医院的ICU病房里发生了一些小事，虽然事情已经过去了很久，但寒冬里的一丝温暖永远在我心中荡漾，暖融融的，历久不散。

　　ICU新建之初，我院第二批医疗队未整建制接管之前的几天，病房由北京协和医院牵头，和武汉同济医院、江苏援鄂抗疫医疗队共同管理。晚上9点，结束当天紧张的病房工作后，我们这个班次队员从污染区出来，换掉湿漉漉的衣服，小声讨论着患者的病情，每个人的心里都有些沉重。因为患者多病情危重，大家想尽一切抢救办法，还是不断有重症患者去世。

　　半个小时过去了，我们清点人员，等待上班车、回酒店，可始终找不到张颖。大约一个小时后，才见她和其他队的队友一起走出来。原来，细心的张颖发现第一天上班的几个年轻护士穿脱防护服不熟练。"在这个关键的环节上如果出了岔子，她们就有感染的危险。我刚才在帮她们一个一个地脱掉防护服。"张颖平静地说。她想到的是防止其他人感染，却没有想过，在污染区停留越久，自己被感染的风险就越大。我心里除了愧疚还有那一丝丝的暖意，"待同事如家人"不正是协和人的办院理念吗？

杜斌教授说过："我们要从崇尚技术的热潮中脱离，去探索疾病本身的诊断和治疗，要从技术至上转变为以病人为中心，让ICU从一个充满冰冷机器和设备的场所，变成一个有人文关怀、有温度的地方。"2月4日，ICU启用，下午5点来了第一位病人，重度呼吸困难，手指的血氧饱和度（So2）仅有50%。杜斌教授在没有配齐气管插管所需三级防护设备的情况下，冒着暴露危险，毅然进行紧急气管插管。随着静脉通道的建立，积极的循环复苏，一道道有序、有效的操作后，患者的情况逐渐平稳下来。随后，相继有17名危重症病人转入病房，我们为其中7名患者实施了有创机械通气，为8人提供无创通气或高流量吸氧等高强度呼吸支持。所有人通宵达旦高强度、高负荷的工作，工作流程严谨、细致、周密。

杜斌教授在每一个病人的床前都会攥一攥病人的手，摸一摸病人的脚，讲讲他们的情况，鼓励病人要有战胜疾病的勇气和信心。若病人痰液较多，他还会亲自给对方吸痰，仔细观察痰液的性状。防护服中的内衣湿了，又被暖干，过一会儿又再湿了……与室外温度一样的病房里，让我们感到丝丝暖意的是病人病情稳定了、好转了。正像韩丁副院长所言："一场漂亮又艰苦卓绝的阻击战，体现了协和人的奉献和担当。"

新冠肺炎患者住院期间，家属无法探视。在ICU病房，患者更多的是和死神做殊死搏斗，而不在他们身边的家属每时每刻都在牵挂着亲人的生死，心情可想而知。北京协和医院"待病人如亲人"绝不是一句空洞的口号，于是，每天的定时沟通制就产生了。

每天，我们都会和患者家属通一次电话，通报病情变化情况，而我们听到的是满心的牵挂和满满的感谢。我们一直说"会竭尽全力救治病人"，"放弃"这两个字从来没有出现在我们的字典里，哪怕是面对垂危的患者，哪怕只有一丝医学奇迹的可能，医疗队都会不计代价地去治疗和抢救。

对我们而言，"无力回天"更是难言的折磨。我们总是想"我们还能为患者做些什么"。医生会认真除去所有的管道通路，护士会仔细做好最后的遗体护理，清理好患者的遗物，甚至拍摄一张最后的安睡照片。医疗队的每个人都会对遗体鞠躬告别，这是对逝者的尊重，体现生命至上、人民至上的价值理念。这样的行为也抚慰了医者的心，让深处寒冷冬天的我们感到一丝丝温暖。

2月的武汉，天气阴冷。对于通风良好的病房，屋里屋外的温度几乎等同。夜晚的平均温度只有2℃，2月14日那天还下了一场大雪，面对只有一床被子的患者，我们能做些什么？队友们把所有能拿到的被褥都给患者盖上，把医院发的电热毯、暖宝宝都给患者用上，还想方设法在那些特殊病人房间放上电暖器，避免寒冷给他们带来二次伤害。

我们的医护人员大多来自北方，在没有暖气的房间里，晚上就只能蜷缩着身子，把被子裹在身上扛过冬天的寒冷。工作紧张时一身汗水，一旦停止忙碌就感到湿冷，而最担惊受怕的是出现发热！在这关键的时候、关键的地区，一旦出现发热，每个人都会想："我是不是感染新冠病毒了？万一感染了，我的队友是不是也会被我传染？会不会影响整个医疗队……"那时，需要承受的不但有躯体上的不适，还有心理上的压力。待同事如家人，这就是协和的理念之一。这次疫情使我深深感到"医者仁心"之神髓。事情虽小，但情真意切，就像春天的微风荡漾着丝丝温暖。

还有很多很多的小事难以忘怀，如每个病床前的红苹果，代表了希望病人"平平安安"；生日蛋糕，代表着病人获得新生；把护士当成保姆，一声声的"小阿姨"，代表了我们就是病者的亲人。温暖无处不在，温暖处处在。

春天来了，樱花开了。

作者简介

刘正印

北京协和医院感染内科主任医师，教授，博士生/博士后导师。

中华医学会感染性疾病分会常委兼细菌真菌学组副组长，中华医学会细菌感染和耐药防治委员会常委，中国研究型医院学会感染性疾病循证与转化专业委员会副主任委员，中国医药教育协会感染疾病委员会委员、第一届真菌专委会常委，北京医学奖励基金会感染性疾病分会主任委员，北京医学会感染病分会副主任委员，北京医师协会感染病分会常务委员，国家卫健委艾滋病临床专家工作组专家，国家卫健委抗生素合理应用全国普及计划核心专家，ISHAM亚洲真菌工作组成员，国家卫健委抗菌药物临床应用与细菌耐药评价专家委员会委员。

《中华内科杂志》《中华传染病杂志》等多家杂志编委。

中共中央、国务院、中央军委抗击新冠肺炎先进个人，中共中央、国务院全国优秀共产党员，全国卫生健康系统新冠肺炎疫情防控工作先进个人，中华医学会感染病分会2020抗击新冠疫情突出贡献奖，北京医师协会第七届优秀医师奖，北京协和医学院院校级优秀教师，协和战疫英雄等。

49

早春忆梦

王晓军

● 健康所系，生命相托。每个人都知道医学之局限，但我们仍
在不懈努力，精益求精。以一次失败换取下次胜利，以千百
例临床经验换取指南上小小的进步。前赴后继，砥砺前行。

北京的春天短且造作，风沙不少，雾霾不断，转眼间却又豁然开朗，晴空碧水，绿柳红花，让人不禁陶醉于这只争刹那的盎然中。

每逢此情此景，我都会想起小梦。

小梦其实不小，首诊协和就已近知天命，念我虚长几岁，唤我一声姐姐，我便喊她"小梦"。第一次见她是在冬天，门诊，轮椅入室，声音很轻，如细丝蚊蝇，我不得不将耳贴在她嘴边，才听得清——她很疼，非常痛苦，希望得到我的帮助。

小梦的病史可以追溯到4年前，发现右乳肿瘤，活检，病理诊断为罕见的纤维瘤病样梭形细胞癌，接着就是手术、复发，再手术、再复发的无尽循环。她解开衣服，让我看到了胸口正中，直径达10cm的狰狞祸首。随之而见的CT片更令我倒吸一口凉气，肿瘤穿破胸骨深达心包，两侧侵蚀胸腔，累及肺脏！终末期恶性肿瘤，诊断不言而喻。

通常来说，晚期肿瘤患者常见于麻醉科疼痛门诊，为求开具药物舒缓症状，但这里是整形美容外科的诊室。我有些不解，拉着她的手问："你想做手术？"

病人点头，很坚决："我本人是一名医生，我从未放弃。"

一切了然。患病前的小梦，亦是三甲医院叱咤风云的主任医师，看病出诊，治病救人。她对自己的病情再清楚不过：手术风险过高，生存收益过低，而且肿瘤切除后的巨大胸壁缺损极难重建。虽然尚存手术指征，但不论从任何理智的角度看，接下这份"苦差事"对手术大夫乃至病人自己而言都不是个特别聪明的选择。

看着她清澈的眼神，我选择做件"蠢事"。

"我来帮你重建胸壁，"我一字一句回应着她的期待，"但切除如此巨大危险的肿瘤，需要心胸、乳腺、麻醉、重症医学等诸多科室的力量，而且即便手术成功，预后也不容乐观。"

她虚弱却开心地说了声"谢谢"。于是，我成为她在协和的第一位战友，成了姐姐。

虽然恶疾当前，但手术团队的壮大成果喜人，首先是小梦被成功收进了胸外科病房，多科会诊如火如荼地展开，心外、乳腺、麻醉、ICU悉数到场并伸出援手。再加上放射、病理、输血诸多平台科室的大力支持，手术最终被定在了一个普通的星期四，12月25日。

术前一天晚上，按惯例手术医生要去看望病人。恰逢西方的平安夜，我来到小梦的床旁。她依旧很疼，每天要用镇痛药物，且无法平卧。看到她的时候，多是跪在床上，蜷身颤抖。看到我来，她强打起精神："姐，您来啦。"

"小梦，我来看看你，"我尽可能把语气调整得轻松愉快，"明天手术，手术后就都好啦。"

"借您吉言！"病人的洒脱出自真心，"感谢有你们，让我抗争到最后。"

抗争？这个词多少有点儿绝望。医学发展至今已数千载岁月，人类与疾病的战斗却往往以失败告终，既然无人得以长生，医者又何尝不是永恒的失败者。与其说"斗争"，不如用"抗争"一词更为准确。麻醉风险高，呼吸管理困难，术中心脏破裂，出血、感染、栓塞、多器官功能衰竭，一道道死亡关卡能否通过尚属未知，即便手术成功，未来短期内肿瘤必然复发。

我苦笑不语。平安夜，一夜平安。

次日，手术从白天做到夜晚，直至零点的钟声敲响——肿物完整切除，右侧全乳、左侧部分乳房切除，右中上、左上肺叶楔形切除，心包修补，胸壁钛板加背阔肌肌皮瓣转移修复重建。手术成功，病人安返重症监护病房。又过了4天，顺利脱机拔管后，转回胸外科病房。

我又一次得以与小梦相见，那天是新年。小梦仍旧躺在床上，虚弱不堪，但她脸上露出胜利者的笑容。我和她互致以新年的问候，祝愿彼此健康与幸福。

如果是电视剧的话，我希望这里就是结局。

但仅在数周之后，麻烦接踵而至，胸腔积液、感染、呼吸衰竭，CT新见的右胸壁下团状软组织影——肿瘤复发了。刚刚经历一次重大手术的体内器官无法再次支持肿瘤所带来的巨额消耗，小梦被送进ICU抢救，多器官功能衰竭。

小梦没能挺过春天。

我不知道算不算做了一件正确的事。回想起她的病情，如果我一开始就拒绝手术，建议她去麻醉科开具止痛药物，或许她能获得更长的生存期。但当时我选择与她一同去抗争，还是在明知前方是深渊的情况下。其他科室的同事也与我做出了同样的选择。

我们或许无法逃脱"生老病死"的结局，但总有人向死而生。

这或许就是医者的思维，无论小梦还是我们。健康所系，生命相托。每个人都知道医学之局限，但我们仍在不懈努力，精益求精。以一次失败换取下次胜利，以千百例临床经验换取指南上小小的进步。前赴后继，砥砺前行。

突然想起来，有些人管这些明知必败却依然亮剑的人叫做什么来着？

——英雄。

哪怕只为盎然春意的瞬间。生命的旅途中，医者，愿争刹那。

作者简介 ♥〰

王晓军

北京协和医院整形美容外科主任，主任医师，教授。

中华医学会整形外科分会候任主任委员。

专长为瘢痕疙瘩的综合治疗、外耳再造、面部年轻化、乳腺癌术后即刻乳房再造、局限性硬皮病的整形外科综合治疗等。

50

病案百年

王怡

- 就诊一次，呵护一生。关爱病人，让病人重获健康与温情——这是协和践行有温度的医疗的具体行动，更是一百年来协和一以贯之的人文理念。

协和有三宝——教授、病案、图书馆。其中，作为"三宝之一"的病案，记录了一百年来协和人护佑患者健康的点点滴滴。

一份医嘱

1921年9月16日，北京城东豫王府，车水马龙，人声鼎沸，一场盛大的、汇聚中外知名学者的开幕典礼正在举行——北京协和医院正式落成开业。

也是在这一天，一名49岁的美国女教师因腹泻、发热前来就诊，成为协和开院后的第一个病人。

Willner Otto医生接诊后，经仔细询问病史、查体，诊断为细菌性痢疾，并收住内科病房。开出止泻药物后，Willner医生叮嘱这名患者需卧床。

谈到饮食问题，Willner医生的提醒更为细致："可以进食一些茶水或者糖水，吃一点儿大麦糊，或者四块薄脆饼干。"

到了第二天，患者腹泻症状有所好转。Willner医生再次巨细无遗地叮嘱道："多喝水，可以喝牛奶和可可，配一些布丁、土豆泥，吃一点儿面条汤、面包或稀粥……"

翻看一百年前的病历档案，一幕幕历史的瞬间在眼前徐徐展开。Willner Otto对协和开院后第一个患者的千叮咛、万嘱咐，以及三分治疗、七分关爱的救治过程，通过这些文字，呈现在我们的面前。

很快，患者腹泻缓解，体温恢复正常，康复出院了。

这份详尽而温情的文字记录，目前存放于协和老楼病案库。自1921年建院以来，北京协和医院成立了中国最早的病案室，迄今保存病案已达400万份。

一封信件

"你的体力已经恢复了吗？能照常做事了吗？"

"若你已做事，较前更强健或较前软弱？"

这是1929年2月协和医院发出的一封随访信，收信人是一个月前入院，患有哮喘、行人流术的患者。

那时的通信远不如今日便捷，随访信上，医生的追问一个接一个，似乎急切地想要知道患者的近况。

"你的月经如常吗？腹部疼不疼？（月经）日子对不对？量多少？颜色对吗？"

"有时你的脸上觉得发热或发红吗？有头晕吗？术后与之前相比，有什么要紧的改变？"

一拿到信，患者便逐一回答起医生的问题：

"术后虽然原病（哮喘）没有大发作，还有点儿小喘，身体没有完全恢复。身体较前好一点儿，没有疼痛。"

"月经还没有来，无发热……"

——这是协和医院住院患者随访制度下的一个真实故事。从1921年建院之际起，这种制度一直传承至今。

患者出院后，医患之间联系的纽带并没有断。通过有规律的跟踪随访，医生能够及时了解患者的恢复情况，系统指导后续治疗。在治愈身体疾病的同时，医生情感上的关怀也跨过千山万水，通过一封又一封随访信传达给患者。

老病历里淡黄色的随访表，见证了协和独具特色的住院患者随访制度。如今，一百年过去了，尽管那些纸张早已变脆、发黄，但病案中的人文关怀温暖依旧。

一份病案

在协和走过的百年历程中，还有一份厚厚的病案记载了医患共同与疾病斗争的过程。

1964年10月，协和妇产科收治了一名拟诊"绒癌，肺及阴道转移"的女性患者。宋鸿钊医生为其检查后，决定予6-巯基嘌呤（6-mercaptopurine，6-MP）化疗。经过一个疗程的化疗后，患者出现纳差、口腔溃疡、皮肤出血点、发热、感染、骨髓抑制等不良反应，病情危重。

经医务人员精心治疗，患者的不良反应得到缓解。为了"进一步去除可能无法用药物消除的残留病灶"，医生为患者行刮宫术加阴道转移结节切除术。术后，患者继续接受化疗……

一页页病历记录了这名患者在住院的77天时间里，是怎样从"命悬一线"到重获新生。当被癌细胞侵及的肺、阴道转移灶得到去除，患者终于能够回家了。

在出院医嘱中，依旧有医生的叮咛："已配70号子宫帽避孕，严格避孕二年以上；一月后复查胸相。"

患者出院后，病案科开始了与她长达20年的书信往来。刚开始，随访组所去信件均无回音。直到1966年2月，随访组终于收到了患者的回信：

"你们的多次来信我都尽知，对我的关怀使我感激不尽……回到家，我的身体一天天健康起来，不多日就能参加劳动。我的身体总是很好，月经很正常。"

在回信中，患者也写下了带有歉意的文字："有一件事对不起你们，出院时告诉在二年内不要怀孕，可是现已怀孕7个月了……我一定在2月底前去贵院检查。"

宋鸿钊医生知道后，非常关心患者的情况，督促其及时来院检查。1966年3月4日，患者终于来到协和。宋鸿钊亲自询问、查体，在病历里记录了她的末次月经、怀孕后有无反应、胎动时间等："宫顶脐上四指，胎儿横位较长，胎心好，140次/分……"

情况在一天天变好。

1966年9月，患者再次就诊，门诊病历里记录了患者"产后情况好，孩子也好，盆腔正常"的喜人状况。

一封封的随访信如期从医院发出。1972年7月，患者回复道："随诊组负责同志，你们的多次来信我已收到了，当我看到你们的问候时，心情十分激动，热泪盈眶……"

1977年12月，自患者初次治疗已经过去14年了，病案科对患者的随访持续着。这一年，患者回信说："我得了这不治之症，在医院随诊组和全体医务人员的精心研究和治疗下，我才得到了重生……我从病愈出院已有14年的时间，生育了3个孩子，大孩子12岁、次子10岁、老三3岁，都很健康。"

这是宋鸿钊院士创新性地采用大剂量化疗治疗恶性滋养细胞肿瘤，帮助年轻患者圆母亲梦的一个典型病例。从1964年初次就诊到1986年7月，患者1次住院、8次门诊以及3次随访回信的所有资料都保留在这份珍贵的病历档案里。从中，我们可以看到协和人用精湛的医术不断创造奇迹，赋予患者新生的全过程，也能看到医患之间深厚的情感联结，历久弥新。

一通电话

时代在变，随访的方式、对象和内容也在变。

近几年，电话、微信等沟通方式逐渐取代了病案科的书信随访。随访对象也由单纯的住院患者扩大到门诊患者，并将各种危及患者生命的危急值或危急状态纳入紧急通知的范畴。

2019年2月28日上午8时，一名患者因心前区不适，有胸骨后压榨感来院就诊。检查心电图报告未见异常，患者没有等心肌肌钙蛋白检查结果就匆忙离院回家了。40分钟后，检查结果出来了：心肌肌钙蛋白已达0.865ug/L，大大超过0.5ug/L危急值。这表明，患者正处于急性心肌梗死的危险状态！

随访组立即启动门诊患者危急值通知程序，但多次拨打患者电话，始终无人接听。

时间一秒一秒地过去，我们心急如焚，紧急查找、翻阅纸质原始病历。功夫不负有心人，在病历里，终于找到了患者妻子的电话。

几经周折，当患者赶到医院后，立即被安排住进了CCU。由于诊治及时，患者转危为安。一个月后，他专程来到随访组向我们表达感谢。

这样的故事还有很多很多。数以百万计的病案，承载了协和一百年来的历史瞬间。

就诊一次，呵护一生。关爱病人，让病人重获健康与温情——这是协和践行有温度的医疗的具体行动，更是一百年来协和一以贯之的人文理念。

作者简介

王怡

北京协和医院病案科主任，研究员，硕士生导师。

WHO国际分类家族中国合作中心副主任，国家病案管理质量控制中心主任。

51

为了更年期妇女的健康

梅丹

● 更年期女性站在人生的十字路口上。回过头，是已经走过的青年与中年时光，向前，等待她们的是一段不那么平稳的日子。因为体内雌激素缺乏，围绝经期女性可能有一系列不适表现。生理和心理的种种变化，让她们这一段的旅程变得艰辛。好在，这一切并不是不能解决的。

更年期女性站在人生的十字路口上。回过头，是已经走过的青年与中年时光，向前，等待她们的是一段不那么平稳的日子。因为体内雌激素缺乏，围绝经期女性可能有一系列不适表现。生理和心理的种种变化，让她们这一段的旅程变得艰辛。好在，这一切并不是不能解决的。

绝经相关的激素补充治疗是针对女性因卵巢功能衰退、性激素不足所导致的健康问题而采取的一种临床医疗措施。给予外源性雌激素为主的激素补充治疗，是缓解更年期妇女绝经相关症状和预防绝经后骨质疏松症的一项有益尝试，恰当应用可以预防某些退化性疾病。1981年，妇科内分泌林守清大夫跟随导师葛秦生教授开展绝经后激素替代治疗相关临床研究。根据患者的反馈，将1mg的己烯雌酚片减量低至0.1mg时，绝经妇女感到很舒适，激发了开发临床应用低剂量雌激素的热情。那时，国内仅在计划生育单位有用于治疗避孕药期间阴道不规则出血的5 μg炔雌醇片。从临床应用低剂量考虑，药剂科压片室的朱景龙配合临床压制了3.5 μg的炔雌醇片。研究表明，每天应用3.5 μg炔雌醇除了可以很好地缓解绝经症状，还能明显抑制尿排钙。

但是，合成雌激素不宜长期使用，天然雌激素才是最佳选择。从1988年起，林守清课题组着手研究以国内生产的一种天然雌激素戊酸雌二醇进行激素补充治疗。当时，戊酸雌二醇糖衣片尚未进入中国市场，国产只有用于长效避孕的戊酸雌二醇针剂。协和人探索的脚步并未就此停下——可否用国产原料压制片剂？

1989年，邱贵兴大夫从上海购得戊酸雌二醇粉剂，在冯娴贞副主任安排下，由朱景龙压了50000余片，每片0.5mg。林守清等妇科内分泌的同道们在临床探索国人的适宜剂量，发现多数就诊妇女应用院内戊酸雌二醇片每日1～2片（0.5～1mg）后，雌二醇血浓度在30～60pg/ml范围内，疗效满意且安全。

为进一步规范使用，李大魁主任联系了国家药监局，并于1993年11月从上海淮海药厂获得按国家计划生育需要定产的原料，由压片室压制0.5mg的戊酸雌二醇片，制定质控指标，经北京市东城区卫生局药政科审核，批准作为制剂在院内供科研用。

因医院制剂只能应用于来协和就诊的病人，为满足社会更广泛的需求，在科研处单渊东等领导以及葛秦生教授的支持下，戊酸雌二醇片由院内制剂转向正式新药的开发工作。药剂科李大魁、梅丹、朱景龙等于1993年11月17日开始了新药临床前药学研究。我们逐步完成处方筛选、制备工艺等研究。由于激素难溶于水，传统的湿法制粒压片体外溶出不理想，刚从德国回院的张继春副主任在研读德国专利后发现，德国同类药为不制粒压片，这为我们打开了思路。其间，又得到沈阳药学院张汝华、郑俊民教授的悉心指导，用共研磨工艺提高了难溶性激素药物的溶出度。在药剂科付强的帮助下，建立了高效液相色谱法测定片剂含量，北京药物分析研究所和制药工业研究所协助完成了药效与毒理研究。我们在系统进行质量研究的基础上制定了戊酸雌二醇片质量标准，按照新药报批的要求开展了初步稳定性考察，包括影响因素试验、加速稳定性试验和长期留样观察研究，以确定片剂的贮存条件和有效期。

在完成实验研究和文献分析评估的基础上，我们编写完成了从资料0～5、7、16～19、21号新药报批材料，真的是一种综合训练。其后的进展更加顺利：1995年5月24日，向北京市药品审评中心申报临床研究；1995年6月1日，北京市药品审评办公室同意进行临床验证并同时补充和完善相关资料；1996年3月19日，北京市卫生局批复同意临床验证并报卫生部备案，由北京大学第一医院牵头，北京医院和北京朝阳医院进行临床验证，获得结论"国产戊酸雌二醇口服片是一种治疗绝经期症候群效果良好且安全的药物"。

1997年7月，我们在编写完成资料0～5、7、16～19、21～26号新药生产报批材料后，又与转让单位北京协和药厂一起进行生产申报，1998年6月经北京市卫生局呈报卫生部药政局。最终和妇产科、开发公司一起在2000年1月13日为协和医院获得戊酸雌二醇片（商品名：协坤）的国家新药证书（国药准字X20000009）和生产批件，并于同年上市。

这是妇产科和药剂科共同将临床疗效好的医院制剂进一步开发成上市新药的实践。

戊酸雌二醇片虽是四类新药，但填补了国内无口服、短效、天然雌激素的空白，促进了关于雌激素与绝经后妇女相关疾病的基础和临床研究进展，是协和医院为护佑广大中老年妇女健康所做的一大贡献。

从压制3.5 μg的炔雌醇到0.5mg的戊酸雌二醇，在缺乏制备性激素片剂的常规条件下，协和制成国内没有的低剂量雌激素片剂供临床应用。当年，这项工作是在葛秦生教授的建议、支持下起步的，大到在制剂研究过程中从国外购买数千元的必备试剂，小到新药报批时幻灯片的制作细节及在幻灯片右上角贴红色色标，她都一一考虑。

尽管国产品优于当时的进口同类产品（而现在它独占中国市场），因2005年国家药品GMP规定激素类制剂需要单独的生产车间，由于存在着无法克服的硬件和技术困难，没有通过激素类片剂的认证，只能停产。只有过来人才会懂得其中的辛劳和未能应用于国人的遗憾！一起奋战的日子，珍藏在脑海里，重聚在相片上！

有关MHT经历崎岖过程，数次大起大落，其相关名词从激素补充治疗（hormonereplacement therapy，HRT）、激素治疗（hormone therapy，HT）逐步发展到绝经激素治疗（menopausal hormone therapy，MHT），既符合内涵又不易引起歧义，从中可以看出，人们对它的认识变得更为客观、理性。值此医院百年庆典，回忆院内多科室合作、转化医学，协和为了更年期妇女健康所做的努力，医术和生命是有限的，但爱可以无限。

作者简介 ♥√\/\/~

梅丹

北京协和医院主任药师。

中国药师协会副会长，国家药典委员会委员，中国医院协会药事专业委员会副主任委员，北京药学会医院药学专业委员会主任委员，北京医学会临床药学专业委员会副主任委员，中国药理学会药源性疾病专委会副主任委员，中国医药创新促进会医药政策专委会副主委，中国药品监督管理研究会仿制药一致性评价监管研究专委会副主委。

《中国药学杂志》《药物不良反应杂志》等编委，《中国医院药学杂志》《中国药房》等常务编委。

母亲之爱

陈丽霞

- 她们坚强、执着、贫困，但百折不挠，为了孩子四处筹措、求医，正是由于这样的坚持不懈，她们的孩子才会获得救治的机会和疗效。我对这些妈妈们一直深存敬意，是她们托起了患儿未来的希望！

2016年春季的一天，我正在西院区门诊楼三层康复科门诊出诊，窗外杏花微雨，春光无限。自与原北京邮电医院合并之后，按照医院要求，各科均在西院区安排了医疗工作。那时，每周三上午，我都在这里出诊。记忆中，那天的病人很多，上午的号已经挂满。

"下一个……" 我喊道。彼时西院区条件简陋，尚未开通叫号系统，在没有分诊护士的科室，医生看完一个病人，通常是扯着嗓子叫下一个患者名字。

"陈大夫，你给俺们看看……" 带着浓郁地方口音的大嗓门在我耳边炸响。循声侧目，是一名妇女，一手抱着一个三四岁的男孩儿，一手拽着行李出现在诊室门口。

"请进，行李放这边，来，坐。" 我招呼着，心里已基本明白是什么情况了。坐在诊椅上的母亲喘了一口粗气，调整了一下怀里孩子的姿势，殷切地望着我："陈大夫……"她把小男孩儿的裤腿向上撸了撸，一个异常肿大的右膝关节赫然呈现——又是一个血友病孩子，膝关节出血导致严重慢性滑膜炎。

血友病是遗传性出血性疾病，致病基因在X染色体上。基因的缺陷导致血浆中凝血8因子或9因子缺乏，出血成为最常见的临床症状。出血可以发生在全身任何部位，其中80%以上的出血事件发生在骨关节系统，由此导致的并发症是血友病患者致残的最主要原因。患者从小发病，如果没有综合性规范化治疗，及至成年往往发展为多关节多部位病损和残疾。

"孩子半年前跑着要摔了一跤，出血了，这个关节肿得老大，我就不敢让他下地了。可他在床上也不老实，这不，一个月前扭了一下，关节就更肿了，您快给看看，还能不能消……"看着风尘仆仆、满面倦容的患儿妈妈，我估算她年龄应该比我小不少，深深的皱纹、高挑但有些含胸的身体，还是显露出了沧桑。只有一双漂亮的眼睛闪烁着热切、希冀的光。

"家里还有别的孩子吗？"血友病的致病基因在X染色体上，女性是致病基因的携带者，其男性子代的患病率为50%，但在现实中，我们见过太多一家几个男孩儿都患有血友病的情况。"他还有个哥哥，今年8岁，也是这个病，最大的是个丫头，10岁，好好儿的。他爸出去打工，我带着三个孩子在家，还种着十几亩地。"果然,家中两个男孩儿均为病患。"孩子的舅舅有同样的病吗?""不知道啊,也没查过。但姐姐的儿子也是这个病,姐夫和姐姐离婚了,说是姐姐遗传给孩子的。""你老公对你好吗?"我一边给患儿做体检,一边和她聊。"挺好的,他出去打工,挣的钱都给孩子看病了。"我暗自舒了一口气。"别担心,我尽力为他治疗,争取最大限度恢复功能。"我迫切地想为这位母亲分忧解难,迫切地想让这个半年没下过地的孩子能和他的同龄人一样站立、行走、奔跑、游戏。我相信可以做到!

血友病作为遗传出血性疾病,在中国大陆地区一直被视为物理治疗的禁忌证。2003年,我受世界血友病联盟资助赴加拿大卡尔加里医学中心学习血友病物理治疗与康复,由此进入了一个全新的领域。回国后,在北京协和医院开设了国内首家血友病康复专科门诊。我们率先开展血友病骨关节并发症的功能评估与康复治疗,迄今累计诊治全国各地患者6000余人次,并在全国160多家血友病中心进行促进和推广。2005年,北京协和医院成为世界血友病联盟在中国大陆地区唯一授权的物理治疗培训中心。国内的血友病患者终于可以从物理治疗和康复中获益,使得肢体功能、日常生活能力及生活质量得到提升,预防并减少了残疾的发生。

小男孩儿是血友病甲、重型(血浆中凝血8因子水平小于1%),不规范按需治疗。半年前摔倒后右膝关节肿痛、疑似关节出血,未曾就诊、未曾行替代治疗，被家长限制下地活动，一个月前右膝关节再次出现疼痛，更加肿大，为进一步诊治来到北京协和医院血友病门诊。查体发现，其右膝关节明显肿大，关节表面皮温稍高、触之质韧，浮髌试验阳性，右膝关节活动范围少减低，屈曲135度–伸展15度，右股四头肌重度萎缩、肌力3级+，痛性步态。目前诊断：1. 血友病甲，重型；2. 右膝关节慢性滑膜炎，关节挛缩。功能评估：1. 血友病性慢性滑膜炎；2. ADL受限；3. 参与能力受限。

　　血友病慢性滑膜炎的最大危害是受累关节出血频率增加，凝血因子治疗效果打折，反复的关节出血导致关节软骨破坏，直至最终关节损毁。据北京协和医院康复科之前做的一项调查，由于治疗不规范、不充分，疾病相关知识不足，中国血友病儿童关节病变发生率和严重程度远远高于发达国家，单关节病变发生率达90%以上，两个及以上关节病变发生率超过80%。

基于功能评估结果，我为他制定了个体化、循序渐进的康复方案。最终，小男孩儿的右膝关节肿胀消退、肌力增强，恢复走路、跑跳能力。我建议患儿妈妈给他进行凝血因子预防替代治疗，但是，看到家里的经济状况、两个患病孩子，暗自明白实在是不可行。后来，通过血友病专科护士李魁星的帮助，这家人加入了中华慈善总会的血友病项目，在项目资助下，患儿接受了规范预防治疗。在预防治疗的保护下，他可以拥有几乎和正常儿童一样的生活。

这件事情过去很久了，他们也没再来过我的门诊。其间，我也见了很多的血友病患者，但是，这一对母子给我留下了深刻印象。妈妈代表的就是血友病患儿母亲这一特殊群体，她们中绝大多数是致病基因的携带者，在落后地区的传统观念里，女人生不出健康的男孩儿，其命运可想而知。但是，她们坚强、执着、贫困，但百折不挠，为了孩子四处筹措、求医，正是由于这样的坚持不懈，她们的孩子才会获得救治的机会和疗效。我对这些妈妈们一直深存敬意，是她们托起了患儿未来的希望！

作者简介

陈丽霞

北京协和医院康复科主任，主任医师，教授。

北京协和医学院康复与理疗学系副主任，从事物理治疗与康复工作近30年。

中华医学会物理医学与康复分会第11届、第12届委员会常务委员兼秘书长，北京医学会物理医学与康复分会第12届委员会副主任委员，中国罕见病联盟血友病学组副主任委员，中国康复医学会第6届理事会理事，北京医院协会第1届康复专委会副主任委员，中国健康教育与促进协会运动与康复分会副主任委员，中国血友病诊疗中心协作网（HTCCNC）物理治疗组组长。

《中国康复医学杂志》《中华物理医学与康复杂志》编委，*Hemophilia*（中文版）编委。

53

"炼狱" 的故事

侯睿

● 时针转过零点。褪去了繁华与喧嚣，这座城市和这里的
人，终于得以安寝，享受这夜的黑暗与宁静。而在协和北
门的大厅里，通明的灯火映照出一群身着白衣、往来穿梭
的年轻人。日复一日，年复一年，他们续写着"炼狱"的
故事，也书写着自己的人生。

干净的地板砖，光亮的玻璃墙，有序排队的患者，面带微笑的导医……协和医院的门诊和外科大楼，似乎永远是这般通透、清朗，让患者安心，也让医生舒心。然而，从大楼北侧出去拐进右手边的小门，则是一副完全不同的景象。这里人声鼎沸，人潮涌动，时不时夹杂着哭声、喊声、呻吟声、争吵声以及救护车的笛声。无论患者、家属还是医护，你总能从他们的脸上读出焦虑、痛苦与无奈。这里是急诊，医院里被戏称为"炼狱"的地方。这里是没有硝烟的战场，也是每一位外科医生磨炼心性、精进技艺的必经之地。

　　急诊汇集了来院就诊患者中的绝大部分急危重症，很多人面临着器官功能衰竭，甚至死亡的威胁。为了能从"死神"手中抢人，这里的医护要尽可能在最短的时间里，利用有限的检查手段做出最准确的诊断，进行最积极、有效的治疗，挽救患者的生命及器官功能，把他们还给家庭，还给社会。然而，急诊医生所面临的，绝不仅仅是治病救人这么简单。每个患者的家庭情况、社会背景、经济条件都大不相同，种种这些"非医疗"因素，都增加了急诊处置的复杂性与不确定性。这里每天上演的，除了"生死时速"，还有更多一幕幕的"人间真实"。

一

"不弃危重，再造生命"。这面锦旗背后是一个重获新生的故事。小李三十出头，是一名快递员，和妻子新婚不久，两天前因为突发大量便血、意识丧失，住进了当地医院的ICU。医生在输血、补液等常规治疗稳住了生命体征之后，给他做了肠镜，结果发现：全结直肠多发憩室，憩室内大量血块，诊断为大肠憩室病，伴憩室内出血。当地医院请来省中心医院的教授给小李会诊，最后结论是：根治本病，需要手术切除全部结肠和上段直肠，然后封闭剩余的远端直肠，把小肠提到腹壁外做永久造口。这意味着，术后小李将无法自主排便，大便只能改道从肚皮上排了。永久性造口对患直肠癌的老年人早已不是什么新鲜事，但对三十岁的小李无异于晴天霹雳。

他的事业刚刚起步，家庭刚刚建立，还没有小孩儿。难以想象肚子上带着收纳粪便的造口袋，他将如何面对以后的工作和生活？一边是时刻危及生命、急需手术治疗的消化道大出血，一边是小李和爱人对生活质量的追求，对美好未来的憧憬……面对这个无比艰难的抉择，不愿向命运屈服的妻子，带着最后一丝希望，把仍在出血的小李送上救护车，连夜送到了协和医院的急诊抢救室。

接到会诊电话，已快凌晨三点。我挣扎着从值班室的床上爬起来，一路小跑到了抢救室。迅速地问诊、查体，翻阅外院的检查结果，我的判断与当地医院一致：结肠多发憩室伴出血，需要行全结肠切除、回肠造口术。然而，面对我的术前谈话，面对放在眼前的手术同意书，小李的妻子仿佛被判了死刑，号啕大哭，迟迟不愿落笔签字。"真的没有别的办法了吗？他才三十岁……"看着她情绪几近崩溃，我拿出外院的肠镜报告，想再给她解释一遍，说服她接受现实。

而就在此时，一处细节引起了我的注意：这份报告里的肠镜照片，尽管所有的憩室里都有血，但都是积血或血块，并非新鲜的出血，而肠镜最远也只进到了升结肠，回盲部因积血太多，导致探查受限，无法看清。"有非常小的可能，结肠里的血都是上面出完流下来的。我们可以联系消化科尝试再做一次肠镜，但风险是肠道里血太多，上游肠管的情况可能依然看不清楚，而且在准备肠镜的过程中，他还在出血，仍然随时有生命危险！"听到我的这番话，小李的妻子擦干眼泪，抬起头坚定地对我说："大夫，这是他最后的希望，我愿意让他再做一次肠镜，赌一把，中间出现任何意外，我都能接受！"

半个小时之后，准备工作就绪，小李被推进了消化内镜室。给他进行肠镜检查的是我的好友，同样值急诊班的消化科柏大夫。尽管不能在现场亲眼见证，身在急诊的我还是不由得紧张起来，等待着对小李的最后"宣判"。大约一个小时之后，一条微信消息点亮了我的手机屏幕："侯哥，他结肠里全是血，我们努力把里面的积血吸干净，一点点往里进镜子，最后看到阑尾开口，应该就是这里在出血。"紧接着是一条小视频，清晰地显示患者的盲肠内，阑尾开口处，一股股的鲜血涌出。

"找到了！"我由衷地为这个素不相识的年轻人高兴，立即把同意书上的手术方式改为：腹腔镜阑尾、备回盲部切除。焦急等待的妻子如释重负，流着激动的泪水，毫不犹豫在同意书上签了字。接下来的过程熟悉而有序：各项术前准备、ICU备床，推进手术间、麻醉，然后我给小李实施了腹腔镜手术，切除了出血的阑尾和部分盲肠侧壁。术后，小李恢复得很快，出血完全停止，没过几天就能正常活动，自己吃东西，自主排便。再后来，他出院那天，和妻子一起送给我故事开头的那面锦旗。

小李的故事结束了，过程曲折，结局圆满。这样的经历，于患者是一次新生，于医生则是无与伦比的成就感！可遗憾的是，急诊室里的故事并不总有圆满的结局。很多时候，我们也要面对悲剧，面对患者和家属的无助，也面对自己——作为一名医者的无奈。就像下面这面锦旗，看似光鲜，背后的故事却令人唏嘘。

二

　　故事发生在去年冬天，一辆河北牌照的救护车呼啸着驶入急诊北门。老人躺在担架上，表情痛苦，呼吸急促。他是老徐，家住张家口，虽已年逾七十但每天下地干活，操持家务不在话下。然而，身体硬朗的他两天前咳嗽后突然出现剧烈腹痛、恶心呕吐、不能进食，血压飙升到190/110mmHg。老徐的一个女儿是县医院的护士，问了几个同事后感到情况不妙，便立即叫了救护车。我去会诊的时候，他已经被送入了抢救室，带着氧气面罩，神志不清，血压心率均靠药物维持。了解病史，体格检查，阅读CT及化验结果，很快我便对老徐的病情有了判断：腹股沟疝、小肠嵌顿坏死引起严重腹腔感染、休克，如不立即手术切除坏死肠管，必死无疑！但另一方面，高龄、手术和麻醉对身体的打击，以及当时已有的感染和休克状态，都对老徐的治疗产生了极大的负面影响，手术风险高，结果难以预料！

　　老徐的两个女儿读书不多，但为人孝顺，通情达理。尽管家境并不宽裕，但为了救父一命，还是咬牙在手术同意书上签了字。一番紧张的准备工作之后，昏迷的老徐被推进了手术间。术中的情况完全证实了我的判断：左下腹小肠疝入腹股沟管，长时间嵌顿导致缺血坏死，部分肠壁已经破裂，大量肠液涌入腹腔造成弥漫性感染。我们切除了约1米的坏死小肠，并对导致嵌顿疝的元凶——扩大的腹股沟管口做了缝合修补。手术持续了约3小时后，仍处在麻醉状态的老徐被推入了重症监护病房。还没来得及脱下手术衣和手套，我对在外面焦急等待的两个女儿说："坏死的肠管切除了，造成疝气的腹股沟管口修补了，肚子里的脏东西也尽量冲洗干净了，手术达到了预期目标。但他感染太重，什么时候能从休克中醒来、恢复，现在还不好说，咱们都尽力，剩下的就希望老人自己能挺过来吧！"

　　第二天，照片中的锦旗被送到了我所在的病房，随之而来的还有一张字条："侯大夫，谢谢你连夜给我爸爸手术。来协和之前，我们辗转了几家医院，都因为他病情太重不肯收治。虽然爸爸还没有醒，但你至少暂时保住了他的命，也给了我们全家希望！"

　　怀揣着这份希望，每隔一两天，我就会

在手术间隙去ICU看看老徐，了解他各项指标的最新情况，和那边的大夫一起商量下一步的治疗方案。然而，大约两周后的一天，当我再一次赶来看望"老朋友"时，却发现那张病床已经腾空了。ICU大夫告诉我，老徐的病情迟迟不见好转，生命体征仍需要靠机器和药物维持，家里的积蓄花了大半。这个农民家庭难以负担后续的治疗费用，两个女儿不得已将老人转回了当地医院。

这时的我已然清楚，离开了全国最好的ICU病房，老人恐怕凶多吉少了。又过了一周，老徐女儿发来信息，让我最后的一丝幻想破灭："侯大夫，我父亲因为严重的感染无法控制，昨天晚上走了。投入了这么多精力，花了这么多钱没能把他救回来，我们全家都很难过。但还是感谢你和所有医护人员，为了救他所做的努力，谢谢你们！"

纵使病情复杂、危重，但亲手诊治的患者没能活下来，对每位医者的内心都是一次重创。各种检查、手术、药物、生命支持设备……职业的天性和医学的进步总是让我们想方设法为患者再多做一点儿，谋求最好的结果。可有时，希望和努力之后，我们等来的却是悲剧式的结尾。没有一名医者的职业生涯是完美的。然而，"真正的英雄主义，是认清了生活的真相后，还依然热爱它"。面对种种缺憾和残酷现实的重压，能够恪守初心，去帮助更多患者，攻克更多未知，这样怀揣梦想，不断向上攀爬的旅程，难道不让人心潮澎湃、心驰神往吗？！

　　时针转过零点。褪去了繁华与喧嚣，这座城市和这里的人，终于得以安寝，享受这夜的黑暗与宁静。而在协和北门的大厅里，通明的灯火映照出一群身着白衣、往来穿梭的年轻人。日复一日，年复一年，他们续写着"炼狱"的故事，也书写着自己的人生。

▌作者简介 ❤～⋀～

侯睿

北京协和医院基本外科主治医师，曾获院优秀住院医师、优秀员工、优秀党员、优秀临床带教等称号。

以第一作者发表SCI及核心期刊文章十余篇。*Journal of Cancer Research and Clinical Oncology, Frontiers of Medicine*等杂志审稿人。

北京协和医院临床研究生、博士后"外科手术学"授课教师。曾获邀请赴美国国立卫生研究院（NIH）、芝加哥大学等机构交流，并多次在国内外会议上发言。

擅长普外科疾病诊治，专业方向为胃肠外科、甲状腺外科。

54

一颗种子

王怡宁

● 如果把疾病诊治比作战场，放射科大夫就是战场上的"侦察员"，通过一帧帧真实的影像图片发现患者身体内的异常变化，提出自己的诊断，并将这些信息转达给临床大夫，从而为患者疾病的治疗提供依据，改善患者的预后。

犹记得17年前我刚来放射科的时候，我的导师金征宇教授对我说："放射科是一个临床科室，不是'照相馆'。我们的任务是通过一帧帧黑白胶片，发现患者身体的蛛丝马迹，从而给临床大夫提供切实可靠的诊断建议，给患者带去生活的希望。同时，我们也要和患者多交流，因为患者是最了解自己病情的人，当你对疾病的诊断愁眉不展的时候，给患者打一通电话，了解一下病情，或许在你挂掉电话的那一刻，诊断就会浮出水面。"这些话就像一颗种子深深埋藏在我的心中，慢慢地生根发芽。

有一年国庆节值班，急诊来了一名50多岁的男性患者，晚上进食后一小时出现剧烈的胸痛，并引起中腹部以及后背的疼痛。急诊大夫根据患者的症状和体征，怀疑是主动脉夹层，马上联系放射科给这名患者做一个主动脉CT血管成像，希望通过放射科的技术手段明确病情，以尽快治疗。

　　我们科和临床大夫电话沟通后，发现患者的肌酐偏高，而这次检查所使用的对比剂主要经肾脏代谢。在这种情况下，如果给患者注入对比剂可能会加重肾脏的负担，但是如果不注射对比剂，患者的血管就无法显影，检查也就失去了意义。患者的病情十分危急，"这个检查做了，临床大夫才有把握做手术，患者才有生存的希望。"我在心里默默地说道。作为放射科总值班，我立刻联系急诊大夫，充分沟通对比剂可能造成的肾功能损害以及临床救护措施，在和家属谈话并征得其同意后，我准备好一切的紧急救治设备和药品，迅速实施增强检查并做了血管内水化处理，以减少不良反应。幸运的是，血管内的对比剂没有造成患者的急性肾功能损伤。我们根据患者主动脉的图像，确定了主动脉夹层，找出了主动脉破口的位置，并明确了血管撕裂的范围以及分支血管的受累情况，为确定手术方案提供了重要信息。

　　面对危及生命的病情，我们的第一选择就是挽救患者的生命，将生命放在第一位，做好充足的准备以后，为患者带去生存的希望。

　　我们科有一个会诊室，可以和患者面对面交流。设置这个诊室的目的是处理患者外院的影像片子。有一次，我会诊的时候遇到一位满头白发，略微有些驼背但穿戴整齐的老太太，左右手各提着一摞厚厚的胶片。她小心翼翼走到我旁边说道："大夫，我来协和主要是想让您帮我看看片子，我刚才找过这儿的临床大夫了，大夫让我拿着这些片子让放射科大夫诊断一下，出一个会诊报告。"

"可以的，您请坐。"

她把手里的胶片吃力地放到桌子上，说："这是我老伴儿在外院的片子，您能帮我看看，肺上的那个是不是不好的东西呀？"我接过胶片袋，一一翻阅。每一张胶片的右上角都标着检查日期，这些胶片袋里不仅有CT的胶片，还夹杂着超声及核医学的报告。我仔细观察肺部病灶的特点，对比着每一次检查病灶的变化。

老太太边说边叹气："这几年我们辗转了大大小小的医院，治病吃药的钱花了一大堆，但这个病时好时坏。我们小地方的大夫建议我们来北京看看，我们也跑了北京好几个医院，有的大夫说肺上的这个东西不好，需要进行手术切除，有的大夫说肺上的东西看起来像是良性的，让我们回家定期观察。我们也拿不准，就来了'老百姓看病的最后一站——协和医院'，想让大夫看看我老伴儿的这个病到底是个什么东西，需不需要做手术。"

通过这些影像检查结果，我认真观察着患者肺部的每一次改变，肺部的病灶确实时好时坏。

"您先别着急，我想和您详细了解一下患者的情况。"接下来，从患者发病的时间到用药的种类，从起病的状态到复诊的情况，我都一一写到了随身携带的笔记本上。我和老太太说："您老伴儿的这个病确实不太好诊断，但根据我的观察和经验，应该是偏向良性的病灶。不过，我今天给不了您一个明确的诊断，我回去也查查资料，并和我们科年资高的教授探讨一下。我给您留一个电话，您明天上午来我们科找我拿会诊报告吧。"老太太听后，颤抖地握住我的手："大夫，太感谢您了，您可得给我仔细瞧瞧，我这也实在没有好办法了。"我微笑着和她说："您放心，您来这儿主要的目的也是想搞清楚这个病，我们会尽我们的努力给您出一个会诊意见的。"

老人走后，我心情有些复杂。老太太年纪这么大，跑了这么远的路程来到协和医院，找到我，只为明确一个诊断，我怎么能辜负这一份期望呢？会诊结束后，我急忙上网查资料，认真分析病例资料，和科里的教授讨论会诊的情况，也请教了其他科室的专家。经过我们不懈的努力，第二天上午老太太拿到了会诊的结果，临床大夫参考这个会诊结果去调整药物。之后，我一直和她保持联系，追踪着患者疾病的转归，病灶缩小了，这对于老太太和我都是可喜的消息。

从这件事情上，我明白了放射科大夫的意义，通过一双敏锐的眼睛，发现异常的病灶，依据扎实的医学知识，明确疾病的诊断，为患者的后续治疗保驾护航。

如果把疾病诊治比作战场，放射科大夫就是战场上的"侦察员"，通过一帧帧真实的影像图片发现患者身体内的异常变化，提出自己的诊断，并将这些信息转达给临床大夫，从而为患者疾病的治疗提供依据，改善患者的预后。

▌作者简介 ♥~‖~

王怡宁

北京协和医院放射科副主任，主任医师，博士生导师。

中华医学会放射学分会秘书、质量控制与安全工作组副组长、心胸学组委员，中国医师协会放射学分会青年委员会副主任委员，中国医师协会放射学分会心胸专委会委员。

荣获第二届国家名医盛典"国之名医·青年新锐"。

主要从事心血管影像学和分子影像学。

一次惊心动魄的尸检

崔全才

● 科学的探索与发展，从来都与风险并存，而明知危险却依然愿
  意去尝试、去发现，方是一位医者的觉悟与荣耀。

时间倒回36年前。

1985年6月的一个傍晚，在北京一家传染病专科医院的解剖室里，我和两名同事全副武装，为一场特殊的尸检做着准备。

说是全副武装，但就现在的标准来看，我们的装备实在是简陋——身上穿着简易的隔离服，戴着口罩，脚穿雨靴，手上套着双层手套。当遗体被推进来后，气氛陡然变得紧张起来，因为我们将要进行的，是中国首例艾滋病患者的尸检工作。

从搬运遗体到进行解剖，整个过程持续了5个多小时。终于，尸检工作进入了最终的缝合阶段。

然而，就在所有人以为即将大功告成时，意外发生了……

事情要从1985年6月初的一天说起，在北京协和医院国际门诊部，我国著名感染专家王爱霞教授接诊了一名患者。患者是来中国旅游的，因发热前来就诊。在检查过程中，王爱霞教授通过影像、血生化以及免疫学检查报告，捕捉到了重要的信息，并凭借丰富的临床经验以及对艾滋病的高度警惕，最终诊断这是一名艾滋病患者，而这也是中国发生及发现的首例艾滋病病例。

在当时，国内医学界对于这种特殊的传染性疾病还很陌生。纵观全世界，对于艾滋病这一人们知之甚少的疾病也没有很好的治疗方法。患者来到医院40小时后，就不幸去世了。然而，这个国内首例艾滋病病例，对于医学界了解艾滋病的临床转归、病理形态、死亡原因及发病机制，却是一个难得的契机。王爱霞教授通过大使馆联系到了患者的朋友，得到对方的同意后，决定对患者进行遗体解剖。

我和两名同事临危受命，参与了这场注定会被写入北京协和医院乃至中国医学界历史的尸检中。回想当年的经历，或许可以用"惊心动魄"这四个字来概括。病理诊断和遗体解剖，对于大多数人来说，是非常陌生的。甚至在很多医疗工作者眼中，这两者约等于一张检验结果。但是，对于临床医生而言，病理诊断结果却是"最终的诊断"或"金标准"，在指导临床诊断、治疗和预后方面，起着至关重要的作用。而遗体解剖也是临床病理工作的重要一环，通过对因病离世的患者应用大体解剖及显微镜等技术，了解疾病对器官造成的损害，以此总结经验，为未来此类患者的诊断及治疗提供重要的依据。作为中国发现的首例艾滋病亡者，此次尸检的意义更是非比寻常，其解剖结果将成为中国医学界了解艾滋病的第一扇窗，也为日后诊断、治疗艾滋病患者提供重要样本。

　　然而，正因为这是我们第一次直面艾滋病，尸检工作面临的困难更多，危险性也更高。

　　我们主要面临着三重困难。

　　第一重困难，是医生对于艾滋病知之甚少。20世纪80年代，艾滋病在世界范围内都被认定是最可怕的传染病之一，人们谈"艾"色变，觉得它比癌症还要恐怖。1985年，国内还没有建立起一整套完备的艾滋病诊治规范及防护措施，即便是已经拥有5年临床病理诊断及尸体解剖经验的我，面临这一艰巨任务时，承受的压力也是巨大的。

　　第二重困难，是尸检过程中的感染风险。众所周知，黏膜及血液传播是艾滋病的传播途径之一，而作为尸检人员，我们必然会全程触摸患者的体液及血液，一旦防护出现疏漏，或者发生了诸如手套破裂这样的意外，后果不堪设想。

第三重困难，是没有合适的尸检场地。北京协和医院的遗体解剖室并不具备传染病亡者的解剖条件，尤其是像艾滋病这一类的传染病。

为了解决这些困难，全院上下群策群力。北京协和医院病理科的刘彤华院士对我和两名同事进行了细致的指导，让我们做好了尸检前的心理准备。经过医院的积极联系，尸检场地的问题也得到解决，最终在北京一家传染病专科医院内进行。

为了保证尸检过程的安全性，医院从医务处到病理科全部严阵以待，针对尸体转运、尸体解剖、善后处理等各个环节，做了充分的准备。

正式尸检的日子终于到了。

那天傍晚，我和同事们在做完防护措施后，开始了与遗体的零距离接触。我们先为亡者摆好了体位，并且集体弯腰鞠躬，以此表示我们对亡者的敬畏，并感谢他对医学事业做出的奉献。之后，尸检工作开始。

解剖的过程算得上顺利，我们按照流程一步步操作，对于遗体全身各器官的病变做了仔细的检查，任何蛛丝马迹都不放过，就像是最谨慎的侦探。

时间一分一秒地过去。尸检工作已进入缝合阶段，然而，意外发生了。

在缝合遗体的肚皮时，缝合针甩出的液体正好飞溅到一位同事的眼中，我的心里顿时咯噔一下，但此时尸检已进入最后的阶段，我们绝不能就此停下。同事马上对眼睛进行了简单的冲洗及消毒，之后，我们完成了尸检。

长达5个多小时的尸检过程终于结束了，对于每一位参与者而言，这5个多小时如同一场战役。

两个星期后，固定标本被取回院里。我和同事对遗体全身组织及器官取材，并制备蜡块、切片，共制备了病理切片99张。在刘彤华院士的帮助下，同时参照文献资料，我们终于获得了最终的病理诊断：获得性免疫缺陷综合征（AIDS），双肺卡氏囊虫性肺炎，双侧肾上腺巨细胞病毒（CMV），双肾上腺皮髓质广泛出血性坏死及多发性硬化，肺、脾及全身淋巴组织胞浆菌病，急性脾肿大，肝灶性坏死，脏器充血，脑水肿。

这份病理结果充分证实了王爱霞教授及团队对患者的临床诊断，而这份报告，也成为中国首份完整的艾滋病尸检报告。又过了几个星期，北京协和医院针对这一病例召开了全院临床病理讨论会（CPC），并以北京协和医院第96期临床病理讨论会的形式，发表在国内权威刊物上。

然而，很多人不知道的是，在那次尸检后，我和另外几名全程参与其中的医生，都经历过很长一段是时间的忐忑不安：担心自己会不会被感染，家人今后的生活该怎么办，等等。即使如此，我们却没有一个人后悔参与了这场惊心动魄的尸检。当恐惧慢慢被时间冲散，留下的只有一段难忘而深刻的回忆，以及对同事和医院的感激之情。同事们全力支持着这一次意义重大的尸检工作，不仅是为了探寻某一个病例的病理改变及死亡原因，更是为了让北京协和医院乃至整个中国医学界掌握和积累更多关于艾滋病的珍贵数据，加深人们对这一疾病的认识，推动相关诊治规范的制订。

作为尸检参与者之一的我，更体会到了肩负的使命。我们所处的时代，是一个传承与创新的时代。临床病理讨论会作为北京协和医院最有特色的医疗方式之一，在全国医学领域都成为典范。临床病理讨论会是在院医务处的周密组织下，针对一个患者的临床表现、影像检查及尸体解剖结果，组织全院多科展开讨论，以病理诊断揭晓患者的死亡原因并作出最终诊断。这是协和百年历史中生动闪亮的一页。

中国首例艾滋病患者尸检工作的完成，为中国医学界认识和研究艾滋病留下了宝贵的第一手资料。而今，我已经是一位从事临床病理诊断41年的病理医生，在我的经历中，1985年6月的那一天，是永远值得纪念的日子。在中国共产党成立100周年及北京协和医院建立100周年之际，想起36年前的那段往事，我感慨万千。科学的探索与发展，从来都与风险并存，而明知危险却依然愿意去尝试、去发现，方是一位医者的觉悟与荣耀。同时，我们也感谢患者和家属的付出，正是因为他们的无私奉献，使我们得以通过一次又一次遗体解剖，了解疾病，最终挽救更多的生命。

作者简介 ❤〰

崔全才

北京协和医院病理科主任医师，教授。

曾任北京协和医院病理科主任，北京市病理质量控制和改进中心主任，北京协和医院智库成员，国家医学考试命题专家组副组长。

从事临床病理诊断及教学工作40余年。发表及参与发表论文100多篇，作为主要完成人（第四完成人）曾获得国家科技进步二等奖一项，卫生部科技进步二等奖二项，卫生部科技进步三等奖一项。

十年医患情　医心换你信

魏俊吉

● 在北京，在东单，雨燕翻飞，碧瓦灰砖，那片中西合璧的古老
建筑群已经伫立了百年，百年中的风风雨雨，已经过往了数代
人，但是协和人的口碑、协和人的情怀和文化始终在引领者医
者前行。

"我一直都不懂，小时候攥着你的衣角傻傻地跟在身后，看着皱巴巴的钞票变成纸包的糖，我才懵懂地露出笑脸。还记得自己有一个愿望，想看看火车长什么样子，在那个几乎不可能实现的年代，有一天你居然对我说，要带我去坐火车，我兴奋得彻夜难眠。那次车票花了8毛钱，从保定坐到定州，我兴奋极了。那段时间因为你的宠爱，感觉自己好幸福。现在，就在这个清明，看着你黑白的相框，内心空洞得可怕，眼眶干涩。愿老爸在没有疾病和寒冷的天堂永远快乐。在这个无法入睡的夜晚，我又想你了，老爸！"

昨日是2021年的清明节，今晨醒来，看到了白老爷子的二儿子深夜在微信上发的悼文。

三天前，已经严重呼吸循环衰竭的白老爷子在深夜离开北京协和医院的抢救室，回到他保定老家的一个小县城。昨天，清明，是白老爷子出殡的日子。也是昨天，我作为老爷子曾经的主治医生第一次参加了一个患者的葬礼。早上下夜班后，沿着导航指引，我驱车近二百公里从北京赶到河北这个小县城，一路上看到的是雄安新区铺天盖地的工地场景，遗憾老人家看不到家乡未来大发展的新貌了。缓慢穿越拥挤的县城街道，依着哀乐鸣响到了出殡的小区，在司仪的主持下，我向这位相识十年的老患者深鞠四躬。

十年前，白老爷子遭遇车祸。当地医院开颅手术后颅内感染，历经多种治疗仍不见好转，后转诊到了北京协和医院。急诊看到白老爷子时，他头上的白色绷带浸着血色脑脊液，整个人处于深度昏迷状态，气管切开口溢出大量脓性痰液。我打开手术后已经三周的头部伤口，看到20厘米长的手术刀口严重红肿，有三分之一的部分已经完全裂开，里面塞着一团纱布，脓性脑脊液不断渗出。

一切已是刻不容缓，必须解决伤口的问题。将白老爷子收入神经外科病房监护室后，经过积极的术前准备，急诊给他做了彻底的清创手术以及脑室外引流手术。术后，在神经外科监护室医护人员的精心治疗下，白老爷子的病情逐渐好转，伤口情况越来越稳定。印象中，大概治疗了一个月，才把颅内感染和伤口感染彻底控制住。一个月后，因为出现了继发性脑积水，白老爷子又进行了一次脑室腹腔分流手术。这次术后老爷子的情况越来越好，来协和治疗近两个月后神奇般地彻底清醒了。在后期，经过康复训练，老人拄着拐杖能行走了，语言交流也基本恢复正常。自此，我、协和与白家人结下了不解之缘。

后来我知道，老爷子转院来北京协和医院的原动力其实是他的老伴儿。起因很简单，白老太太的一个娘家人被当地医院判断为"无药可救"，但来到协和住院治疗后，患者彻底治愈了。正是这种老百姓口口相传的声誉让协和医院似乎有着神一样的"光环"。今年老爷子的突发病情是急性心肌梗死及呼吸衰竭，病情危重，当地医院已经气管插管呼吸机治疗一周多，白老太太最后力主转到北京协和医院，并叮嘱儿子们："运到北京，哪怕救不过来我们也认了。"遗憾的是，因为严重的呼吸循环衰竭，老爷子终没有逃过这一劫难。

十年来，我与白家人的交流沟通不断。家属的信任以及医患的良好沟通是共同面对疾病的基础。白家三个儿子，个个勤劳、孝顺，典型北方传统家庭。其实，在老爷子病重期间的清明前三天，大儿子的岳父也是刚刚从协和医院神经外科出院。患者是颈动脉斑块合并钙化的颈动脉狭窄，入院后经过系统评估和准备，我给他做了显微镜下颈内动脉内膜剥脱手术。术后第二天，医院来了一位颅脑外伤的急诊患者，因为科室床位紧张，实在没有备用空床了，老人家是术后病情最为稳定的患者，我和他谈话，建议老人家口服目前治疗药物暂行出院，在医院附近宾馆住几天观察。尽管情况通知得突然，老人家得知有更紧急的患者需要床位，和儿女们说明情况后立即办理了出院，把床位腾了出来。而急诊患者也得到了及时急诊手术治疗，术后恢复了正常。沟通和信任让三方都释然和获益。

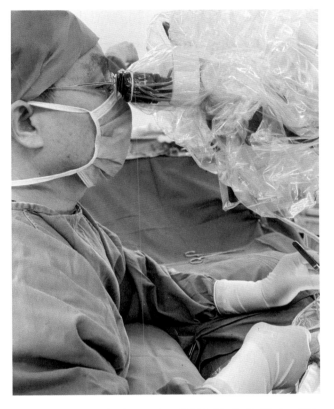

因为信任，白家三儿媳妇的内分泌疾病也在协和诊疗，随诊了近十年。六年前，白家老二肾脏检查发现了肿瘤，白老太太二话不说就催着儿子来到协和，经过腹腔镜下的微创手术，协和医院泌尿外科为他切除了发现的早期肾癌。三年前，老太太本人查体发现了肺内结节，怀疑是肺部肿瘤，她还是那句话，自己拿主意："送我去北京协和治疗吧，不管咋地，就是手术台上死了我也不后悔。"最后老人在协和医院胸外科进行了胸腔镜微创手术治疗，术后三天就出院回家了。去年，老太太的弟弟脑缺血反复发作，到协和医院住院造影检查后发现是大脑中动脉狭窄，经过支架治疗后病情稳定下来。

在北京，在东单，雨燕翻飞，碧瓦灰砖，那片中西合璧的古老建筑群已经伫立了百年，百年中的风风雨雨，已经过往了数代人，但是协和人的口碑、协和人的情怀和文化始终在引领者医者前行。现代社会和医学的发展，医学交流的深入和拓展，医疗条件的改善推动了国家医疗卫生事业的进步。其实，用目前的规模评价来看，一家仅有两千张床位的老医院之所以受到老百姓的认可，缘于协和自身的文化和医疗情怀。记得曾在协和医院学习工作过的曹彬教授说："协和医院的优势就是治病讲规矩，讲规矩就是严格按照诊疗常规办事，不逾矩，不过度用药。"已经来到协和医院学习工作了近20年的我深有体会。刚刚从医学院毕业时对未来、对医学还是充满迷茫，直至读研读博后留在了北京协和医院，才深刻体会到这是一个医者真正发挥治病救人能力和职业热情的平台，在这个平台上无怨无悔地踏实做事，充实自己，认真做好本职工作就有体现人生价值的机会，就有赢得患者信任的资本，信任来自底蕴，信任来自沟通。

作者简介 ♥〜〜

魏俊吉

北京协和医院神经外科副主任，主任医师，教授，博士生导师。

哈佛大学医学院及克利夫兰医学中心访问学者，中国神经外科重症管理协作组组长，中华医学会神经外科分会神经创伤学组委员兼秘书，中华医学会神经外科学分会青年委员会委员，中国卒中学会重症脑血管疾病分会副主任委员。

《中华医学杂志》通讯编委，国家自然科学基金评委，国家卫健委卫生应急处置指导专家。

安 慰 篇

01

和缓医疗——珍享生命的艺术

于健春

● 生命和医学都是有局限的，但幸福能让生命增加宽度和深度。
　和缓医疗，何尝不是一种珍享生命的艺术？乐观积极的心态，
　会让生命的幸福之花更加灿烂。患者如此，医者如斯。

漫步人生之路，历经四季轮回中的坎坷与磨砺、付出与收获，一路风景无限，难忘如歌。

　　作为一名女外科医师，我目睹并经历过很多令人感动、难忘的故事，在一次次抢救和手术的成功背后，有我感恩不尽的父母、恩师、亲友、同学、同事，更有患者及其家属们的支持和信任。每逢节假日，与家人同去万安公墓扫墓时，除为逝去的亲人、数位医学家的墓碑洒扫，我也会清扫一位经历传奇的患者的父母之墓，并献上鲜花。因为这位可敬可爱的患者已为医学事业捐赠了她的遗体，现长眠于北京协和医学院。

　　那是一个寒冷的冬天，一位八十一岁高龄的女性患者因胃癌、营养不良等问题，来到北京协和医院老年科住院。我们普外科胃肠专业组应约会诊，评估患者分期为胃癌晚期合并幽门不全梗阻，加上高龄、营养状况欠佳；十年前，该患者在外院曾行乳腺癌手术及放化疗。我们外科会诊建议不宜首选手术治疗，建议和缓医疗（又称姑息治疗）。"和缓医疗"是一种理念，并非以治愈为目的，而是以缓解症状、减轻痛苦、延长有质量生活为目标，国内外均在开展这项措施。换做中国人更容易理解的说法，"和缓医疗"所追求的即我们耳熟能详的 "善终"概念。

在我真正接触这位患者时，逐渐发现这位身材矮小的高龄女性患者具有传奇色彩的人生、丰富的知识水平、充满活力的人格魅力，她天然具备一种神圣的使命感，她那特殊的气质令人钦佩、感动。

患者在退休前，是一位大学法语教授。她曾跟随丈夫在驻外使馆工作，随后，五十三岁的她在法国，花了六年时间攻读绘画艺术博士学位。她告诉我，自己的父亲是我国著名画家，所以当年的她给退休后的自己树立了全新的目标：要追随父亲的脚步，去欣赏绘画艺术，度过更充实、更有意义的生活。她确实实现了自己的目标，后来她凭借其学识，成为传播中国文化的幸福使者，促进了国内外艺术交流。而在面对自己的病情之时，她的态度相当积极乐观。她直言了自己的身世经历和家族使命，表示一定配合医护人员，用好有限的时光，继续实现自己的梦想。

然而，现实并不因人的心态而转变。经过胃癌4个标准化疗之后的再评估，原本我们医护人员满心期盼的"转换治疗"带来的奇迹并未出现，也意味着肿瘤化疗降期不理想，并无"根治性手术"的机会。此时如何抉择？是否接受减瘤手术？还是接受和缓医疗、带瘤生存？　这也是一直困扰我国医患医疗决策中最常见的复杂问题！孤身前来门诊的她向我提问：

　　"我还能活多久？我是否能够为父亲办画展？手术后要恢复多久？手术或其他治疗是否会很痛苦？"

　　那天，她是我门诊的最后一位患者，为此，我与其交流了一个多小时。最终，她下定了决心，表示："我老伴儿已去世，儿女在国外定居，我愿意接受和缓医疗，尽可能不降低生活质量，争取用有限的时间去实现我的人生计划。"

　　尽管已步入人生之冬，但这位患者在接下来两年之久的带瘤生存时期，以乐观积极的心态配合医疗，努力与癌症抗争共存，同时积极地规划着她的日常生活：每日口服营养素及个人喜爱的半流食，口服化疗药物，在家中通过弹钢琴、舞剑、走步、游泳等坚持锻炼，并且坚持写作，笔耕不辍。数月后的门诊，她突然提出了新的问题：

　　"于大夫，我可否出国旅游？"

　　她希望远赴美国出游探亲，飞机行程长达十余小时。我考虑再三，提出为安全起见，她需要购买头等舱，同时需要有家人陪同，且带好药物、备好营养素，只有在做好充分应急准备的情况下，才可进行这一尝试。接下来，她的儿子从美国回来接她，母子一同前来门诊。她的儿子在强势母亲面前显得更加温柔、孝顺、理智，但顾虑很多，咨询了我许多问题，例如："于大夫，我会陪妈妈往返，已按照您的要求给妈妈买了头等舱的第一排座位，这样离卫生间最近，但万一在美国出现紧急状况怎么办？"我一一为其解答，并开好备用药，并祝福他们一切顺利如愿！

我在忙碌与牵挂中度过了一个月后，再度在门诊的挂号信息中看到这位患者的名字——她平安回国了！患者兴高采烈地推开我诊室的门，快步上前，与我讲述了她前往的夏威夷，当地绝赞的风景、可口的美食，以及与子孙团聚的幸福时光。这次成功的旅游，让她提出了更大胆的计划：接下来，她准备只身前往海南三亚度假。为此，我按照她的行程及可能出现的问题，再度准备了必备的药物、营养素和层层叮嘱。

三个多月后，患者再次高兴地来到我的门诊。此时的我与她，竟如久别重逢的老友。她拿出了此次在海南三亚享受阳光、沙滩和连续一百零八日畅游海水泳的照片与我共赏。一位癌症患者能有如此心性，并过上如此有质量的生活，实在令人感动又羡慕——说实话，因为工作太忙，就连我都有好几年没空游泳了。不过，在仔细查体时，我发现她的情绪虽然很好，但腹部膨隆，营养状况及肿瘤进展需进一步检查，调整治疗方案。于是，我让她住院治疗。

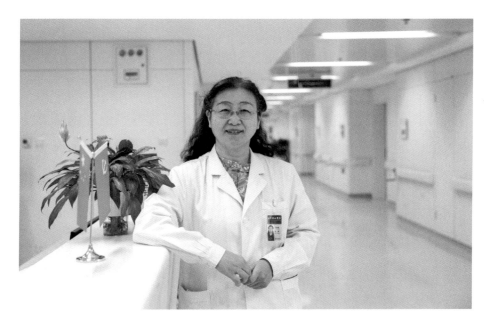

　　经过一周时间的胃减压和静脉输注肠外营养，她的胃癌合并幽门梗阻的状况有所缓解。我们又为她请来介入放射科医师，置入肠内营养管进行肠内营养治疗逐渐达到预计全量。此时，患者提出要求希望出院，因为她需要出席一场国家博物馆举办的，以其父亲的作品为主题的画展及捐赠仪式。为实现她的愿望，我在缜密肠内营养计划实施一周后，于画展当日早晨为她拔除了鼻—胃—肠三腔导管，令其以健康自信的姿态走到台前。

　　患者当日身穿白色西服裙，胸前佩戴的红花，格外引人注目。在其家人和同事们的见证下，她实现了为父亲开办画展并举办捐赠仪式的心愿！回到病房后，她激动不已，发自肺腑地感谢我，说是我助力她实现了梦想。其实，应该是我要感谢她，是她让我更加明白了如何在有限的生命之旅，努力创造奇迹，实现人生的使命价值。

后来，尽管我建议她再置鼻—空肠营养管进行家庭肠内营养治疗，但她仍不愿置管，执意要求再尝试自己经口服流食和营养素，以及化疗药物观察。出院三周后，我为她进行门诊复查，发现幽门梗阻导致腹胀明显，而她仍希望不置管、不手术，在家生活。为此，我为她介绍了我院介入放射科张晓波大夫，精心为她进行介入治疗，成功在胃内置入幽门十二指肠支架——被肿瘤生长阻塞的消化通道终于打开了！

这次成功的治疗使她不知疲惫、更加积极地投入社会艺术人文讲座计划的实施中。在那年的夏季及金秋时节，她两次应我之邀，欣然来到北京协和医院，为女教授协会"艺术人文讲座"增加别样的光彩。在协和的多功能厅，她用略带沙哑的嗓音，引领大家欣赏卢浮宫的艺术瑰宝，畅游于世界美术史的华彩之中，她的演讲受到了热烈欢迎。随后，她又走到钢琴旁，即兴为大家弹奏了舒伯特的小夜曲，热情地召唤大家一起歌唱。讲座后，她甚至邀请我有机会与她来一曲钢琴与小提琴的合奏……她的阳光热情、博学优雅感染着前来的听众们，无人能相信，讲台上那位充满激情的老人已是癌症晚期的高龄患者。

　　四个月过后，这位患者体内的恶性肿瘤继续发展，侵犯堵塞了胃内出口通道——幽门与十二指肠的支架。面对抉择，她仍然坚持再度尝试介入治疗。忍受着介入置管的困难和不适，介入放射医师在原有幽门支架内通过导丝，又一次成功置入了支架！此后，她更加珍惜时间，致力于自己的艺术讲座事业，并提出希望能够活到2022年，前往新疆为父亲办画展。然而，三个月后，她从广东去往三亚后，发现腹胀明显，当地医院建议她立即回京就医。

　　那时，已是认识她之后的第三个冬季。即将迎来新年之际，我们为她静脉输营养液、胃肠减压、再次评估，而她一边坚持锻炼，在病房外的大厅走步、舞剑、体能锻炼，一边抓紧时间在病榻桌上进行写作。与医护人员交流时，她说："无论人生遇到多大困难，你都要坚持。坚持下来，你便会看到最美的风景，得到上天的眷顾。"

　　尽管应用营养治疗、化疗、介入治疗、微创手术等医疗措施，仍无法阻止疾病的进展。这位坚强的患者在生命末期与疾病抗争、共存期间，受到北京协和医院多学科许多医护人员的关心、照护、帮助和慰藉。在她的一再坚持下，那一年，她回家度过了最后一个春节。随后，她因电解质紊乱危及生命，急诊住院抢救。病情稍缓期间，她表示，自己曾与丈夫在人生最好的时光进行了十一次环球旅行，享受了许多人一辈子都没经历的美好时光。当年，两人计划身后均把遗体捐赠给医学事业，但她丈夫三年前因在海外急性心肌梗死去世，未能实现生前预嘱。她这次若有不测，希望能实现自己的最后一个人生计划。

在她病危期间，她的儿女纷纷回国探望照护；我们医护人员在病房为她送上了她喜欢的鲜花、巧克力和北京协和医院女教授协会荣誉证书，表彰她的贡献，她含笑点头接受了医护人员对她的祝福！在家人和医护人员的陪伴下，在《圣母颂》沉静的乐音中，心电监护的节奏在时钟即将到达她84岁生日之际悄然停止。

她安然离世，把自己的遗发留给了儿女，儿女遵照她的遗愿，将她的遗体捐赠于北京协和医学院，贡献给医学事业。

初春的北京乍暖还寒，北京协和医院的窗前又见洁白无瑕的玉兰盛开。我仿佛又看到了她那激情四射、娇小却如同花朵一般绚丽的身影。真是人生无处不机缘啊，清明时节我去万安公墓李大钊烈士陵园缅怀亲人师长之时，竟偶遇这位患者的父母之墓！

世间之事，何其奇妙！我俯身祭扫墓地、献上鲜花，致敬、致谢、告慰她的父母，他们培养了一位无比优秀的女儿。她实现了家族的梦想，如今长眠于北京协和医学院，用满怀爱的灵魂与生命的遗产继续为人类创造奇迹。

生命和医学都是有局限的，但幸福能让生命增加宽度和深度。和缓医疗，何尝不是一种珍享生命的艺术？乐观积极的心态，会让生命的幸福之花更加灿烂。患者如此，医者如斯。

作者简介

于健春

北京协和医院基本外科副主任，主任医师，临床教授，博士生导师。

中华医学会肠外肠内营养学分会主任委员（2014年-2017年），中华医学会外科学分会营养支持学组副组长，国家卫生标准委员会营养标准专业委员会副主任委员，中国医师协会外科医师分会临床营养医师委员会副主任委员，北京市住院医师规范化培训外科委员会副主任委员，北京医学会肠外肠内营养学分会主任委员（2018年-2021年），北京医师协会临床专家营养委员会主任委员，北京医学会外科学分会胃肠学组副组长，中国老年保健医学研究会老年胃肠外科分会委员会副主委。

获北京协和医学院及北京协和医院优秀教师，2017年度卫健委优秀党支部及优秀党务工作者，2017年国之大医师，1996年、2002年卫生部、北京市及国家级科技进步二等奖，2010年、2016年度北京医学会突出贡献奖，2012年度北京市科学技术成果三等奖，2013年华夏医学科技成果二等奖，2018年中华医学会肠外肠内营养学会（CSPEN）杰出贡献奖，2018年欧洲肠外肠内营养学会（ESPEN）荣誉会员。

02

待患如亲有仁术，
百年光辉照人心

潘慧

- 一颗人文心、一副科学脑，技术与人文的有机结合是前辈
  楷模为我们留下的优势传统，是我们为患者提供有温度的
  医疗的有力武器，是新一代协和人在新百年之际将砥砺践
  行的光荣使命。

我一直珍藏着一张并不精致的卡片，简单对折，中间夹着小小的野花。这张卡片来自一个患有特纳综合征的小女孩儿，尽管先天有染色体缺陷，她的手却很巧，总是送给我一些自己亲手制作的小礼物。从医数十年，我经历了很多这样的温暖，让我更加坚定将"换位思考"作为沉甸甸的责任终身坚守。老生常谈的四个字，在医患关系的语境中却有着丰富的含义，它是真诚倾听患者的心声，是与患者积极建立有效的沟通，是对患者多维度和全周期的关怀，是面对两难处境时的自省和坚守。知易行难，但同样也会带来惊喜和感动，让我们在与患者共度的生命旅程中流动着爱和善意，让协和百年的人文光辉代代传承、生生不息。

孩子，看着我的眼睛

用心倾听患者的需求，积极建立有效的沟通，是换位思考的第一步，让我们与患者共同度过面对疾病的茫然无助。

在我女儿兔兔小的时候，我带她出去玩儿，回家后她却不满地说："爸爸，我不喜欢出去玩儿，因为大人们挡得我什么都看不到。"我猛然意识到，我们总在想当然用自己的目光代替孩子的视角。

正如在生长发育门诊，家长的观察、评价带有偏见却主导医疗决策，孩子的感受和意愿反而在整个诊疗中被忽略。然而，所有评估和治疗的效果都基于孩子的主动参与，否则会大打折扣。更何况，生长障碍对孩子的心理有负面影响，家长的过度参与反而会让孩子用极端的方式去掩盖真实的情绪。所以每当家长代替孩子叙述病情时，我都会弯下腰和小朋友面对面，让孩子自己开口讲述，用目光引导他们表达隐藏在深处的不开心和畏惧。他们终将理解，即使在诊室心不在焉或用平板玩儿游戏，医生叔叔也在用心倾听他们的想法。

有时我们还需要鼓励患者主动敞开心扉，以实现有效的沟通。一些患者不远千里来到医生面前，在门诊的短短数分钟里脑子却容易"一片空白"，忘记原本想与我们沟通的问题，甚至对我们的专家身份心生畏惧。因此我常在微博的科普帖中鼓励患者来院前列出信息和问题，做好就诊卡片。也有一些患者，当问及家庭情况、性行为、性取向等对诊疗有帮助但涉及隐私的信息时，会难以启齿。这时需要我们用温和的话语缓解患者的羞涩，与他们建立信任与连接，用关切和诚恳打动人心。

无处不在的考验

换位思考需要落实在医疗服务中的每个细节，是我们从医数十载中无处不在的考验，是每一代协和人需要坚守的责任，让我们与患者共同度过病痛的风吹浪打。

这是一个我在面试中问过学生很多次的问题："值班室的旁边是患者卫生间，某天晚上你值班，想趁没有急事补觉，却有一个尿频的患者坐在卫生间门外输液，不时呻吟，不停排尿。你会怎么办？"这个问题并没有标准答案，因时因地每个人会做出不同选择。但在自己达到生理和心理的极限时，要如何坚守入学时宣誓的希波克拉底誓词，换位思考并照顾好病人呢？情景的主人公其实是协和医院内分泌科的一位老教授，那天他邀请痛苦尿频的患者到值班室聊天儿，凭借渊博知识和风趣幽默让患者开怀大笑，走出值班室时竟已不再疼痛呻吟。

对医生而言，某一个患者只是他众多病患的几千分之一，但对一个患者而言，这次门诊、住院或手术却是他人生的唯一。林巧稚用手捂暖听诊器，张孝骞"永远和患者在一起"，罗慰慈"医道臻于关爱"……协和百年历史中的前辈们，始终以朝圣的心情对待每一次诊治，他们会耐心倾听患者的每一句倾诉，安慰患者的每一处痛苦，工整写下病历的每一项每一行，时时刻刻准备给患者以温暖。面对医者生涯无处不在的考验，他们一直毫不动摇地选择以患者为中心。这些一生坚守的前辈，让我们在面对考验时能更加坚定自己的答案，让协和医院的绿瓦青砖始终散发着人文的光辉。

巧克力与喜糖

换位思考是从生物到心理与社会的多维度、全周期的关怀，而患者的良性反馈也是医生汲取精神力量的源泉。亦医亦友的身份，让我们与患者共同度过生命的花开花落。

我国内分泌学泰斗史轶蘩院士是我的老师，她曾诊治了无数生长障碍和发育迟缓的小患者。常规治疗之外，她会格外关注他们的心理健康、对自我身份的认同感，甚至会把他们的家人一同请到诊室沟通。当他们终于长大成家送给她喜糖时，她会放在窗台上很久也舍不得吃，或者分给我们这些学生吃。因为在她心里，这些糖果是患者对她努力奉献的感激，是她对患者美好生活的深深祝愿，更是她想传承给学生的宝贵财富——急病人之所急，痛病人之所痛，对病人的幸福亦感同身受。

我相信，小小的喜糖就是我们换位思考的正反馈，而这又转化成正能量，强化我们从医的初心，缓解工作中的耗竭感。有一次上午门诊持续到下午两点钟，四岁的小朋友从口袋里摸出巧克力递给我，用甜甜的嗓音说："这是给您的，您这么晚还在给我们看病，肯定还没有吃饭。"还有一次一个孩子说："我很喜欢来潘大夫的门诊，因为他总会笑着摸摸我的头。"正是这些充满温情的时刻，让我总能充满干劲儿，即使下午的门诊从两点半持续到晚上九十点钟也不知疲倦。因为我知道，这世界上还有那么多可爱的人需要我为他们服务。

做有温度的医疗

换位思考是一个鲜活的体系，是科学与人文结合的艺术，是有质量、有温度医疗的基石，让我们与患者共度的生命旅程充满阳光。

医学的发展是有局限的，总有一些时候，我们没有能力成为阻隔患者与死神的那堵墙。换位思考是无微不至的关心，却不是一味地示弱谦让。批评是爱的一种特殊艺术形式，不要因畏惧、矛盾而屈从于患者对某种不科学治疗的强烈意愿。我们不能忘记科学的知识和经验是我们帮助患者的根本，要以负责的态度做出对患者有利的临床决策，真正践行协和"待病人如亲人"的办院理念。

协和精神何以屹立百年，协和医院何以支撑全国人民对医疗的信仰，我想答案就藏在"以人民为中心，一切为了患者"这几个字中。就像赵玉沛院长在百年协和倒计时1000天启动仪式上的讲话中指出的："为病人提供更有质量、更有温度的服务是协和人永恒的价值追求。"作为医务工作者，我们一直致力于优化医疗体系，让就医流程更高效；提效增质，加强信息化建设和医院数字化转型；组织科主任体验病人的一天，切身从病患视角提出问题；支持安宁缓和医疗，让患者在病痛中也保有尊严……

一颗人文心、一副科学脑，技术与人文的有机结合是前辈楷模为我们留下的优势传统，是我们为患者提供有温度的医疗的有力武器，是新一代协和人在新百年之际将砥砺践行的光荣使命。

▌作者简介 ♥〜〜〜

潘慧

北京协和医院医务处处长，内分泌学主任医师，教授，博士生导师。

教育部高等学校临床医学专业教学指导委员会临床实践教学指导分委员会副主任委员，中国医师协会科普分会副会长，中国医师协会青春期医学专业委员会常委，中华医学会行为医学分会中国生长发育行为医学研究中心专家委员会主任委员，中国医师协会青春期医学专业委员会学校健康学组组长。

《中华行为医学和脑科学杂志》《高校医学教学研究》（电子版）副主编，《中国医学人文》《中国卫生检验杂志》常务编委。

03

等待春天

崔丽英

● 作为医生，有时我也深感无奈，因为能为患者做的事情太有
限了。但就像特鲁多那句著名的格言"有时是治愈，常常是
帮助，总是去安慰"，当我们彼此温暖，终有一日，春天将
会到来。

刚刚参加6·21"运动神经元病日"（也称"渐冻人日"）的科普讲座，看到"融化渐冻的心"这个主题，我的心情久久不能平静。在多数人心里，渐冻症是一个无解的难题。但我还是要说那句不知重复了多少次，依然要大声说出的话——树立战胜疾病的信念，等待渐冻人春天的到来。

近10多年来，在疑难罕见病的诊治方面，我主要做"渐冻症"早期诊断和临床研究。几乎每个门诊都会看到几个这样的患者。他们的躯体虽然渐渐失去了活动的能力，但是，他们的内心依然火热。他们或为人子、为人妻，或为人父母，怀着对家人的爱、对子女的期待与病魔斗争。他们是人生的强者，生命的勇士。他们用爱融化着被冻住的人生，也在用爱温暖着医者的心。

爱在不言中

她是一名50多岁的"渐冻症"患者。看到她走进诊室，我对她的第一印象是知性、温柔，透出一种江南女性的秀美。她略带微笑地向我点头示意，我也礼貌地请她坐下。

"你觉得哪里不舒服？"我问。

患者没有直接回答我的问题，而是用手势告诉我，她需要一支笔和一张纸。原来，延髓性麻痹导致她说话不清，难以辨别，我们只好用书面语言进行交流。

她告诉我，她已经知道了自己的诊断——进行性延髓性麻痹，是"渐冻症"的一个类型。她从外地赶到北京就诊是想了解疾病发展的速度，何时会影响肢体的功能，以至于不能写字，以及目前有无新的治疗方法。

因为患者还在正常工作，我便问她的职业是什么。没想到，我俩竟是同行：她是一名儿科医生。

"那你怎么和患儿交流呢？"我有些好奇。

她说，孩子小，主要是和家长交流和沟通，说话不清楚就用写字代替，只要手还能动，就可以继续工作。"但是，我很担心有一天手部也受累出现肌肉萎缩和无力，那样我就不能看病了。"

我问她为什么不去休息，她说，"基层医院的儿科大夫太少了，只要我能干一天，我就要上班。"她的语气是那样的平和，表情那样的自然，好像在介绍别人的病情。我甚至能想象到，这样一个儿科大夫，该有多少小朋友喜欢她啊！当时我的眼泪就在眼眶里，被感动得无语凝噎。

在之后的查体中发现，患者的肢体力量已经不在正常范围了，手部的肌肉力量已经是Ⅳ+级，手部的小肌肉也已开始萎缩。她用期待的目光看着我，等待着我对预后的判断。那一刻，我觉得空气好像凝固住了一样，我的内心在颤抖。过了片刻，我告诉她："国外正在做几个Ⅲ期临床试验，今年年底我会去开国际会议，一有好消息马上通知你。"

她似乎又看到了希望，微笑着点了点头，离开了诊室。看到她的背影，和蔼可亲的儿科医生出诊的画面好像就在我的眼前，我看到了她美丽的心灵，"大爱在不言中"。

爱在美食中

她是一个美丽而时尚的新闻工作者，有着幸福美满的家庭，丈夫体贴，女儿孝顺。

第一次看到她是2014年，也就是她患渐冻症的早期（临床还不能明确诊断）。她给我的第一印象是美丽时尚，性格开朗，乐观积极。那双乌黑的大眼睛里充满了智慧，可当我们说到就诊原因时，我却从她深邃的眼中看到了一丝恐慌，或许也有期待。

"近来，我在上车时总觉得左下肢无力，逐渐出现僵硬感，夜里有时小腿抽筋，有时左手也有些不适，想想也没有高强度的工作，所以担心自己患了渐冻症。"

我当时心里也有一丝抽动，但还在安慰她。详细询问病史并完成神经系统检查以后，初步拟诊为渐冻症的早期。我建议她做肌电图检查，结果出来后经过全面评估，最后确诊是渐冻症。

这个结果对她来说简直是晴天霹雳。她开始焦虑、失眠，不敢相信为什么得这个病的是自己……

2016年，行经皮胃造瘘手术；2019年，气管切开呼吸机辅助呼吸……她经历的也许不是渐冻症患者都会经历的那种艰难历程，但令我感到高兴的是她终于振作起来了。2017年以来，她用动眼仪发微信和朋友交流，亲自到厨房指挥阿姨做面包和各种美食，新年和春节会让我们品尝经她"指点"做出的美食，色香味俱全。她培养了一批又一批的"家政面点师"，去年她在微信上告诉我：她依靠眼动仪写菜谱、配料和每道美食的操作步骤。她对美食的情有独钟加上阿姨们的训练有素，如今厨房成了她的主战场，菜品用什么样的器皿盛放，全部有模有样，各种各样的创新菜品层出不穷，杏子熟了做杏子罐头，桃子熟了做桃罐头，板栗熟了做板栗馅儿的面包

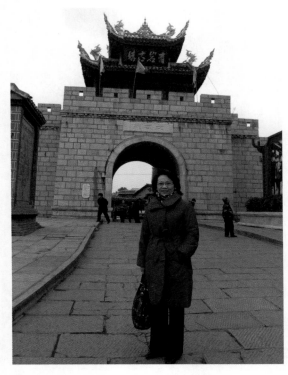

等。新年前夕，她让女儿送来了她独创的烤面包和吐司，牛肉牛角包、板栗面包、咖啡果仁吐司、独家制作的花生米和红烧肉，想和我们分享这份来之不易的快乐。

最让我感到欣慰的是，她告诉我说："我好像已经忘记自己是一个身患绝症的病人，每一天把自己安排得满满的。虽然吸痰很痛苦，但我依然乐观并且忙碌着！"

我和科室的同道及学生们一起分享着由她"创意"的美食，心中感慨万千。我们不仅品尝到了她生活的酸甜苦辣，也体会到了一种对生命的热爱。

在多年的行医中，特别是与渐冻症患者的接触中，有很多感人的故事发生在我身边。有人问我，为什么选择这样难治的疾病作为自己的研究方向？我很难用一两句话来回答。也许，渐冻症患者对"解冻"的渴望、他们无声的大爱都是激励我前进的动力。作为医生，有时我也深感无奈，因为能为患者做的事情太有限了。但就像特鲁多那句著名的格言"有时是治愈，常常是帮助，总是去安慰"，当我们彼此温暖，终有一日，春天将会到来。

▌作者简介 ～～

崔丽英

北京协和医学院神经病学系主任，北京协和医院神经科主任医师，教授，博士生导师。

中华医学会神经病学分会原主任委员，中华医学会神经病学分会ALS协作组组长，北京罕见病分会副主任委员，北京罕见病诊疗与保障学会监事长，世界神经病学联盟ALS研究组委员。

主要从事运动神经元病等神经系统罕见病的临床诊治和研究工作。

04

病历之外

李冲

● 医疗工作对医生的要求非常严格，除了科学专业的基本功，
  合理严谨的规范诊疗，对患者的人文关怀也是非常重要的。

岁月蹉跎，我们能留得住心态，却留不住松齿。

在口腔修复门诊，我遇到过形形色色的老年患者。他们每一个人都有自己的故事，也给我留下了许多病历之外的难忘经历。

一

老年人不善操作电子产品，网上预约挂号的操作很难完成。不过，也有例外。

有一对老夫妻，是我超十年的老患者。两位老人年过八十五，都是大学教授，精致低调，开朗儒雅，持最新型手机，操作娴熟，得心应手。北京协和医院网上平台的预约号总是秒光，我的口腔修复专业号也是异常难挂，但他们总能第一时间抢到号。十年来，二老看上去几乎没有什么改变，只是每隔一段时间就来修理或重做他们的假牙。记得几年前，他们还送我一张光盘，刻有他们在西藏旅行的照片，分享快乐与风景。

半年前，他们又一起来了，老太太在口腔内科新做的根管充填治疗，需要我给她做烤瓷冠修复。老先生陪诊，在一旁笑着说我看起来发福了，恐需加强锻炼。当时预约两周后复诊戴牙，可日期到了，患者没有来。电话联系，说改日再来。

那天，老太太一个人来了，戴牙冠很顺利，在起身的那刻，老人突然哭了。我大惊，细问之下，方知老先生十天前突然脑卒中，在医院抢救后一直昏迷不醒，现在情况不稳定。老人的子女都在国外，只有他们二老相互依靠。我连忙尽力安慰她，但深感束手无策。老太太很快平静下来，她说迟早要面对的事情，终究需要自己挺过去。因为我一直对他们很好，所以跟我倾诉一下。那天离去，一直没有消息，不知道老先生是否康复。我在心里默默祈祷，真希望再有一天，他们又抢到我的号，手挽手出现在我的诊室。

二

离我所在的北京协和医院西单院区很近的胡同里，有座建筑是中央编译局。有一位很有名气的老翻译，好像也是老干部，参与翻译过马克思的著作。他也是我的老患者，曾经因我一句话打动了他，于是认定我是最适合他的牙医。他是学者、哲学家，与老先生交谈总令我无比钦佩。不过我早忘记是我说的哪句话让他欣赏了，无外乎都是那些临床经常讲的内容。老翻译也不告诉我答案，让我猜了好久。

记得第一次接诊，他对我说青年时他曾经想当医生，还真的报考过北京协和医学院，但"智力测验"没有通过。那应该是中华人民共和国成立前的事情了，后来他学了外语，当了翻译，终生研究语言与哲学。后来每次来看牙，他都说起这段经历，满满的遗憾，似乎非常羡慕我的职业。有一次他送我一本书，是他主编的，内容探讨了中西文化的差异，主题是民族文化自信。我读了之后受益匪浅，他还当面告诉我，老祖宗留下的文化是温良的，是降低人们焦虑的文化，而西方恰恰相反，总是增加人们的焦虑。这对我启发很大，我也深深感受到，在日常门诊工作中，在面对形形色色患者时，最好的医疗就是降低患者焦虑，这比单单解决患者病痛更加重要。

后来我终于想起我对他说的话了："牙齿数目齐最重要。"老先生在找我之前苦恼了许久，看了好多牙医，得到了很多复杂的方案，都增加了他的焦虑，也增加了不少成本。我给他的建议是明确的：老年人镶牙，牙列数目齐最重要，哪怕最普通的可摘局部义齿，只要及时修复，都是最佳方案。

孔子曰："人无远虑，必有近忧。"那么我们自己究竟如何远离焦虑呢？我也不知道答案，希望下次这位九十多岁的哲学家再来时我当面向他请教。

三

再讲一个有趣的患者，他七十多岁，只找过我一次。是啊，我服务的患者大多是老年人。他挂的是我特需的专家号，费用比较高。他女儿陪他来时，他似乎对北京协和医院充满期待，不过二人都神情严肃，充满焦虑。

老先生原来是某中学校长，教化学的，因此对假牙金属与树脂材质有着专业的理解，也提出了很高深的问题。我惊奇地发现老校长嘴里有一副假牙，是在其他医院刚做的，而且他以前做过好多副这样的义齿，但是没有一副义齿让他满意。我仔细检查了他的假牙，判定假牙没有太大问题，于是我耐心地向老校长说明假牙需要慢慢适应，不必再重做。老校长说相信北京协和医院能做得更好，花多少钱都没有关系。而我笑着告诉他，这不是花钱的问题，也不是医院的选择问题。我希望他放下思想包袱，接受他的新牙齿，说："如果今天晚上有人请您吃大餐，您出席宴会看到满桌的美食，一定胃口大开，吃得开心满意，肯定不在乎假牙好不好用。"老校长听完我的话哈哈大笑起来，他的眼睛发亮，似乎想起了许多往事，但没有多说什么，只是点头感谢我，并且告诉我因为糖尿病，他的饮食控制可能太严格了。他女儿看上去也如释重负，随后满意地离开了。

我身边的进修医生对我说："您花了很多时间，一分钱没收，还不如满足他，再做一副牙给他。"我解释说："虽然零收入，但患者焦虑度下降了，这才是北京协和医院价值所在。"

以上是我口腔修复门诊中遇到的真实故事，也是在病历之外有价值的经历。医疗工作对医生的要求非常严格，除了科学专业的基本功，合理严谨的规范诊疗，对患者的人文关怀也是非常重要的。就像钢琴家演奏乐曲，不仅仅是简单还原乐谱上的音符，除了节奏、音准、速度、力度恰到好处，还要注入钢琴家的情感，这样才会打动人。每一位医生都是钢琴家，而"患者焦虑值"的降低应该是医疗服务质量一个有参考价值的指标，这也是我自己的一点体会与思考。

我的"医之心语"是：患者满意，没有意外。

作者简介

李冲

北京协和医院口腔科口腔修复主治医师。

擅长口腔修复常规治疗、老年修复治疗、种植修复治疗和美容修复治疗。

05

照护新冠肺炎危重患者的
医学人文实践

吴东

● 人皆有恻隐之心，医务人员更要有大爱之情。只有我们对患者的
痛苦感同身受并恰当地换位思考，做出的决策才能符合患者最大
利益。临床医学的人文关怀应当追求"情理交融"的目标，只有
"入情"，才能"入理"，只有"通情"，才能"达理"。

关于"人文"的最早解读，可能来自《易经》的"刚柔交错，天文也；文明以止，人文也。观乎天文以察时变，观乎人文以化成天下"。在这里，天文和人文是相对的。天文指的是天道，即自然规律，人文指的是人伦、文化和文明。"化"是人文的关键，在临床实践中更是如此。医护人员对患者的人文关怀应当"内化于心，外化于行"，才能提供有质量、有温度的医疗服务。

　　自1918年大流感以来，新型冠状病毒肺炎（COVID-19）是世界范围内破坏力最大的传染病，重创了全球经济，并对历史进程产生深远影响。自中华人民共和国成立以来，这次新冠肺炎疫情是最大的公共卫生事件，病毒传播速度最快、影响范围最广、造成损失最大。作为北京协和医院援鄂抗疫国家医疗队队员，我从2020年2月7日至4月15日在武汉一线工作了68天。这68天里，协和医疗队在武汉同济医院中法新城院区新建了一个ICU，前后收治危重型新冠肺炎患者109例，其中75人接受有创机械通气，6人接受体外膜肺氧合（ECMO），18人96例次接受持续肾脏替代（CRRT）治疗，总治疗时间1100个小时。在照护危重型新冠肺炎患者的工作中，我深刻体会到医学人文实践是不可或缺的。

　　医学人文实践的关键抓手是叙事和共情。叙事医学是由叙事能力所实践的医学。叙事能力是指能够吸收、解释并被疾病故事所感动的能力。新冠肺炎是一种陌生且危害极大的传染病，患者及家属常有恐惧情绪。我们的患者在被送入ICU前，大多已经转诊了多家医院，病情不断加重，绝望情绪蔓延。由于实施各种生命支持治疗，多数患者处在镇静状态，没有决策能力。少数清醒患者见不到家人和朋友，周围的医生和护士们也都是"全副武装"，难以正常交流。英国诗人约翰·多恩曾写道："疾病是最大的不幸，而疾病中最大的不幸是孤独。"面对这样的情况，提高医护人员的叙事和共情能力十分必要。只有这样才能真正理解患者及其家庭的痛苦，才能保障患者的最大利益。

　　我们曾碰到一位57岁的女性患者，送到我们病房之前已被转院3次，呼吸衰竭仍不断加重。经过专家会诊，决定给予有创机械通气，这是她能活下来的唯一机会。在插管之前，我们告诉她："一会儿我们会给您用点儿药，您就睡着了。等醒过来，病就好了。"患者费力地说了一句："医生，我不能死。这个月底我女儿就要结婚了。"听了这句话，我们的心情极为沉重。这位母亲在生命垂危的时刻，心中惦念的还是自己的孩子。严峻的病情和伟大的母爱构成反差，我们必须倾尽全力。

新冠肺炎住院患者都没有亲属陪伴，家人也不能探视。我们的患者不仅生命垂危且被紧急转运，和家庭中断了联系。家人不知道他们身在哪里，病情如何，甚至不知道他们是否还活着。针对这一情况，协和医疗队核心组制定了病情通报制度，规定每天在固定时间，由值班医生通过工作手机联系家属。此后每天下午3点到4点之间，我们的医生会给每一位患者的家属打电话，告知病情。面对病情变化，我们会和家属详细沟通，充分尊重家属的意见，力争实现"医患共同决策"。这样看似简单的举措，使得医患关系变得密切和融洽。队员们还利用工作手机添加家属为微信好友，然后用微信视频和语音把家人的问候传递给患者。我们亲眼看见了一位年近八旬的老人，昏迷多日，却在小外孙稚嫩童音的呼唤下睁开了双眼。特殊时期来自家庭的精神支持，对于患者战胜病魔有极大的帮助，这让我们感到欣慰。

对于不幸去世的患者，协和医疗队制定了详细的告知流程，要求值班医生必须以共情的方式逐步向家属告知噩耗，并帮助他们平复悲伤情绪。具体流程包括：①自我介绍，核实逝者家属信息；②暗示要告知坏消息（很抱歉，这个时候给您打电话，是有一个很不幸的消息要告诉您）；③简要叙述患者的治疗经过；④介绍临终情况和具体时间；⑤允许家属沉默、哭泣或一定程度的情绪宣泄，注意共情和安慰（我们很理解您现在的心情，这是疾病造成的不幸后果，希望您能节哀）；⑥请家属提出问题并解答（我知道这个消息对您来说非常难以接受，请问您还有什么问题吗？）⑦结

束对话（您如果有什么要求可以告诉我们，我们会尽量提供帮助。谢谢您对我们工作的理解和支持。）按照这样的模式，我们和死亡患者的家属进行了很好的沟通。有5例去世的患者，他们的家人主动捐献遗体用于科学研究，令我们十分感动。

　　"生命至上，人民至上"是这场抗疫斗争的主旋律。我们的队员清醒地认识到，自己虽然不是患者的亲人，但胜似亲人，他们能否活下来，希望完全在我们身上。我们不仅要努力救治患者的生

命，更要理解和尊重他们的感受，提供有温度的医疗服务。护理团队精心做好整体护理，为患者理发、剪指甲、剃胡须，让他们即使在病重阶段仍有清洁的仪容，保持人格尊严。其间恰逢一位成功脱离呼吸机的患者过生日，我们为她买了生日蛋糕，在病房为她举办了一个简短而温馨的庆祝活动，并通过微信向家属直播。这位患者出院回家后一直和我们保持联系。

对于不幸离世的患者，我们规定在病房的全体队员要向患者遗体鞠躬、默哀，由值班医生和护士共同妥善处理遗体，并亲自护送离开病房。我们认为，这些仪式都是必要的，不仅表达了对于逝者的尊重和哀思，也是向我们自己的职业致敬。

记得有一位80岁的老人，经过我们一个多月的全力抢救，还是不幸去世了。她的女儿毫不犹豫地同意捐献遗体。她说："我妈妈是大学教授，能够为国家、为医学做一点最后的贡献，我相信她能理解我的决定。"我们的医生在电话里问她："您还有什么要求吗？"她说："我没有别的要求，唯一的要求就是想见一见抢救我妈妈的医生和护士，我要当面感谢你们。在我妈妈生命的最后时刻，是你们陪伴在她身边，替我尽了孝。"后来，我们终于和这位女儿见了面，向她深鞠一躬，表达了我们全体队员对她、对英雄的武汉人民深深的敬意。那一刻，在场的所有人都热泪盈眶。我们真切地认识到，武汉人民和我们一样，都是抗击疫情的勇敢战士，他们的坚韧不拔和深明大义，令我们动容。"死生契阔，与子成说"，武汉人民对协和医疗队的深情厚谊，就像革命战争年代的军民鱼水情，我们镌刻在心，永远铭记。

在武汉抗疫工作中，我们的医护人员们展现了较强的"人文胜任力"（叙事、共情、反思、医患共同决策），这方面的经验还有待今后继续梳理和研究。人皆有恻隐之心，医务人员更要有大爱之情。只有我们对患者的痛苦感同身受并恰当地换位思考，做出的决策才能符合患者最大利益。临床医学的人文关怀应当追求"情理交融"的目标，只有"入情"，才能"入理"，只有"通情"，才能"达理"。

作者简介

吴东

北京协和医院消化科主任医师，党支部书记，主任助理。

北京协和医院援鄂抗疫国家医疗队医疗组长，第三临时党支部书记。北京协和医院优秀共产党员，首届"北京协和医院杰出青年"。被授予全国卫生系统青年岗位能手、北京高校青年教学名师、住院医师规范培训优秀指导医师、北京协和医学院优秀教师等荣誉称号。

中华全国青年联合会第12届委员。

迄今发表论文160余篇，主编、主译专著6部，专利26项。

06

暖心故事

杨波

- 从医31年的真实经历也让我体会到：胸怀一颗救死扶伤的仁心，认真负责地对待每一位来到你面前的患者，医生其实是充满着温暖、感动和成就感的职业。

常听人说，医生这个职业，是一个很辛苦、高风险且低收入的职业。诚然，与很多其他行业相比，这的确是一份如临深渊、如履薄冰的工作，但从医31年的真实经历也让我体会到：胸怀一颗救死扶伤的仁心，认真负责地对待每一位来到你面前的患者，医生其实是充满着温暖、感动和成就感的职业。

暖在心里的秋裤

六年前的一个冬日，是我的常规门诊时间，因为要赶在出门诊之前和同事一起为他的一个患者做手术，我一大早就换好了手术衣，进了手术室。手术结束之后，就到了门诊开诊的时间，我只好穿着单薄的刷手服和单层的外出衣跑到诊室。

看了几个患者之后，响起几声轻微的敲门声。门被推开，进来了一位满头银发、满面慈祥的老太太。这是我非常熟悉的"老病人"——王老师。

"杨大夫，我又来拿药了，您帮我加个号吧！"

"好的，您的就诊卡。"

"谢谢您了！"

"不客气！"

一连串流畅的言语和动作，不到一分钟就完成了，我忙着电脑上的工作，甚至只是抬头一瞥，老人家拿了加过号的就诊卡转身就出去了。

两年多以前，王老师因为右膝关节内有游离体，经常出现关节交锁（就像被卡住），有时甚至会摔倒在地。所以，明确诊断之后，我建议她做了膝关节镜手术，取出了关节内引起症状的游离体。术后，她非常遵从医嘱进行康复训练，很快恢复了正常生活，但因为老年性骨关节炎的存在，需要长期药物治疗，所以仍旧会定期过来找我开药。

在随访时，王老师会非常开心地告诉我："杨大夫，我再也不用担心说不定什么时候会突然摔跟头了，我又能接送孙女上下学啦！"每次看到老人家发自内心的笑容，我也会被感染，也能体会到一种真正帮到患者后的满满成就感。我真心地喜欢这样的长者，一则是因为老人家是一位特别好沟通的患者，对自己的病情理解力好，对医生的建议信任度高，对术后的康复依从性也特别好；二来是因为老人家不仅乐观开朗，还好学不倦，从跟她的聊天儿中得知，她正在老年大学学习国画和钢琴，每次都如数家珍、滔滔不绝，还会鼓励我："你看我70多岁了，都能学会弹钢琴，您也可以学呀！"古稀之年，依旧保持对生活的热爱、对学习的坚持和对艺术的执着，真的让我非常敬佩；第三个也是最重要的原因，王老师对术后康复计划特别重视，完成得特别认真，经常超额完成任务，所以术后才会快速恢复。

骨科手术与其他外科手术的一个明显不同是：术后康复非常重要，如果患者不能按照医生的建议保质保量地进行康复训练，手术效果会大打折扣，这是患者所不愿接受，而术者更不希望出现的情况。每一位外科医生的心情和患者及家属的都是一样的，我们都希望手术做完之后能达到预期的最满意的结果，所以作为术者，即使临床工作再忙，我也会抽出时间在每一位患者出院之前亲自跟他们交代出院以后康复的重要性、动作、计划和注意事项，就是希望能通过医生和患者的共同努力，达到最好的手术效果。

门诊还在继续，过了不到半个小时，诊室的门再次被敲响了。

"请进！"

推门进来的依旧是王老师，只是手里多提了一个塑料袋。"杨大夫，这么大冷的天，您穿得这么少，要在诊室里坐一上午呢，别冻感冒了。赶紧把这件秋裤穿上吧！我跑了这条街上的几家店，只有这一家卖秋裤，质量不太好，您凑合穿上保保暖吧！"

"王老师，没事的，我把空调开大点儿，不用穿秋裤了，我心领了，谢谢您！"

"那哪儿行，我这买都买来了，再说如果您真的感冒了，门诊和病房手术的病人还等着您呢！"说着，王老师把拆开包装的秋裤一把塞到我手里。"您赶紧去穿上吧！"虽然这条秋裤并不是很厚，却暖在我的心里。我觉得这是我穿过的最暖和的秋裤，也庆幸自己体会到这最温暖的医患情谊！

一年又一年的祝福

大概是从2014年开始，每一年的元旦、春节、端午节、中秋节等节日，我都会收到一名术后患者的微信，至今已经7年多了，从未间断过。

2013年12月31日，我为一位67岁的阿姨做了左膝关节镜微创关节内肿物切除术。由于阿姨的体重比较大，有基础疾病且术后患肢活动较少，术后第二天（元旦）就出现了小腿肌间静脉的血栓。虽然这是下肢术后相对比较常见的并发症，这种血栓没有引起严重栓塞的风险，对术后的康复也没有什么大的影响，所以值班医生请了

血管外科会诊并给予药物
治疗。但当我得知这个情
况之后，多年来养成的习
惯还是让我觉得应该去阿
姨的床边亲眼看一下，否
则心里就觉得不踏实。

半个小时之后，我赶
到了病房，看了彩超和凝
血功能的结果以及血管外
科的会诊意见后，跟阿姨和她的家人解释了这种血栓的程度、治疗
和预后，告诉他们不必紧张，也许过一两周再复查超声血栓就消失
了，即使不消失，也不会影响术后的康复。见到他们如释重负的神
情，我才安心地离开了病房。

此后的每一个重要节日，我都会收到阿姨的祝福微信。五年后
的元旦，我收到的是："杨大夫，五年前的今天是我手术后的第一
天，记得当时我因出现血栓而彻夜未眠，盼望着您的到来，但那天
您应在假期里，又不敢奢望。然而，您不放心，早上九点多钟从家
里跑来，出现在病房里。我霎时心里觉得'您是我的保护神'，这
一幕我难以忘怀。新的一年开始了，愿您在伟大的事业中收获更多
的幸福与宽慰。"后面是一连串的花束、太阳、红心和拥抱。

"杨大夫，2020年就要过去了，时光荏苒，一晃我们已经相识七年了。七年前的这一天，您治愈我的左腿，那可能是您2013年的最后一台手术。可能我比您记得更清晰，因为您帮我解除了痛苦，使我至今能迈开双腿，踏草地，走平川。由衷地感谢您。2021年，愿您更健康，更美好，更幸福！"

每每收到这样的文字，温暖和感动之余，我是有点儿惶恐的。因为太着急、太想提高患者的依从性，我有时还会对那些"不听话"的患者和家属发脾气，气的是已经跟他们交代了康复的重要性、动作细节和要求，他们仍然偷懒不重视自己的关节功能；有时候因为就诊的患者实在太多，不能给每一位想就诊的患者加号；还有时候因为时间关系，不能充分倾听患者除了专科问题以外的社会、心理问题。有点儿惶恐，还因为自己付出的有限，却得到了患者如此多的"回馈"：那种"全国人民上协和"的信任；那种在被其他医院收入院准备手术的前一天，一定要挂个国际门诊来最后明确诊断的信任；那种看了很多家医院都建议手术，最后选择在协和手术的信任。这些沉甸甸的信赖，是我们继续坚守初心的精神动力。

我很庆幸当年自己选择了从医之路，并一路坚持着自己的初心。我将继续怀着一颗仁爱之心，如特鲁多医生所说的那样，去治愈、去帮助、去安慰我的患者。

作者简介 ♥〜Ⲙ〜

杨波

北京协和医院骨科副主任，主任医师，教授。

北京医学会运动医学分会副主任委员，北京医师协会运动医学医师分会副会长，中华医学会运动医疗分会委员及骨科学分会关节镜学组委员，中国医师协会内镜医师分会委员、关节镜专委会常委及运动医学医师分会委员、膝关节专委会委员，北京医学会肩肘医学分会常委、骨科学分会关节镜学组及肩肘学组委员。

《中华骨与关节外科杂志》《协和医学》《英国运动医学杂志》（中文版）、《美国运动医学杂志》（中文版）等编委。

07

心结宜解

陈嘉林

● 有时候，了解患者的"心事"，帮他们解开心结，让他们
的内心感到温暖，也是我的"分内之事"。

"请下一位进来。" 这一天，我按照往常的习惯，在处理完前一位患者的诊疗后，继续等待下一位患者走进诊室。

　　诊室的门被轻轻推开了，进来的是个十五六岁的小女孩儿。她低着头、面无表情，后面紧紧跟着两名中年女性。我看了看电脑上显示的患者信息，知道这个女孩儿才是前来就诊的患者，就请她坐到了我的对面。

　　我还没来得及问女孩儿的情况，陪同者之中的一人就迫不及待地说开了："医生，你可要好好儿给我们看病啊，我们是大老远从西安慕名而来的啊！"

　　说话的是女孩儿的母亲，从她的讲述中得知，女孩儿目前在新加坡读书，近半年来，她经常出现乏力、低热、头痛，伴有明显的消瘦，体重下降了10多斤。为了看病，家里人催促她从新加坡回到西安，在当地多家医院做了各项检查。

说着，女孩儿的母亲拿出了厚厚的一叠化验单、超声报告单，以及CT、PET/CT等各种检查结果。我一边仔细查看这些资料，阅读各种影像检查的片子，一边询问孩子的发病情况及病情演变过程。

陪同母女俩前来的是女孩儿的二姨。在叙述病情的过程中，心急的她经常在一旁插话、补充。经过10多分钟的沟通，我基本了解了女孩儿的情况。

原来，这个小患者出生在西安，学习成绩非常好，全家人都喜欢她，觉得孩子将来肯定很有出息。在女孩儿初中毕业后，全家一致同意送孩子去新加坡读高中，将来可以在新加坡或英国直接读大学。由于学费不菲，女孩儿的姨姨、舅舅都给予了一定的资金支持，可以说，家里人把全部的希望都寄托在一个未满18岁的孩子身上。

不承想，女孩儿去了新加坡后不到半年就生病了。回国这两个月，她的体温多在36℃~37.2℃，偶有37.5℃。女孩儿经常食欲不好，吃饭后腹胀明显。过去很喜欢运动的她，现在连走路都感觉乏力。由于各项检查均没有明显异常，全家人都非常焦虑，在西安各大医院检查治疗无果后，女孩儿的母亲和二姨毅然决定来到北京，请协和医生帮忙找到病因。

在家属诉说病情的时候，女孩儿始终低着头，面对我的询问，她也只是轻轻地"嗯"一声，表示同意母亲的说法。经过仔细查体，我没有发现特别的异常体征，仅仅在按压腹部时，女孩儿感觉有点儿轻微的压痛。

　　我想了想，对女孩儿母亲说，能不能让孩子自己说说患病的经过。母亲同意了，但还是习惯性地"代劳"——"我说你瘦了，不能吃东西，肚子胀，对不对啊？"女孩儿附和着点点头，小声说"是"。看到这里，我对这个小患者的病情已经有了初步判断。经过考虑，我提出请女孩儿的家属先到诊室外面等候的请求，让我和孩子好好儿沟通一下。女孩儿的母亲极不情愿，但看我那么坚持，只得推门出去了。

　　等两个大人都出去后，我微笑着看着女孩儿，说："你是一个很懂事的孩子，也知道自己的病情，能不能和我讲讲你的情况？"女孩儿停顿了片刻，才慢慢抬起头看着我，眼泪一点点流了出来。

　　我继续鼓励她："你知道家长都是为了你好，你也在尽自己的努力，是这样吧？"女孩儿哽咽着说："是，她们都是为了我，全家人把所有积蓄都拿出来支持我出去读书，我对不起她们。"我放慢语气："不急，你慢慢说，开始症状是什么样？如何发展的？"

　　在我的开导下，女孩儿终于敞开了心扉，向我讲述了自己生病的过程。

　　原来，女孩儿一去新加坡就发现，面对全英语授课，她并不能很好地适应当地的语言环境和教学方式。为了不辜负家人的期望，尽快赶上教学进度，她经常熬夜学习，可越是这样，白天上课的效果越差，继而出现了头痛、失眠、食欲减退，进食后腹胀明显、消瘦等症状。

身在异国他乡，每当想到全家人把多年的积蓄都花在自己身上，而眼下她的学习成绩却丝毫不见起色，女孩儿的心里就会感到十分不安和恐惧，甚至到了影响正常生活的地步。不仅如此，她的月经也开始不正常，体温经常在37.2℃~37.3℃上下波动。

女孩儿边说边流泪，我耐心地安慰她："这个情况是你得病的重要原因，但只要你勇敢地面对自己，改变现在的状态，情况就会慢慢好起来。我也会好好儿和你母亲沟通，让她支持、尊重你的选择，这样好吗？"

听了我的话，女孩儿用力地点点头。随后，我将她的母亲请进来，让女孩儿到诊室外等一会儿。我向女孩儿母亲表达了我对病情的判断，对方睁大了双眼，疑惑地望着我。她还是认为，孩子就是有什么病没有查出来。

我把之前她们在当地多家大医院的检查结果重新梳理一遍，耐心地进行分析："第一，如果孩子有什么特殊疾病，半年的时间总会有一些证据被医生发现，而到目前为止，所有检查并没有发现异常结果。第二，这个孩子非常懂事，但全家人的过度关爱与过高期望，都压在她的身上，你说，这么大的压力一个孩子能承受吗？"

听了我的话，女孩儿的母亲沉默了。我趁热打铁，继续劝说道："你们觉得，是孩子的身体健康重要还是出国重要？这个问题需要好好儿考虑清楚。如果能够改变强加在孩子身上的观点，尊重她自己的选择，我相信孩子会好起来的。"

母亲仍是将信将疑，问能不能留下我的联系方式。我说可以，并把微信告诉了她，嘱咐道："如果孩子有什么变化，还是来医院就诊更准确。希望你们能够改变想法，尽量给孩子一个没有压力的环境，让她健康地成长。"

家人带着孩子悻悻离去，此后一直没有联系我。

半年过后，我突然收到一条微信，是这个女孩儿发来的。她说："谢谢您，陈医生，还记得我吗？我回到西安后，全家决定我不用去新加坡了，继续在国内读书。经过半年的补习，我现在考上了西安的重点高中，'病'全好了！"

这真是一个令人开心的结果，我由衷地为女孩儿的好转感到高兴。虽然她的就诊过程可能会占用我更多的时间，但我认为这样的付出是值得的。有时候，了解患者的"心事"，帮他们解开心结，让他们的内心感到温暖，也是我的"分内之事"。

作者简介

陈嘉林

北京协和医院普通内科主任医师，硕士生导师。

《中华全科医师杂志》编委，全国高等医学院校长学制教材编写委员会《临床诊断学》编委。

长期从事内科临床与教学工作，特别是血液内科相关疾病及内科疑难病的鉴别与诊断，并对全国各地的全科医师进行多年临床诊断思维的培训。

从事与临床教学及全科医学培训相关的质量评估研究，是卫生健康委全科考评委相关成员。

08

让营养成为带有温度的关爱

陈伟

● 营养治疗的真正意义不在于治愈某类疾病，而在于体恤患者的
病痛，身体力行地减轻患者的舌尖上的痛楚。

吃饭是件难事儿？不难！每个人生下来就会吃！

吃饭是个简单事儿？不简单！有时吃上一口粥都成为最大的奢望！

这就是临床营养工作者经常面临的选择。"吃"还是"不吃"，在常人眼中最平淡的事情，却往往让患者和家属面临最难的窘境。

一

89岁的张老是我国著名的翻译家，不幸患有食管癌，手术后又复发，加之进行了一系列放疗与化疗，最终，他的食道发生了局部梗阻，无法再经口吃饭。即便少量进食馒头，也会发生呕吐，原本消瘦的身体日渐衣宽，半年内体重又下降了10kg。为寻求营养改善，家人将他送至北京协和医院治疗。

第一次看到张老时，按照医疗常规，我马上提出应尽快建立营养支持途径，可以先建立良好的静脉输液途径进行输注肠外营养液或者能够放置鼻饲管输注肠内，以尽快提供充足的营养，恢复营养状态，以期延长生存期。而在与张老交

流的过程中，我看到的却是一双睿智的、充满希望的眼睛。他说："陈医生呀，我已经活得够久了，不想再折腾了，而且我这个人除了翻译工作，最大的爱好就是吃，我最喜欢吃的就是西餐，特别是那个马哈鱼子酱，真是人间美味呀！您能帮我实现吗？"

　　通过与张老的主管医生交流，得知老人在住院第一天就和儿子商量好，不希望有创伤性操作（包括胃管），不做心肺复苏，希望能够保留做人的尊严。他还提出如果能够继续吃饭，就能心满意足。

　　我再次来到张老面前，提出可能的方案："放置食管支架，可以把被肿瘤侵犯的食管再撑起来，这样您还有进食的机会。但是，这个支架可能'撑'不了很久，而且可能会出血呢。"张老欣然同意，说能吃十天算十天吧。

　　支架放完了。第二天，我看到老人正在"笨拙地"学习吃饭和吞咽，注意到他的第一顿饭就是米粥配鱼子酱。张老抬头看着我，眼里闪出感激的泪光，连说："Thank you，Thank you，让我吃上了喜爱的东西，我真是好幸福！"随后的日子里，我和协和医院缓和医学团队共同努力，认真分析了张老的生命终末期状况，并列出他的心愿清单。比如：如何减少他吃东西时候的疼痛，如何让他回趟老家，等等。最后，这位羸弱的老人度过了生命末期的6个月时光，期间换了3次支架，但他做到了一直保持经口进食，临终前一天还吃了最爱吃的鱼子酱，平静地在家中离去。

　　张老走后的一个月，他的儿子特地回到医院对我们表示感谢，说父亲在最后的时光依旧快乐，也完成了自己的回忆录，最大的幸福还是保持了"吃的尊严"。

二

年仅39岁的韩先生在服用感冒药物后发生大面积皮肤脱落和全身感染，诊断为非常罕见的免疫性疾病。在抢救的过程中给予反复的激素冲击治疗，却伴随出现了反复的严重腹泻、感染、肝功能衰竭、肾功能异常。韩先生反复住进ICU3次，血浆置换4次，共住院234天。我见到他的时候，完全是一个"红人"，身上几乎没有一片完整的皮肤，多数区域都在渗血，每天还有二十几次的稀水大便。抬头看到他们一家人的照片，完全无法把那个帅气阳光的青年与这个面目全非的病患结合在一起。

吃饭已经没有可能了，我们尽快启用肠外肠内营养支持，在仅有的一小片皮肤上为他放置了输液导管，成为生命的延续线，保障他出入量的平衡，每天输注4000ml以上的液体来降低他体液的丢失。同时，通过溃破的鼻孔放置细细的胃管，尝试给他输送肠内营养，减少静脉的负担，希望能够逐步恢复营养状况。

在临床医生的帮助下，我们创造了一个生命奇迹——成功将韩先生从死亡线上拉回来。他的皮肤也逐步愈合，一切在预示着希望的光明。然而，他的疾病时常反复，激素总是无法停下来，时间越长，韩先生的焦虑情绪就越明显，经常出现自我放弃的想法，不希望再受罪，想回家、想自然吃饭。

从心理学角度，食物往往是关爱的象征。韩先生对于进食的渴望愈发强烈，越说明我们之前更多地关注了医疗技术本身，而没有在整体身心方面对患者提供关怀和帮助。于是，我仔细询问他的饮食需求，想吃什么？想喝什么？喜欢什么口味的？原本皱眉闭眼的韩先生突然睁开了眼睛，一字一字地和我讲述他想吃全聚德的愿望，讲他口干也不让喝水，等等。

知道了他的需求，我就着手开始实现他的"美味佳肴计划"了。每天用不同口味的鲜果汁冻成碎冰，让他含在嘴中，缓慢吮吸，既能缓解饥渴又不增加胃肠道负担。然后，让他假设每天可以去一个自己最喜欢的餐厅，选一道最喜欢的菜肴，模拟去炒菜，最终提出自己的理想口味，并对饭店的菜肴进行点评。韩先生每天有了新的乐趣，也不闹着回家了。然后，我们再依据饮食过渡的原则，从米汤到米粥到蛋羹，一个个试验，不久病房里就时常能听到韩先生向夫人以及护士们报喜："我又吃上小笼包了！""我又吃上狮子头了！""我终于吃上烤鸭了！"伴随着各种菜肴的摄入，人生极其难熬的234天竟也一晃而过。最终，韩先生拿着自己点评的心愿菜谱，要求和我合影后再出院。留在我心中的影像是他那充满幸福的笑容。

我们通过使用每日定制食谱的形式，鼓励患者积极地活下去，向他们传递生的希望。每一天都是新的一天，食物不仅仅只是关爱，更是活着的希望。

医学是一门技术，医学更是一门人学。医者的初心是时时去关心、帮助和安慰病人。正如《病患的意义》一书作者图姆斯的一句名言"大夫，你是在观察，而我是在体验"。我想，营养治疗的真正意义不在于治愈某类疾病，而在于体恤患者的病痛，身体力行地减轻患者的舌尖上的痛楚。

点滴关怀，让营养成为有温度的关爱。

作者简介

陈伟

北京协和医院临床营养科副主任，主任医师，教授，博士生导师。

在各类型的营养不良防治及诊疗工作方面有丰富的临床经验。在行业内编写多部基于循证医学的临床指南和专家共识，掌握国际前沿的技术。在国内率先开发营养诊断体系、牵头进行家庭肠外肠内营养支持的教育和培训工作。

09

说"美"

陈蓉

- 在我看来，健康的身心是女性"美"的基础。我希望，经过
  我治疗的患者，都能拥有健康的身心，同时也拥有追求美的
  权利。

哪个女人不爱美？

作为一名妇科内分泌医生，我日常诊疗时面对的都是女性患者。由于备受月经失调、不孕不育、更年期等困扰，她们来看病的时候，往往面容凄苦、精神萎靡，甚至有些不修边幅。这也可以理解，当身体抱恙，努力恢复健康才是要紧事，哪儿还有什么心思去追求"美"呢？

直到有一天，我的诊室里来了一个复诊的患者。因为接下来还要参加活动，她衣着靓丽，打扮也很得体。为了纾解患者的紧张情绪，我随口夸了一句："今天真漂亮，我差点儿认不出你了。"

听到这句话，她的脸上绽开了笑容。那一刻，我忽然明白，即使是疾病缠身的女性，内心深处仍保留着对美的渴望和追求。那么，我们医生在诊疗时能不能从这一点入手，调动女性患者的情绪，给予更多的情感支持，增强她们对抗疾病的信心呢？

都说"赏心悦目",从那之后,我在诊疗时也会注重自己的仪容仪表甚至肢体动作和词汇语调的美感,希望唤起患者积极正面的情绪响应。我发现,当我开始有意识地提升自己的形象,患者往往更容易被我积极的精神状态所引导,也更愿意对我敞开心扉。

比如,在妇科内分泌门诊,更年期患者是非常常见的一类人群。她们的身心受到很多症状的折磨,却不被理解,还常被污名化,精神压力很大。欣姐(化名)就是其中之一。

与欣姐第一次见面是在夜门诊。那时她愁容满面,我刚问一句"您身体怎么不舒服了",她就开始止不住地哭起来。

心情平静一些后,欣姐告诉我,她55岁,绝经已经两年多了。以前身体一直挺好的,但没想到,连续3天病情危急到了叫救护车的地步。

"我当时突然开始心慌、大汗淋漓,脑袋发沉,眼前一片模糊,甚至眼睛都觉得睁不开了。在桌子上趴了好久,才缓过来……"欣姐说,到了第二天晚上,一切"卷土重来",她再次出现了濒死感,窒息得喘不过气来。欣姐急忙叫了救护车,可等救护车到了以后,所有的症状却莫名其妙地消失了。救护人员刚走,心悸、心慌和濒死感又回来了。以防万一,救护车把她送到了就近的医院,检查却发现,一切"正常"。

"没想到,第三天下午我又像到'鬼门关'走了一遭。这一次，救护车把我送到了安贞医院看急诊。做了各种检查后，医生说我没有大的毛病，也没有冠心病。难道，我要一直'健健康康'地经历这样可怕的发作吗？"

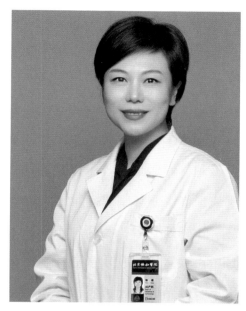

欣姐的声音哽咽起来："我上班的时候总是心神不宁，打开办公室的门，担心自己会发作，被别人看了热闹；可刚关上门，又担心发病时没人看见，会有危险。就这样，门开了关、关了开，越想越害怕，有时还会吓出一身大汗。我的情绪糟透了，甚至早上一起床就想放声痛哭一场……"

我耐心地倾听了欣姐的讲述，又仔细帮她捋了一遍这些症状的来龙去脉。结合年龄、症状和已经做完的各项检查，我告诉她：可能是更年期惹的祸。虽然欣姐已绝经两年多了，但绝经不意味着更年期的结束。更年期还会在绝经后延续数年，而且每个人的情况都不大相同。欣姐的"心脏病"确实不是冠心病，而是更年期特有的假性心绞痛。

听到这些话后，欣姐的表情瞬间就变了，睁大眼睛问道："我这样的情况多吗？还有人比我严重吗？"

"您别担心，这其实是更年期女性比较常见的情况，还不算最严重。"

接下来，我们的沟通就比较容易了。我向欣姐解释了更年期会有这么多不舒服的根本原因是卵巢功能衰竭、雌激素水平低落，并告诉她，性激素治疗可以很好地缓解她的各种不适，只要她能遵从医嘱，很快就可以缓解症状，甚至不到一周就可能感到好转。

开好处方后，我为欣姐介绍了正确的服药方法，并且约好一个月后再来复诊。这次的门诊耗时很久，至少我看得出来，经过长达半小时的倾诉，欣姐的心结已经解开了一多半。

一个月后，她以焕然一新的面貌回到了我的诊室。

我笑着夸赞道："看起来不错，今天很漂亮！"

从欣姐的眼睛里，我看到了别样的神采。再以后，就是我们大家都喜闻乐见的结果。她定期在我这里随诊，状态一直都很好。

熟悉以后我也问过欣姐，当初为什么会来找我，她说是因为偶然看到了我在电视台做的科普节目，感觉很亲切，就觉得或许陈大夫能理解她，也能帮她弄清楚身体的问题。

我又问："您去过那么多医院，之前的医生也给过类似的治疗方案，为什么直到我给处方才执行呢？"

欣姐说，她在看病的时候会忐忑不安地观察医生的语言、表情和肢体动作，从中揣测自己的病情严重程度，以及病情是不是患者中最严重的。"您静静地听我诉说，温柔地和我交谈，坚定地给出诊疗方案，让我感受到了您对我的病情和心理感受的重视。我内心的安全感和信任感一下子回来了。这大概就是医者父母心吧！"

说到这里，欣姐笑了。现在每次复诊，她都像跟老朋友相见一样，把自己打扮得漂漂亮亮，以最好的状态来见我。

更年期综合征是典型的身心疾病，诊疗过程中，医生除了要依靠自身的知识、多年的经验做出正确诊断，给出合适的治疗方案外，良好的沟通也是保证疗效的关键所在。女性更年期患者常常有着强烈的自我否定。作为医生，我们必须鼓励患者，想方设法提升她们的自信和自尊，继而帮助她们战胜疾病。

可是，泛泛的鼓励等于没有鼓励。作为医生，我对患者的过去了解得并不多，也无从挖掘她们人生的闪光点，怎么办？不妨从小的表扬开始，哪怕只是从身上一个小饰物的审美开始聊起，也能快速拉近和患者的心理距离，然后一点点打开她们的心扉，纾解其内心的烦忧。这样，患者对接下来的治疗接受度会更高，依从性也更好，自然能取得显著的治疗效果。

就这样，在不知不觉中，我和女性患者之间架起了一座座沟通的桥梁。

最近两年来，我自己也渐入更年期。无论是在电视节目、短视频还是网络直播中，我都会以饱满的精神面貌去面对观众。一些患者留言说："陈大夫亲身示范，更年期女性仍旧可以魅力不减。"其实，这些可爱的女性朋友们不知道，她们的正反馈，也给了处于更年期的我极大的支持和安慰。

回到开头的那个问题，哪个女人不爱美呢？但究竟什么才是"美"呢？

在我看来，健康的身心是女性"美"的基础。我希望，经过我治疗的患者，都能拥有健康的身心，同时也拥有追求美的权利。

更年期，让我们相依，优雅、自信、从容地迎接人生后半程！

▌作者简介

陈蓉

北京协和医院妇科内分泌与生殖中心副主任，主任医师，教授，博士生导师。

中华医学会妇产科学分会绝经学组副组长，中国医药教育协会更年期教育培训中心主任委员，中国医药教育协会生殖内分泌专委会副主任委员，中国医药教育协会生殖内分泌科普培训中心副主任委员，中国医学科学院青年教师联盟副理事长，中国医促会妇产科委员会常委，北京医学会乳腺疾病分会常委，北京乳腺病防治学会健康管理专业委员会常委，国际绝经学会及欧洲男女更年期协会会员。

Climacteric（中文版）副主编，《协和医学》《中国实用妇科与产科杂志》《生殖医学杂志》《中华医院管理杂志》等8个杂志的编委。

发表学术论文100余篇，牵头负责国家自然科学基金面上项目及其他多项科研项目，并获得中国医学科学院医学与健康创新项目资助。

10

关爱·聊天

高晶

● 行医路上，学无止境。所幸，学习的资源非常丰富：除了文字的学习，更多的是来自行为、经历的学习——向前辈学习、向同行学习、向竞争学习、向表扬与诟病学习……当然，我们也需要在每一次充满关爱的聊天中，向病人学习，向家属的感激与不满学习。通过不断的学习，去帮助更多的人。

"医生给病人开出的第一张处方是关爱"这个条幅在每天路过的老楼的走廊里挂了很久。郭玉璞教授说："有时我们医生能做的有效治疗不够多，我们更应该把我们知道的尽可能地向病人说清楚……"于是，我与病人的交流，就始于这样满怀关爱的聊天。

　　"您好！您有什么需要我帮您？"我们不只聊症状，有时还要聊生活，甚至聊人生，以便更准确地知道病人的疾病状态，需要什么样的帮助。病人和家属千里迢迢、历尽艰辛坐到诊桌旁，最希望得到的就是有效的治疗。然而，有的疾病好治，有的不好治甚至不能治。但是，即使不好治、不能治，医生仍然要尽最大努力帮助患者，让他们尽可能改善生活质量或者保持某些生活能力，延缓疾病进展。

　　认知有问题的患者常常因为记忆的问题、判断的问题，给自己和家庭的生活造成很多困扰甚至伤害。但正是因为存在认知方面的问题，患者常常忘记自己做过的事，甚至认为自己是健康的。倘若家属没能发现患者的异常，只是简单指出患者的错误并要求改正，反而会引来他们更大的愤怒甚至难以控制的过激行为，给家属带来更多的伤害，患者的病情也会因此加重。

这一天，一位打扮讲究的老夫人礼貌地走进诊室。她端坐在桌旁，眉毛一看就是仔细画过的。我问："您有什么问题需要我帮您？"老人答："嗯，我头晕。""多久了？"老人家转头看老伴儿："多久了？"

老伴儿回答："你什么时候头晕了？你是记不住事，记忆不好！"老夫人很愤怒："我记忆好着呢！我没病。"

听到这里，我马上说："没问题！您可能真的不是记忆不好。您有什么问题需要我帮您？""我不是告诉您了吗？我腿疼！""哦，跟您一起来的是谁呀？""我弟弟……"

随后，老夫人的老伴儿向我诉说了他的困扰：他的妻子一向彬彬有礼，吃饭一定要规矩地放好餐垫、餐盘和刀叉，再放好餐巾，至今不变。变了的是，她吃完饭不久就会抱怨"你怎么一天没给我饭吃"；在路上不停地吹气，行走的时候离前面的人近了就去踢人家的鞋；到了商场，总要顺手拿走一颗小西红柿、小糖果，回家藏到枕头下面……

患者在旁边，自己也间或叹息一下："哎，我这脑子呀，有的时候确实有点儿断线，想事情时，想着想着就忘了自己在想什么。不过还好，不痴呆，就是老了！"

按照诊疗规范完成协和特有的梯度递进的认知评价，患者的认知功能筛查分数并不是很低（MMSE26分，ADL 24分），但系统认知评价后发现，她有执行功能障碍、语言相关的记忆障碍以及部分视空间功能障碍，并有强迫等行为异常。应用多奈哌齐后，家人叙述比过去听话了一些，似乎重复提问、重复叙述少了一点点，发脾气也明显减少了。又逐步增加了盐酸氟西汀，患者强迫性吐气踢人的行为消失了。

半年一次随诊仍在继续。此时距离老夫人初次就诊已经过去了五年。她依旧礼貌得体地端坐在诊桌旁，画过了眉毛，只不过更"醒目"。再次就诊的时候，我发现她老伴儿的头顶上有新缝合的伤口。老夫人客气地称赞道："医生，您真好啊！把我治得这么好。我现在都能正常工作了，继续写书呢！"事实是，她写得越来越差了，已经停笔两年了。这时，患者的MMSE只有14分，ADL 46分，而且情绪控制差。老伴儿认为自己是好心，想让她多吃点儿东西，结果老夫人拿起了"武器"，用凳子打破了老伴儿的头……去缝合的时候，医生问："您这么大年龄了，跟谁打架打这么重啊？""我老伴儿有老年痴呆……"

痴呆患者的治疗中照料的作用极其重要！ 照料者角色转换、

心理磨炼以及方式技巧，对病人的治疗及其重要，效果有时强于药物。当面对认知障碍病人照料者时，我多次看到了映着隐忍痛楚的泪眼、写着心力交瘁的愁容、藏着焦躁无助的背影，帮助照料者便成了我诊治病人的一部分。他们中有妻子，有丈夫，有儿女，更有儿媳、女婿。每一位都是可敬的。看上去淡定平和，许多位都有过不可言说的辛苦疲惫、无奈迷茫；许多位都有过感天动地的孝心、爱心、耐心、坚强、睿智！我一次又一次被他们感动，替他们着急，为他们欣慰！

　　老伴儿被打得这么重，还貌似淡定，一定要仔细聊聊。"您仔细说一下事情经过好吗？"老伴儿说："我就是让她好好儿吃饭。孩子给家里安装了录像，您看看这一段……"

　　原来，从视频中可以看到，照料者违背了照料的基本原则：顺和哄。他过于强制地不断阻止患者，逐步激怒患者至冲动控制不当，抢起了椅子……老伴儿缝合回去后，患者很心疼地摸着老人家的头："怎么弄的呀？疼不疼呀？下次小心哦！"

　　老人家说："高大夫，我尽量地顺着她，哄着她，但是我真的受不了了啊！我有时觉得自己要疯了。"说着说着，他老泪纵横，失声痛哭。

"我日夜操劳、不遗余力地呵护她，可她不心疼我，不讲道理，知错不改。共同生活60多年，从一个大家闺秀变成了疯婆子，我太伤心了。而且她的病情不能逆转，我只能看着她越来越重，我太心痛了……"

因为怕给子女添麻烦、不愿意请保姆，所有事他都要自己亲力亲为，已经有了严重的焦虑。实际上，他比患者更需要紧急帮助。经过与亲属的沟通、心理医生的帮助，更重要的我们建议老人家自己出去旅游两周，再次复诊时，老人家状态好多了。他说，自己刚开始旅游时很有负罪感，但是他记住了医生的话，彻底放松、状态调整好了，才能更好地照顾老伴儿。果然，他回来后发现自己的妻子有很多可爱之处，觉得她很多因病而发的错误是可以忍受的。病人并没有增加药物，只是给予了照料者关怀，状态便好多了，一直未再有攻击行为。

更可贵的是，这一家人在患者去世后，把她的大脑捐给协和医院神经科病理实验室。结果，病理证实老人家的痴呆是由于特殊类型的脑淀粉样血管病造成的，而不是常见的阿尔茨海默病。目前，痴呆的病因确定诊断还要依赖尸检病理，来帮助医生认识疾病的本质，找到治疗靶点。

　　行医路上，学无止境。所幸，学习的资源非常丰富：除了文字的学习，更多的是来自行为、经历的学习——向前辈学习、向同行学习、向竞争学习、向表扬与诟病学习……当然，我们也需要在每一次充满关爱的聊天中，向病人学习，向家属的感激与不满学习。通过不断的学习，去帮助更多的人。

作者简介

高晶

北京协和医院神经科教授。

中华医学会神经科分会痴呆与认知障碍学组副组长、神经病理学组委员，北京医学会神经科分会神经病理学组组长。

专注于痴呆与脑白质病、非肿瘤脑病理，与团队医生刘彩燕、董立羚、毛晨晖一起建立协和医院梯度递进的认知评价系统以及数据库、生物标本库，以及脑病理组织库。

11

让生命从容谢幕

田庄

- 陪伴小榕的过程让我心中充满感激，真正意识到病人是我
  们最好的老师，给我们机会试错，让我看到一个人如果不
  可避免走向死亡，通过不懈努力，当她身体和灵性上都得
  到平安后真的可以从容谢幕，走得如此美好。

"祺祺（化名）你好，请允许我称呼你的小名，我刚认识你的时候，你的妈妈就是这么叫你的。有没有遗憾妈妈今天不能来参加你的婚礼？你的妈妈在天上看到今天的你一定特别欣慰……"

　　没有想到，我人生中写的第一份婚礼致辞是替一位临终的母亲写给她儿子的。信中的祺祺，是个只有10岁的小男孩儿，他将会在多年后自己的婚礼上，收到这份致辞。在这封信里，我转述了祺祺的母亲想对儿子说的那些话：她絮絮叨叨、充满怀念地追忆着祺祺儿时的往事，诉说着她对儿子的思念，以及对祺祺未来的祝福。

　　学医伊始，我们受到的教育和秉持的信念是一定要治病救人，梦想做一个妙手回春的神医。刚工作那些年，我常常在医院守着自己的重病人，不愿回家。然而，总有一些病人，即使我们想尽了办法仍然无力回天。既要面对病人"我到底是什么病""我是不是好不了了"的灵魂拷问，又要应付来自家属的"难道就没有其他办法了吗"的无助发问。作为医生，有时会感到疲于应付，难以面对内心巨大的挫败感。直至病人走到生命终点时，想起他在听到"坚持一下就会好起来的"这样苍白的谎言时，眼神里的失落，医生的负疚感会在不经意间如潮水般涌来，久久不能退去。其实，不能接受死亡的不仅是病人和他们的家人，还有照顾他们的医生和护士。

大约从2015开始，我在宁晓红教授的引导下，逐渐深入到缓和医疗领域，照顾越来越多徘徊在生命末期的病人和他们的家人。这时我才认识到，帮助病人从容度过生命最后的一段旅程，让他们的家人可以安心，其意义不亚于挽救一个生命。

祺祺的母亲小榕（化名）是一位才38岁的肾上腺皮质腺癌病人，生完孩子不久，肿瘤就复发了，反复治疗后，还是进展到了终末期。她很难接受自己的现状，很少谈论自己的想法。照护她的护士和家人也很痛苦，不知道该怎么帮她，只能安慰她"会好起来的"。之后，科室发出了缓和医疗会诊申请，希望让我去开导小榕。

2020年2月，我第一次在急诊会诊见到小榕时，她已经形销骨立，全身上下除了因腹水而隆起的腹部，全都干扁下去，体重不到35公斤。在床旁陪伴她的一小时里，大部分时间都是在听她说，聊她的经历和病情。原来，小榕的家人一直对她隐瞒病情，直到一年前她才无意中发现自己已是肿瘤晚期。小榕说，虽然知道家人已经尽力了，但她还是会埋怨为什么没有早点儿把病情告诉她，觉得自己错过了一些应有的治疗。

　　我理解她的不甘心，在幸福到达顶点的时候骤然跌到谷底，发现自己时日无多，因此我尽可能多地倾听她的诉说。那天，还鼓励小榕的父母和她的先生向她表达内心的不舍和内疚，帮他们消除了一些误会，也解开了小榕的心结。她说，他们之前很少这样敞开心扉交流，她对家人的埋怨其实也是因为不甘心和不舍得。那天一家人哭了很久，压抑许久的情绪得到了释放。

　　再见到小榕是5个月后。我进病房的时候，成了她的主治医师。此时的小榕已经瘦骨嶙峋，不到30公斤。但是，哪怕病得很重，她始终待人谦和有礼。每天查房时，我们除了聊病情，就是想方设法谈谈她感兴趣的话题，比如儿子。每当聊起儿子，小榕的眼神中都会流露出母亲的温柔与慈爱。

　　我常常会试着去探询一下小榕还有哪些愿望。安宁缓和医疗的一个重要目标是希望病人能够善终，他们的家人才能做到"善生"，有勇气在亲人离世之后继续自己的人生。如果要做到善终，除了身体的舒适外，还需要让病人尽可能多地完成自己的心愿，达到心理和灵性的平安。

　　有时候，我们需要在病人和家人间架起沟通的桥梁，让他们有机会相互表达爱与不舍，甚至创造机会为对方做些什么。在一次家庭会议上，大家发现，小榕一直有一个重要的愿望是想在家里给先生举办40岁生日宴会。我们决定帮她完成这个心愿。

8月，小榕和家人在病房一起给先生过了生日。由于她的身体已经虚弱到没法回家，先生邀请了所有的重要亲友给她录了祝福的视频，甚至包括当年他们婚礼的发型师。小榕邀请我和她一起吃蛋糕、看视频，我们一边看，一边哭。

总有很多愿望是没法真正实现的。有时候我们会一起幻想一些奇迹情景，比如："如果你现在不在医院你会在哪儿呢？""也许会在青岛或三亚的海边，开着车，走到哪儿就在哪儿停下。""在海边和谁在一起呢？""我的家人，爸爸妈妈还有祺祺。""穿什么衣服呢？""沙滩裙吧。""那我下次去海边一定会想起你，替你拍点儿照片。"聊到这些话题，小榕脸上会泛着光彩，某一瞬间仿佛病痛不存在似的，让我相信虽然奇迹不能成真，但幻想时的幸福感受是真实存在过的。

有一次查完房，我问小榕："如果你现在在家里，你会在干什么呢？""可能在看杂志吧，《三联生活周刊》。手边有一杯我喜欢的白茶。""那不介意的话在病房请我喝杯茶怎么样？"小榕欣喜地答应了。一天早查房后，小榕兴奋地邀请我喝白茶，我们端起医院纸杯装的白茶，沐浴在暖洋洋的秋日阳光下，感觉像在一个休闲的茶吧。

随着小榕病情越来越重，她有时候会突然生气，有时一两天都沉默不语，我能感受她的种种情绪，有时会陪她一起沉默。有一天，我对小榕说："我知道你很不甘心，明明都已经那么努力了，想了那么多办法，为什么就是好不了。"听了我的话，小榕眼里含着泪水。我知道，儿子是她最重要的牵挂，问她："有没有想过给他今后人生的一些重要时刻准备些礼物？""其实我已经给他准备了剃须刀作为他的成人礼。""那你有没有什么想对祺祺说的话？""我想让你帮我写。"小榕气若游丝的请求，让我恍惚以为自己听错了。她又坚定地重复了一遍："你虽然不是他的妈妈，但你是特别好的医生。我没办法看着他成长了，我希望你能替我见证那个重要的时刻。"我答应了她的重托，那一刻，小榕脸上第一次有了释怀的笑容。

　　几天后，小榕的疼痛骤然加重，需要用到缓和镇静药物。她拉住我的手说："你一定要记得答应我的事。" 也许是因为她放下了牵挂，我突然有种预感，小榕这次可能真的要离开了。我利用中午的时间赶紧写好了给她儿子的婚礼致辞。等她醒来后读给她听。我又赶紧通知了小榕的家人，他们选好了衣服和哀乐。"我想听苏格兰风笛曲，我要用这作为我的哀乐。"

　　小榕昏迷前最后说的话是："医生，谢谢你照顾我这么久。""爸爸妈妈，我爱你们，谢谢你们照顾我。"她在生命谢幕的时候终于与家人、与自己达成了和解，在我给她化漂亮的妆容时安详地离开了，没有撕心裂肺的哭喊，只有如水的风笛曲，无声地落泪，依依地道别。

我一遍遍谢谢她的陪伴，谢谢她教会我怎么更好地照顾别的病人。泰戈尔有一句诗："生如夏花之绚烂，死如秋叶之静美。"诗句蕴含着一种平静自然的生死观。落叶般从容，仿佛也是死亡最美好的姿态。陪伴小榕的过程让我心中充满感激，真正意识到病人是我们最好的老师，给我们机会试错，让我看到一个人如果不可避免走向死亡，通过不懈努力，当她身体和灵性上都得到平安后真的可以从容谢幕，走得如此美好。

作者简介 ◟◠◝

田庄

北京协和医院心内科主任医师，国际医疗部副主任，教授，硕士生导师。

中华医学会心血管病学分会心衰学组成员，北京医学会临床药学分会常委，中华医学会临床药学分会第一、第二届委员会青年委员会副主任委员等。

主持北京自然科学基金项目一项。作为单位负责人参与"十三五"国家重点研发计划"罕见病临床队列研究"。

主要从事心内科常见疾病的诊治，专长于心衰心肌病、肺动脉高压的诊治及超声心动图等影像学研究。

心愿

赵林

● 每天都在面对生与死的问题，有欣喜，有无奈；每天也都在
和我的病人分享治疗成功的喜悦，治疗失败的痛心。医者仁
心，唯望心愿都能实现。

回想二十年行医经历，作为一名肿瘤内科医生的我感受过无数次治愈的欣喜，但也留下许多无奈和遗憾。匆匆的岁月中，时常萦绕在耳边的是特鲁多医生的那句名言："有时是治愈，常常是帮助，总是去安慰。"当我面对一位肿瘤患者时，当我竭尽全力去制定治疗方案时，我也常常会想，什么是真正的帮助，什么是千里来寻医问药、对我报以无限信任的病人和家属真正的需要，我该以怎样一颗理智又柔软的心对待这些赤诚的朋友。

诚然，肿瘤是一个令人恐惧的疾病。我和无数致力于肿瘤治疗的同道一样，都有一个心愿：希望通过我们高超的医术、团队的合作，彻底地治愈肿瘤。但是，肿瘤的治疗过程总是伴随着我们不愿见到的副作用，有时是器官的切除，有时是失去一头美丽的秀发，有时是美丽面容上的皮疹和色斑……从医生的角度来看，这是可以接受的代价，但当我与患者耐心地沟通，真正换位思考时，我才明白，医生不仅要治疗身体的疾病，更应该有一颗柔软的心和一双善于倾听的耳朵，了解患者真正想要什么，帮助他们实现自己的心愿。

有一个美丽的姑娘，在计划拍婚纱照的前夕，发现得了胃癌。不幸的是，她已是局部晚期，虽然没有远处的转移，但病情不容乐观。她的未婚夫一直伴其左右，不离不弃。

我们和外科医生共同制定了先化疗、再手术、再化疗的方案。术前的化疗、手术都比较顺利，但在术后化疗过程中，患者因口服药物出现了比较严重的腹泻，因此调整为全部采用静脉化疗的方式。没想到，两个月后，她忽然提出要先拔掉PICC管，换回口服化疗药。

得知这个消息后，我的第一反应就是劝她打消这个念头。为了她的健康着想，我苦口婆心地与之沟通："口服药对你来说，拉肚子的副作用太明显了。你的手术刚刚结束没多久，按时且足量的化疗非常重要。"姑娘有些不好意思地开口："赵医生，我知道您是好意，但我近期计划举办婚礼。"

听了这样的回答，我一时语塞。理智上，继续静脉化疗应该是更好、更保险的选择；感情上，我也真心替这位姑娘高兴，希望她的心愿实现，希望她的婚礼不留下任何瑕疵。最后，我还是决定给她短时间内换回口服药，并加强对症药物的预防使用。小姑娘顺利地举办了婚礼，婚礼后继续回协和治疗。现在，她已经停止治疗，继续她的幸福生活。

事情虽小，困难程度也不太高，但在我心里却留下了深深的痕迹。我为她的治愈而高兴，更为她没有因化疗留下人生遗憾而欣慰。每次回忆起她，我都会想，作为医生，我们的责任不仅是去治愈病人的身体，更应该帮助他们修复受到创伤的心灵。

在肿瘤治疗过程中，经常需要切除一部分器官。有些器官切除后对患者生活的影响不大，但也有些器官不然。比如直肠，一旦切除，患者往往需要在腹部挂个造瘘袋，来替代人体正常的肛门。腹部带着一个"粪袋"，会给生活带来诸多不便。不少直肠癌的患者在面对这个问题时，常常陷入两难境地：是保肛，还是保命？

一位70多岁的老奶奶，在查体中发现了直肠息肉，先行局部手术。但很不幸，病理报告提示已经癌变，且侵犯较深，应该再补做扩大切除手术。因为病变位置比较靠下，若扩大手术，则无法保留肛门，需要长期带造瘘袋。

老人家完全无法接受，我和她女儿沟通后，决定一起做老人家的思想工作。"等您做了手术，病就治好了。造瘘袋很多人都在用，不影响生活的。您看，同病区的病人，造瘘袋护理得很好呀。病治好了更重要。"大家轮流上阵，但老人家打定主意，就是不同意，说多了，老人家就讲："我都这么大年纪了，不怕死。"

老人的老伴儿刚刚去世，心情非常低落。作为医生，我一直相信生命是最值得珍视的，但面对一位宁可缩短生命，也不肯放弃生活质量的老人，她的心愿到底值不值得珍重？作为她的医生，我真的能代替她做出选择吗？

在反复沟通后，我们最后还是尊重了老人家的选择，没有继续手术，转而采用了放化疗的方式。现在，已经5个年头，每次见到她时，老人都会向我道谢，感谢我满足了她的心愿。

作为肿瘤内科医生，经常要面对现代医学的局限，当面对一名晚期肿瘤病人，当我只能尽力延长病人的生命时，也经常会自问："什么是真正的帮助？当他们请我照顾他们生命最后的一段时光时，我要怎样去安慰？"作为一名医生，往往不得不将坏消息告知患者和家属时，我经常会问："你希望怎么选择你的治疗？"有的病人希望能有时间完成自己的研究，有的病人希望能陪伴孩子参加高考，有的病人希望能精精神神地参加孩子的婚礼，有的病人希望能去自己梦想的地方游玩……面对这些朴素的愿望，在病情许可的情况下，我都愿意帮助他们去实现。

每天都在面对生与死的问题，有欣喜，有无奈；每天也都在和我的病人分享治疗成功的喜悦，治疗失败的痛心。医者仁心，唯望心愿都能实现。

▍作者简介

赵林

北京协和医院肿瘤内科副主任，主任医师，副教授，硕士生导师。

北京肿瘤防治研究会消化肿瘤专家委员会主任委员，北京抗癌协会食管癌专业委员会副主任委员，北京肿瘤病理精准诊断研究会副会长，CSCO结直肠癌专家委员会委员，CSCO食管癌专家委员会委员，CSCO抗肿瘤药物安全委员会委员，国家远程医疗与互联网医学中心胃肠肿瘤专家委员会副主任委员，中国医疗保健国际交流促进会胃肠外科分会常务委员，北京乳腺病防治学会肿瘤免疫治疗专业委员会常务委员，中国研究型医院学会精准医学与肿瘤MDT专业委员会常务委员，中国医疗保健国际交流促进会结直肠病分会常务委员，中国研究型医院学会肿瘤外科专业委员会常务委员。

已撰写、发表论文70篇，其中第一作者或通讯作者论文35篇，SCI论文10余篇；参与了《抗肿瘤药物临床应用指南》《肿瘤内科诊疗常规》的编写；已有三篇摘要被美国临床肿瘤学会年会收录，并在2017年世界胃癌大会、2012年亚洲肿瘤学年会上做口头发言。

　　获中国医学科学院医学与健康科技创新工程、医学科学基金会、CSCO专项基金、中国抗癌协会专项基金、北京协和医院青年基金的科研资助，并参与国家自然科学基金重点项目的工作。

　　擅长胃肠道肿瘤的化疗、靶向治疗和个体化精准治疗，在综合治疗方面有丰富的多学科协作诊治经验，改善了患者的生存时间和生活质量。对合并严重基础疾病及并发症的疑难肿瘤患者具有独特的治疗经验。

13

陪父亲就医

刘晓红

- 我有三个身份。其一是医生，其二是患者，其三是家属。

- 珍惜陪伴父母的时光，父母是风筝的线，是家，是子女和
  死亡之间的一道墙。

我有三个身份。其一是医生，由消化内科医师转做老年科医生已有10年，至今仍在老年科工作；其二是患者，1960年出生的我现在也步入了老年期，近3年内做过乳腺癌和肺癌手术，体会到了老年患者的茫然、忐忑；其三是家属，目前由我照顾92岁高龄的老父亲，个中艰辛，只有经历过的人才能明白。

　　在这三个身份中，最难的是老年患者的家属。在我的身边，很多同龄人的父母也都进入了高龄期（80岁）。陪伴父亲就医的这段经历，让我对老年患者所面临的困难以及诉求，有了更深的体会和感悟。

　　我的父亲是一位离休的教授级工程师，睿智、充满活力，一直工作到70岁，很少看病。我的母亲比父亲小5岁，却体弱多病，一直受父亲照顾。在父亲85岁那年，他带着我母亲回崇明故乡，玩儿电脑、智能手机，写回忆录。也是在那一年，父亲因肾盂癌做了一侧肾和输尿管切除，术后没有做化疗。父母离休后，家里开始请小时工，隔天来两三个小时，帮忙做做家务。

身为医生，我很认同这样一种观念：我的生命我做主。在过去，父亲和母亲的肿瘤手术都是在明确告知他们后进行的。记得在父亲87岁那年，定居国外的妹妹回来探亲，我带她旁听了老年缓和医疗课程。我妹妹也认为缓和医疗非常重要，赞同做生前预嘱。之后，我们一家人讨论了生老病死的话题，并做了预立医疗自主计划。在这次家庭会议上，二老均表示希望知晓病情，不想"糊里糊涂"地进行无谓的抢救。特别是父亲，坚定地表明不愿受治疗之苦，不愿过度检查，也不愿意去养老机构，希望在家里自在生活。我们还讨论了丧葬事宜和财务等事项，并形成文件保存。此后，我退掉了养老社区的押金，我们开始珍惜相聚的时光，母亲做了3本照片集放在书柜里。

每次我回家看望父亲和母亲，我们都会一起品下午茶，谈论快乐趣事和健康保健，我常夸二老是"成功老龄化"的老人。当夕阳西下，他们会一起下楼，目送我开车离开。每一次，当从后视镜看到父母渐远的身影，都会忍不住泪蒙。我知道，我们相聚是见一次少一次，却不知道哪一次会是最后一次。

两年前母亲病故，这使得89岁的父亲健康状态急转直下。他每天流泪、自责、借酒消愁，精神上也很孤独。为了照顾父亲，我们请了一位做事麻利、很有耐心的住家阿姨，在一定程度上提高了父亲的生活质量。一年后，父亲逐渐从哀伤中走出来，情绪变得平稳。但我却有一种强烈的感受：他，老了。

父亲的记忆力出现了明显下降。他感到体力一下子变差了，常在站立后头晕（直立性低血压），走路时突然膝关节绞索，害怕跌倒，但还是拒绝用拐杖。我发现父亲双侧下肢轻度水肿，有时会胸闷、夜间憋气，考虑可能与心功能衰竭有关，于是，间断口服小剂量利尿剂，在水肿和头晕之间找平衡。

我一直记得父亲的坚持，他想要为自己的生命做主。于是，去年妹妹来探亲时，我们特意请父亲做了生前预嘱的录音录像。

今年父亲过了91岁大寿，尽管近期记忆力很差，不再能自己服药和独自外出，但仍然关心家人。我每次离开都会收到他的微信："到家后报个平安。"我们的下午茶仍在继续，话题是回忆过去，比如父亲中学时代的地下党工作、大学留苏学习，有的时候，他也会讲起我们姐妹俩的幼年趣事。尽管父亲那一代人吃过不少苦，但他觉得每个阶段都有收获和乐趣。我总是叮嘱他量力而行，最重要的是不发生跌倒。他常常遗憾地念叨，如果听了我的建议，早几年就请住家阿姨，生活质量就会提一档，老妈就会享福多活几年（那时是老妈坚决不同意）。另外，就是嘱咐我照顾好他的宝贝孙女，我都会一一答应。

父亲很满足这一生，对死亡看得很平和。他说："人都是要离开这个世界的，这是很自然的事情。我也没有可牵挂的了，到时候就可以去陪你老妈了。"

一个半月前，父亲因发热、呼吸困难、意识混乱（谵妄）住院。他的肺炎和感染造成的胸腔积液、呼吸衰竭是这次住院主要处理的急性问题。除此之外，父亲还有多种慢性病，如高血压、阵发性房颤、前列腺增生、心功能衰竭、肾功能损害。好在通过维持药物治疗，情况比较稳定。通过老年综合评估，发现父亲有营养不良（近期体重下降10kg，低白蛋白血症，发病后不能进食）、痴呆、谵妄、衰弱、便秘等老年综合征，这些都是木桶的短板，对他的躯体功能和生活质量的影响远超过稳定的慢性病，需要针对性处理。更重要的是评估功能状态，父亲的躯体功能和认知功能、视力、营养状态都不好。

高龄老年患者的医护主要目标是维护功能，而不是治病。医患双方达成的住院目标是，对于稳定的慢性病不动，主要是静脉用抗菌药物要用够一周疗程，同时营养支持；引流部分胸腔积液，完全抽干会引起胸痛；药物重整，改善夜间兴奋不眠。住院日越长，高龄老人的功能可能会越差，当改为口服抗菌药物，可以三餐进食，加用经口补充肠内营养制剂后，就回家。

环境支持和出院后的照护也非常重要，入院就要开始为出院做准备。我们购置了标准的护理床和床垫、床旁厕椅、轮椅等，餐桌加了防撞角。住院8天后，父亲就出院回家了。

出院一个月来，父亲没有呼吸困难和下肢水肿，体重平稳，但仍有直立性低血压，认知功能没有回到急性病之前的状态，容易激惹、警觉，中远期记忆力也受到影响。他常常会搞错时间，问我老妈在不在家。通过装在客厅的摄像头，看到他白天总是打盹。他需要全天有人照护。我在家人和阿姨群里开始发一些照护失智老人的视频和资料，这时也了解到，阿姨有照护失智婆婆的经验。

因为全天照护父亲，阿姨的体重也下降了，她有些紧张。我知道照护者的艰难，因此会通过各种方式帮阿姨舒缓压力。

尽管我可以从专业角度判断父亲的预后，理智上也很清楚父亲的健康状态在快速下滑，生存期有限，但看到从前靠山一样的父亲现在如此衰弱，心里总是空荡荡的，感到无助。有时，我还会有崩溃感，害怕家里来电话。我知道，这是心理上急需舒缓的标志。

我会通过听歌来转移压力，每周和妹妹通话几次，有时会忍不住哭泣，之后会感到释放。我们一家人的感情变得更加凝聚了，历经改变的生活仍在继续。

我想和同龄人分享的是：老年人不是年龄大些的成年人，他们往往衰老和多病共存，躯体功能下降，健康状态还受到经济、医护、环境支持等方面的影响，需要跨学科团队的全人、个体化照护，这与以疾病为中心的专科诊疗是显著不同的。好的医疗需要考虑到患者的意愿，在客观告知患者病情的前提下，由医患共同做出决策。

衰弱是指人体由多系统构成的稳态网络体系破坏，丧失了抵抗外来打击的能力和打击后的复原力，所以，即便是弱打击（如上呼吸道感染）也会致命，更难以承受手术、肿瘤化疗等；过度的检查、治疗和多重用药也是打击。恰当的医疗是让老年人在多病、功能受损的情况下，通过良好的支持和照护，维护老年人残留的功能，与外环境达到新的平衡；避免出现不良事件；让老人在自己希望的地点生活并得到不仅是医疗，还有护理和生活照料，解除痛苦（包括躯体、社会心理和灵性方面）。提高老年人及其家人的生活质量，帮助照料者，这正是老年医学的"以人为本"的整合医护照料的目标。

《"健康中国2030"规划纲要》提出，建立健康老龄化的医疗保健体系，二级及以上医疗机构建立老年医学科。我希望通过我的努力，帮助更多的老年人及其家属，其中也包括我们自己。

珍惜陪伴父母的时光，父母是风筝的线，是家，是子女和死亡之间的一道墙。

作者简介

刘晓红

北京协和医院老年医学科、北京协和医学院老年医学系主任，主任医师，博士生导师。

中华医学会老年医学分会常委，老年营养不良与肌少症学组组长，中国医师协会老年医学科医师分会副会长，中华医学会肠外肠内营养分会老年营养学组组员，中国老年保健医学研究会缓和医疗分会主任委员，北京医师协会老年医学专科医师分会会长，北京医学会老年医学分会副主任委员，北京市老年学和老年健康学会副会长。

国家卫健委人才交流服务中心全国医养结合领域专家，安宁疗护试点基地培训教师，国家健康科普专家库专家，北京市住院医师规范化培训专科委员会（第二届）内科专业委员。

《中华老年多器官疾病杂志》副主编，发表文章170余篇，主编全国高校医学专业研究生国家级规划教材《老年医学》（第3版）。

14

你的眼神

康琳

● 生老病死是人生的必经过程，生如夏花之灿烂，死如秋
  叶之静美，勇敢地面对、平静地走过，也许是一种更好
  的选择。

每当耳畔传来蔡琴那首深沉悠扬的《你的眼神》，我的心都不由得微微一颤。仿佛有一双那样的眼睛，枯老但深邃，总是探究而胆怯地望着我。那样的眼神，让我想起了曾经在病房住了很久的一位老人。

　　那是一位慈祥的耄耋老人，也是一位卓有成就的翻译家。"文化大革命"时遭受过很多艰难，改革开放后老骥伏枥20年，近几年在家中颐养天年，倒也闲适。

　　一年前，老人因为进食哽咽入院，经胃镜证实为食管癌。病理结果还没出来时，老人曾跟我们聊天，提到他印象里熟悉的人，说道："钱钟书、冰心临终前都在病床上躺了很久，如果我到了那个时候，可不希望受那么多罪。"

　　老人的两个儿子都是极其孝顺的，得知诊断结果后难过了很久，其中一个儿子还辞掉工作专心伺候老人。但在是否把真实病情告知老人的问题上，两个人出现了分歧。大儿子觉得应该让老人知情，二儿子却坚持瞒着老人，理由是"怕父亲知道了实情受不了，心里会崩溃"。

在反复讨论和协商后，大儿子也同意先瞒着老人，只告诉他是"良性食管狭窄"，一家人的决定是：只缓解症状，不做手术也不做放化疗。

食管癌和食管狭窄这两个病的症状都是吞咽困难，但预后却截然不同。从医生的角度，我们是主张告诉患者实情的，因为在医学上，"知情权"和"以患者为本"是头等重要的。患者本人有权知道自己的真实情况，以便做出遵从本心的决定：生老病死是人生的四部曲，如果结局无法改变，是将最后有限的日子留给医院，接受手术、化疗等治疗，同时承受可能带来的副反应，还是顺其自然、安安静静地走完生命的归途，用有限的时间完成未了的心愿，见见想见的人，说说想说的话……

以这位老人的学识和经历，我们觉得他可以经受得起这样一个事实，也完全有能力为自己做决定。但自始至终，两个儿子坚持隐瞒病情，仅以良性病变告知。对于已经90岁高龄的老人，不进行过度的有创治疗，尽量保持较高的生活质量，也是一种合适的选择。

老人出院时，眼神里都是感激和如释重负。刚出院后的那段时间还是比较平静的，老人的儿子不时给我们带来消息说，父亲恢复得还不错，也能吃些半流食。但老人对生活质量的要求比较高，既然自己只是食道狭窄，而且是"良性"病变，便逐渐大起胆子，进食也丰富起来，甚至有一天吃了鱼子酱还喝了红酒，结果当天便出现了消化道出血，第二次住进了医院。

这次入院复查的情况更糟糕，老人的食管癌进展、溃疡和狭窄都加重了，肿瘤还累及到了贲门（胃和食管的结合部位）。我们和老人的两个儿子进行了反复沟通，结果却不尽如人意。兄弟俩的孝心的确值得称颂，从老人的护理情况就可以看出他们有多尽心。但在病情告知问题上，两人依然坚持自己的意见，不让老人知道实情，由他们代替老人做下一步决定。

其实，这种情况在我的患者中经常见到，很多家属在面临恶性肿瘤的诊断时，第一个反应便是"不要告诉爸爸/妈妈"，毕竟大多数人都认为，父母无力承受这样的噩耗。诚然，有些老人内心的确比较脆弱，但也有的老人面对疾病时坦然又坚强。

为了让兄弟俩改变想法，我给他们讲了一个老伯的故事。虽然身患肾癌和肝癌——"双癌"，但老伯依旧乐观开朗。他白天独自来看病，晚上回家还要照顾重病卧床的老伴儿。老伯的儿子得知所有检查结果后，从新西兰辞了工作赶回北京，和父亲、叔父一起参加了我们组织的家庭会议。和患者及家属沟通后，我们遵从他们的意见，原原本本地将病情、各种治疗方案的风险及获益告诉了老

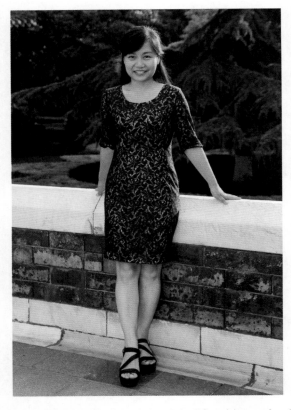

伯。我记得，黯然的情绪在老伯的眼神中一闪即逝，之后，他毅然决定：控制好肝硬化等慢性疾病，除此之外，不再做任何治疗。

家属表示，尊重老人的意见。在那之后的两年时间里，老伯定期来门诊，带给我们的都是好消息：检查指标都和之前没什么变化，他也继续无微不至地照顾着自己的老伴儿。历经了两年时间，在对症药物的辅助下，老伯看着儿子结婚、生子，送走了卧病多年的老伴儿，最终在某次门诊就诊时猝然离世。临终前说："没有遗憾……"

翻译家老人的儿子在听了这个故事后，还是没有改变主意。甚至有一次，我们请来美国皇后医院的一位老年科教授专门讲"临终关怀与和缓医疗"，特意把老人的小儿子也请到了现场。当美国教授问到"如果是你自己得了癌症，你是否愿意知道病情"时，小儿子斩钉截铁地说："当然，我自己一定要知道，我还要安排很多事情。""那么，你的父亲呢？为什么不能让他知道？他是高级知识分子，在治疗上，他时常拿大主意，如果没有得到准确的信息，后面的决定将会是不恰当的。"

小儿子沉默了。可在他的心里，还是不想让慈祥的父亲得知身患癌症这样一个"无法承受"的事实。

第二次住院后的治疗，让老人彻底变了样。癌症像恶魔一样蚕食着老人的身体，因为无法进食，他越来越瘦，眼眶越陷越深，那副样子让我们有些不忍面对。每次查房时，老人都会用期盼、恳求的眼神望着我们。他的话不多，但那双苍老的眼睛似乎在不断央求我们，想想办法，再帮他想想办法……

老人的小儿子多方打听，得知放置食管支架可以暂时解决梗阻。但此时老人的癌症已有胃部转移，而且高龄老人的胃蠕动很差，如果放置支架，很可能引起严重的胃液反流。我们建议给老人下一根胃管，管饲营养液。但老人认为，自己只是"良性病变"，不接受这种治疗，坚持要放支架，彻底解决吃饭问题。

两个儿子拗不过老人，最终同意支架手术。然而，术后持续的大量胃酸反流让老人觉得胃灼热、胸痛，苦不堪言，浑浊的眼里再没了光彩，甚至一度要求拔除支架。但这时已经不可能了。老人出院后不久，误吸反流还是造成严重的肺部感染、呼吸衰竭，虽经全力抢救，老人最终还是走了。

老人离世后，我和他的两个儿子仍然保持着联络。他们很感谢医院对老人的治疗和照顾。在不断的沟通中，兄弟俩依然觉得，"不告诉父亲实情"是正确的选择。但参与过"临终关怀与和缓医疗"这样一场大讨论后，他们对死亡、对亲情有了更深的了解。得知我们要在国内做"生前预嘱"的调查与宣传，老人的大儿子还特意发来短信说："我觉得你们现在做的事是功德无量的，如果需要，我愿意参与您的活动，以我切身的感受与更多的患者家属交流，让更多的中国人转变意识。"

在老年科，我们见过很多令人难忘的眼神，有难过、痛苦的，有留恋、不舍的，也有坦然、从容的。生老病死是人生的必经过程，生如夏花之灿烂，死如秋叶之静美，勇敢地面对、平静地走过，也许是一种更好的选择。

附注：

2016年，北京协和医院老年医学科牵头，曾进行过一项包括全国15个省市的25家医院参与的关于"生前预嘱（Advanced Care Planning / Advanced Directives）"的临床多中心研究，结果显示：患者对"生前预嘱"的了解程度很低，调查对象中仅有38.3%的患者曾经听说过这个概念。然而，当被告知"生前预嘱"的概念后，大多数患者更愿意获知病情并自主决定治疗策略。仅有不到1/5的患者选择在不可逆的生命终点继续维持生命支持治疗。这项结果与中国当前的临床现状差距明显。当被告知ACP/ADs的概念后，一半以上的患者表示他们希望签署表达自己愿望的文件，这个比例也较之前报道的数据更高。

作者简介

康琳

北京协和医院老年医学科副主任，副教授，硕士生导师。

中华医学会老年医学分会第十届青年委员会副主任委员，中华医学会老年医学分会老年营养不良与肌少症学组委员兼秘书，北京医师协会老年医学专科医师分会常务理事兼总干事，北京医师协会老年医学专科医师分会第一届青年委员会主任委员，北京医学会肠外肠内营养学分会第二届青年委员会副主任委员，世界华人医师协会会员，亚洲肌少症工作组成员，中华医学会《中国临床案例成果数据库》学术指导委员会委员。

获第四届国之名医·优秀风范奖，第七届北京优秀医师，第五届"敬佑生命荣耀医者"科普影响力奖。

《中国医学论坛报》老年医学专栏副主编，《协和内科临床》执行主编，《中华老年医学杂志》通讯编辑，*Aging Medicine* 杂志编委，《协和老年医学》《老年医学诊疗常规》主编，《老年人居家锻炼计划（视频版）》主译，《老年医学临床实践》副主译。

承担并参与多项科技部、北京市科委临床科研项目及协和医学院教学项目。在国内外核心期刊等刊物发表论文多篇。

主要从事营养不良、衰弱、肌少症等老年综合征的综合评估和干预，多重用药调整，老年人的健康管理、疾病筛查预防及老年人围术期管理。擅长老年共病尤其是老年心血管疾病的诊治。

15

为了病人的医治
为了病人的康复

华桂茹

- 对病人有爱心，就是关心他们的疾苦，关护他们的病情，关注他们的要求，解决他们的问题。

用理疗与康复为病人解除苦痛、恢复功能是我57年行医的基本工作，病人满意的笑容，就是我最开心的时刻。

　　一位下肢静脉曲张、营养不良性小腿溃疡反复发作多年的老年患者，在药物及外科都无能为力的情况下来到我科。当时，呈现在我眼前的病变的小腿，黑乎乎的一片，在干瘪的、疤痕累累的小腿胫前及内踝处，有两块大的溃烂伤口，腐臭的烂肉和脓液令患者痛苦不堪。这样的溃烂是相当难治的，如果病情加重，这条腿就难保了，因此，我必须知难而上，竭力减轻患者的痛苦。

　　经过仔细的换药处理后，我决定用大剂量的紫外线照射，促进坏死组织脱落、清洁伤口。我告诉病人不要着急，相信我们会治好他的，但需要些时日。病人得到了宽慰，每天按时来治疗。我为其换药，仔细检查伤口状况。虽然伤口上的辅料渗透出脓血，散发着难闻的气味，他自己都感觉不好意思，但我一点儿都没觉得别扭。

当他的伤口已无脓血、辅料干净时，我及时将紫外光照射剂量减小，并增加白热灯、激光照射，以促进肉芽增生、上皮生长及伤口愈合。

经过精心治疗，两处溃疡先后治愈。病人特别高兴，让我们去他那儿吃羊肉馅儿饼。我们更开心，因为病人的疾苦没了，我们就安心了。在他临走前，我详细叮嘱怎样避免溃疡的再发，即使出现小的破皮，也要及时就诊。

这样的病人会经常遇到，或重或轻，或急或缓，但我们都保持着爱心、信心和耐心。

对病人有爱心，就是关心他们的疾苦，关护他们的病情，关注他们的要求，解决他们的问题。

要有信心，就是要将他们的病治好；同样地，让病人也有信心战胜疾病，很好地配合治疗。

要有耐心，就是在整个治疗过程中，面对病情的反复、恢复的快慢，我们都要不惧难、不灰心，始终耐心地去治疗。

在治病过程中，不仅要关注病情，更要关心病人的心态，消减病人的疑虑，让病人建立治好病的信心，和我们一道战胜伤痛。

这就是57年来我在协和行医的体会。协和给了我们这种精神，我们又用这种精神去为病人服务。

医疗的经验是在实践中不断观察、总结得到的。曾经有一位年轻的妈妈焦急万分地抱着小婴儿来到诊室。她哭诉着：由于给孩子戴了自己缝制的纱布手套，孩子哭闹不止，在解开手套的瞬间，她吓坏了，因为婴儿的手已经变样了。外科有人说恐怕手指保不住了，建议尽早截指。不知是谁说先到理疗科看看。我理解这位妈妈心急火燎的心情，一边安慰她，让她相信会有办法，一边仔细检查孩子的手，发现稚嫩的小手的右中指严重红肿，末端已经变黑坏死，必须抢救治疗，否则截指不可避免，手的功能必然受损。

我们立即给孩子做了无热量短时间的超短波治疗，每天一次，并且密切观察手指的变化，随时更改治疗剂量。几天后，奇迹出现了，孩子手指的红肿完全消退，坏死的末端自然脱落了，未留下任何伤痕。小婴儿又开始手舞足蹈了，妈妈破涕为笑。我们更高兴，因为孩子得救了，不会因截指造成日后的功能障碍。我们从中积累了宝贵的治疗经验，之后又治愈了不少类似的病人。

　　物理医学康复科是个平台科室，我们对各个学科、各种疾病都要有比较充分的了解，对其诊断、治疗都应该比较通晓，这样才能够处理好各种不同的疾病。而且我们不仅要治病，还要恢复其功能。

　　在很多患者心目中，协和医院可能是医治疾病的最后一站。所以，我们一定要对病人高度负责，要有精湛的医术，把科学精神与人文精神完美地结合起来。牢记严谨、求精、勤奋、奉献的院训，全心全意为病人服务，为健康中国、人人健康做贡献！

▌作者简介

华桂茹

北京协和医院物理医学康复科主任医师，教授。

自1964年至今在该科从事医疗、教学和科研工作。曾任北京协和医院物理医学康复科主任，中华医学会物理医学康复分会主任委员，北京医学会物理医学康复分会主任委员，中国康复医学会常务理事等。

16

真心对待病人，
病人会知道的

钱家鸣

● 做医生时间越长，越能懂得医学泰斗张孝骞老主任的至理名
　言"如履薄冰，如临深渊"的内涵。

我常说："做医生时间长了，胆子就小了。"做医生时间越长，越能懂得医学泰斗张孝骞老主任的至理名言"如履薄冰、如临深渊"的内涵。

我是1977年恢复高考后的第一届医学生，白驹过隙，转瞬39年过去了，除了读研和出国，我一直在北京协和医院工作。

我还是年轻医生时，有幸在名师身边成长，成为张孝骞和潘国宗两位大师的学生，他们引领我步入消化亚专科这一领域。由于协和医院的平台，也因为两位大师的缘故，我很早接触到了炎性肠病，并将它作为我终身奋斗的方向。

1992年，我从美国学习归来后，申请了卫生部回国人员青年基金，希望把1991年刚刚发表的肠病TNBS模型作为研究点，进行炎性肠病的研究。这个想法得到了潘国宗教授的支持，在成功申请基金之后，他无私地把自己积累的60例炎性肠病资料交给了我，让我对这个疾病产生浓厚的兴趣，从此在炎性肠病领域越走越远。

炎性肠病（Inflammation Bowel Disease, IBD），在20世纪一直被称为"西方病"。在中国，直到10年前，IBD还被认为是罕见病。近十年来由于我国发病率、诊断水平的提高，IBD逐渐脱掉了"罕见病"的帽子，成为一种常见病，但其发病率也远不如消化溃疡、消化肿瘤等其他消化系统疾病那么高。

IBD最大的难题在于诊断。它不同于肿瘤，内镜活检病理可以作为肿瘤诊断的"金标准"，却不能用于诊断IBD。IBD医生要排除导致肠道溃疡的所有疾病（肿瘤和感染等）之后，才能考虑是炎性肠病。更为严峻的是，需要等待用药治疗后评估疗效，才能获得最终临床诊断结论。因此，与肿瘤等大部分疾病先明确诊断再治疗不同的是，IBD需要先治疗才能诊断——也就意味着一旦最初的判断错误，药物非但不能治好病人，其副作用还可能给病人带来伤害，导致不良后果。对于IBD医生而言，有时可以说是举步维艰，因为谁也无法保证自己的诊断永远正确，再小心也难以避免出现误差。

IBD的治疗手段很多，但治疗效果与副作用成正比，效果好的副作用大，而副作用小的效果也差，如美沙拉秦和肠内营养等。来到协和就诊的病人，基本都是在别处使用了这两种相对安全但治疗效果欠佳的方案，我们后面可选择的药物就只有激素、免疫抑制剂和生物制剂了。这三类药物的副作用比前面两种大得多，所以诊断性治疗之后的结果基本是"非白即黑"，即对真正IBD的病人有治疗作用，而对非IBD的病人突显的是副作用。

在目前国内IBD领域中，大概因为我是一个比较敢于"出手"治疗的医生，在业界累积了一定口碑。这个疾病治疗周期长，目前我治疗的病人绝大多数在5年以上，最长的达20余年。我从1992年开始接触这个疾病，至今将近30年。在临近退休时，回顾走来的这一路，我接诊了无数病人，因为IBD之复杂、诊断难度之大，我也曾有过治疗错误的病人，却没有因此产生投诉和纠纷。为什么？我想，这其中主要的原因就是"医生真心对待病人，病人会知道"。

人一旦生病，特别是罹患炎性肠病这种青年起病、伴随终生的疾病，是人生一大劫难。在为他们治疗的过程中，医生对他们付出真心，病人最容易体会到。

付出真心最基本的一点，首先是要认真倾听病人对疾病的描述，这是医生做出诊断的第一步。把病人口述的凌乱无序的病史梳理成为简文——书写病历，这是医生的基本功。我年轻时曾经有幸跟过张孝骞老主任的门诊，当时张孝骞老主任应该有80岁高龄，但是病历都是他自己书写，从来不会让其他人代写。我的导师潘国宗教授，82岁高龄出诊时书写的病历仍是晚辈楷模。所以，这么多年来，我也都是亲自完成病历的书写，从不会让跟我出门诊的研究生代写。医生书写病历的过程，病人会感觉到你是在认真了解他们的痛苦，而这个过程对医生来说也很重要，可以从看似千篇一律的症状中，发现每个病人的特点，这是正确诊断的基础。

付出真心更重要的是，一定要对IBD病人治疗期间进行随诊，特别是对应用激素、免疫抑制剂以及生物制剂治疗的病人。随诊的目的，是不断修正自己的诊断，以及监测治疗药物的疗效和药物的副作用。

当我还是中年医生的时候，我的胆子比现在要大一些，似乎更自信和果断。有位年轻女病人因肠穿孔在外院手术不久，又因腹痛再次在外院行结肠镜检查，发现肠道手术的吻合处再次出现大溃疡，于是考虑炎性肠病，来到我的门诊就诊。我看到手术病理首先排除肿瘤，同时是炎症，考虑IBD，果断给病人选用激素治疗。激素治疗一般要求一个月复诊，一是评估疗效，看是否符合诊断，是否存在结核等感染；二是监测激素的副作用。

当时正值春节前，这位女病人上了激素治疗后不久就回家过春节了。开始用药后症状缓解得非常好，但是病人向单位请假时没有被批准，因此她未能按要求一个月时复诊。等她来复诊时，已经用药近3个月了，而且症状再次加重。当病人进入诊室时，我意识到这次很可能治疗错了，便尽快安排病人住院。住院后，经过更仔细的鉴别诊断，明确了病人不是IBD，而是肠结核，由于此前应用激素治疗，导致结核播散至腰椎。经过正确治疗后，病人的骨结核和肠

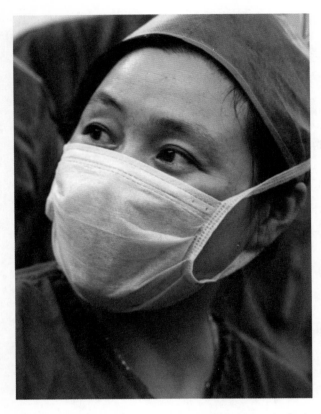

结核都得到治愈，后来因肠结核治愈后又出现肠狭窄，做了手术治疗，恢复得非常好。

面对这样的病人，其实我心里十分忐忑。回头来看，这位病人如果按要求一个月回来复诊，我们发现激素治疗方向是错误的并及时停药，一般不会导致如此严重的不良后果。但由于种种原因，这个病人未能按时复诊并出现了严重的不良后果，埋下医疗纠纷的隐患。出现问题后，我并没过多考虑如何自我保护，更多想的是如何把病人的损伤减到最小。我积极帮助她找到医院最好的医生，从精心给她做内科治疗，到复诊和最后安排手术，一路亲力亲为。在我做这些事的过程中，我能感觉到病人的负面情绪逐渐减少，她没有去投诉我，更没有出现医疗纠纷。10年过去了，直到今天她有问题还会联系我，依然信任我，我也会给她医疗建议以及复诊。每年中秋节，她都会给我寄来一盒月饼，虽然每年中秋我可能会收到更多、更高档的月饼，但她送的这盒月饼却是我最珍惜的——它会时时提醒我"如履薄冰，如临深渊"，也让我更加笃定"只要真心对待患者，会得到病人的理解和谅解"。

虽然事后的补救最终让病人有一个相对不错的结局，但作为医生，还是要尽最大努力从一开始就避免不良后果的产生。这10年来外出讲课时，我经常会和同行分享这例我误诊的病例，我从中得到的教训是，强调复诊的重要，一定要在确保病人能按时复诊时再出手。一旦出现不良后果，我们医生也要勇于担当，积极想办法尽可能减少病人的损伤，因为"我们真心对待病人，病人会知道，会理解与包容我们的"。

这个病例，我一直没有勇气面向大众写出来。

近期还有一个病人，在我这里诊断IBD已经治疗了三四年，每次他从外地来北京复诊，都告诉我，他好多了，我是他的"救命恩人"。几年来，病人病情比较稳定，我正准备给他停药时，病人告诉我，前几个月有过一过性的血色素下降，不过很快就恢复正常了。这个现象引起我的重视，我再次仔细梳理病人的病历，果然发现了IBD诊断的不支持点——临床未能治愈。如果病人所患不是IBD，那会是什么病呢？最终，我说服病人做手术来明确诊断。

　　我找到本书的副主编外科于健春教授，将我对这一病例的疑惑之处全盘道出，于教授欣然同意接手。最终手术病理结果提示：小肠同时存在两种肿瘤，一个是低风险的间质瘤，另一个是低恶性度神经内分泌肿瘤。这两种肿瘤导致小肠出现了貌似IBD特征的"节段性病变"。这样的结果，的确十分罕见，但被我误诊为IBD治疗了三四年也是不争的事实。不过，病人非但没有怪我，还说手术后感觉特别好，仍视我为"救命恩人"，还要和我像"亲人"一样来往。这也再次验证了"只要真心对病人，病人会知道的"。

　　今年是协和百年，有幸作为协和人见证这个时刻。医院不光靠发展，更需要沉淀，我们的协和，历经百年，沉淀了最坚实而厚重的基石，厚积而薄发。协和培养了我们，像我这样的医生，在协和不能说比比皆是，但也是为数不少，且更有优者。

　　治愈病人或减轻病痛是我们医生的责任，我认为这样还远远不够。每当我看到病人复查结肠镜，溃疡荡然无存（用科学术语就是所谓达到"黏膜愈合"）时，真的很为病人感到高兴。但是让我永远记得的，不是那些治愈的病人，而是这些"走了弯路"的病人。

　　记录这几个故事，写下这篇小文，是为时刻警醒自己——"如履薄冰，如临深渊"。

作者简介

钱家鸣

北京协和医学院消化教研室主任，主任医师，教授，博士生导师。

北京医学会肠道微生态和幽门螺杆菌分会主任委员，消化分会前任主任委员，中国健康促进会消化专项基金专家委员会主任委员，2018亚洲炎性肠病联盟（AOCC）主席，《医学参考报》消化频道主编；曾任北京协和医院消化科主任，中华医学会消化分会常委与副主任委员，炎症性肠病学组和激素学组组长、胰腺学组副组长，中国医师协会消化医师分会副会长和会长。

八十三次输血

甘佳

● 共情是医患之间良好沟通的基石，通过同理心、换位思考、倾听等方式，体会患者的情绪和想法，理解他们的立场和感受，既有获得成功时共同的喜悦，也有面临遗憾时的理解和安慰。

又是一个繁忙的早晨，四周不时传来机器低沉的嗡嗡声，大家正有条不紊地进行着实验前的质控和准备工作。这时，外线电话突然响了起来。

"您好，协和医院输血科，您找哪位？"值班老师迅速拿起了电话。

"您好，我是老郭的爱人……""您好您好，老郭最近怎么样？"值班老师随即像往常一样问起老郭的情况。

"老郭前几天走了……"电话那头沉默了一会儿，"老郭临走之前，特意嘱咐我给你们打电话，谢谢你们这几年的照顾，谢谢你们！"

值班老师同老郭的爱人说了许多安慰的话。挂断电话后，把这个消息告诉了大家。感觉得出来，每个人心里都沉甸甸的。

我的脑海中，渐渐浮现出老郭曾经八十三次输血治疗的画面。

老郭三年前被诊断为骨髓增生异常综合征，分层属于高危组。由于高龄，无移植条件，除其他常规治疗外，一直通过输血针对贫血进行支持治疗。

老郭第一次来我院输血就遇到了棘手的问题。在输血前相容性检测中，发现了红细胞同种抗体和大多数献血者配血不相容，后经抗体鉴定，确定其血清学特异性为抗-C、抗-e，结合老郭既往的输血史，考虑为异体输血导致的红细胞同种免疫。这种情况下，优选的输血策略是，选择不表达C、e抗原的红细胞交叉配血相容输注，否则将极大增加溶血性输血反应风险。我们马上按照诊疗常规让家属外送标本到血液中心实验室寻找符合要求的红细胞。通过这个路

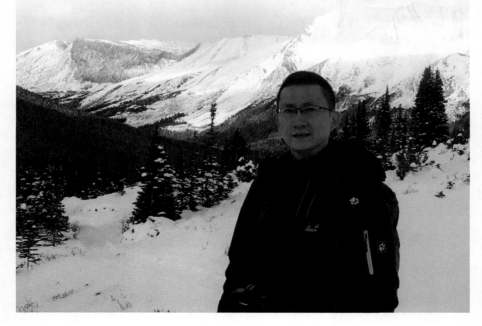

径，老郭输上了血，贫血症状得到了缓解。

　　每次老郭来急诊输血都是由老伴儿陪着。一天，老伴儿来实验室取外送单时，接待的老师感觉到她似乎欲言又止，言语中带着些许情绪。

　　"发生什么事情了吗？您和我说说。"接待的老师赶紧向老人家了解情况。原来，由于不表达C、e抗原的捐献者在本地区相对较少，不足10%，外送血液中心并不是每次都能顺利找到适合的血液。老人家往返于家、医院、血液中心，无论时间还是体力都有点儿吃不消，有时还会无功而返。况且，把老郭一个人放在急诊，她的心里也不踏实，所以对医院现有流程有意见。

　　了解到这一情况，科室老师们纷纷建言献策，最后决定趁着我科参考实验室建设的机遇，推动试剂招标入院流程加快进行，我们与血液中心实验室"双管齐下"筛选血液，只要在医院血库筛选到适合的血液，就能大大减少老郭夫妻往返医院和血液中心的次数了。

　　随着一次又一次的输血治疗，让我们担心的事情还是发生了。随着输血次数的增加，老郭的血液中又出现了新的红细胞同种抗体。抗-C、抗-e、抗-M，三个抗体复合，加上老郭是AB型血，导致越来越难找到适合的血液，严重的贫血症状使得患者的生活质量非常差。

　　"怎么办？"老郭又一次成为输血科教学查房的对象。考虑到老郭是AB型血，A、B、O三个血型红细胞对他来说都是ABO表型相容的，这样可以扩大筛选范围，增加找到适合血液的机会，ABO相容性输注成为新的筛选策略。大多数人对ABO血型一致输血有高度的认知，但对ABO相容性输注还是存在疑虑，所以，我们又向老郭夫妇详细说明了ABO血型相容性输注的获益与风险，获取了知情同意，输注治疗得以顺利进行。

由于疾病的进展，老郭输血治疗的频率越来越高，有时间隔两周就要来急诊一次。虽然有成熟的预案，但毕竟找到适合的血液的概率并不高，且需要较长的实验室操作时间。老郭在急诊往往一等就是多半天，重度贫血加高龄使得他体力精力消耗很大，感染的风险也大大增加。考虑到老郭的情况，我们通过预估他输血治疗的时间，提前为他筛选血液，同时保持电话联系，沟通近期输血治疗安排，尽可能缩短他在急诊等待的时间。

一晃三年多过去了，老郭时时出现在我们的交班和查房中，逐渐成了我们的老朋友。科里老师们会为没有筛选出适合的血液而着急，也会在得知老郭晋级为爷爷后而由衷高兴。当突然听到老郭走了的消息，大家虽然没多说什么，但可以感觉到老师们心里都是沉甸甸的，我想这可能是我们和老郭三年多一路走来形成了共情。

现代医学技术的高度发展，给疾病的诊疗带来巨大改变，人类对健康、生命有了更多美好期许。但是，我们也认识到当今医学技术发展的局限性，在和疾病的斗争中，我们还有很多遗憾，还有无数未知等待我们去探索。正如Edward Livingston Trudeau医生所说："医学关注的是在病痛中挣扎、最需要精神关怀和诊疗的人，医疗技术自身的功能是有限的，需要用沟通中体现的人文关怀去弥补。"

共情是医患之间良好沟通的基石，通过同理心、换位思考、倾听等方式，体会患者的情绪和想法，理解他们的立场和感受，既有获得成功时共同的喜悦，也有面临遗憾时的理解和安慰。共情是双向的，既通过"有时是治愈，常常是帮助，总是去安慰"的医者初心帮助、温暖患者，也激励医者不畏挑战，积极推动医学技术的发展，为人类的健康、生命带来更大的希望。

八十三次输血治疗，一段医患历程，让我们思考、成长，也激励我们继续努力前行。

作者简介

甘佳

北京协和医院输血科副主任。

北京市临床输血质量控制和改进中心副主任委员。

从事临床输血工作24年，在输血医学、免疫血液学方面有较丰富的实践经验。

温暖的纠结

（后记）

王学武

跨四十个科室，一百多位医学专家百忙之中挤出时间为一部书撰写文章，在百年协和发展史上并不多见。经历了十年、二十年、三十年乃至更长时间医学实践的专家，要从自己成千上万个病案中讲述印象最深或对从医生涯有影响的故事，很需要静下心来。

出版社期望习惯了病例表述和学术观点表达的专家们，换一种平实讲故事的方式把故事撰写出来，对绝大多数专家来说并不是件很轻松的事。有幸作为原汁原味的专家文字的第一读者，在拜读完102位专家的文章后，内心深深地被一种叫温暖的情愫所震撼。

心灵受震撼，是因为一百多个故事讲述的几乎都是作者曾经的纠结，而这纠结不应该加引号，真真切切发生在故事中，真真实实反复于专家们的内心。专家们无论来自外科还是内科或平台科，读完他们的故事，你会理解，医生的纠结是病因的确定、治疗方案的选择、风险的评估、责任的承担，有时候是医学发展还有太多局限的无助和太多未知的无奈。

身为医生的专家们并未止于纠结。他们都是为人子为人父母的平凡之人，深深理解患者的疾苦和疾苦带给亲人带给家庭带给工作和生活的影响，正因为他们的每一次选择都是将心比心最大程度站在患者和患者家庭的角度考虑，每每把责任和风险担当在内心扛起。

医学的纠结，不同于生活中的纠结，这纠结充满人文关怀。而医生的人文关怀，也有别于普通的人际关爱，这关爱富有专业能力，是带着专业知识和专业方法的关心，最终目的是给予健康服务和健康引导，提升每个人的生活质量和幸福指数。

看完一百多位专家的文字，或许你会感觉，医学的人文性常常在医生的纠结中体现，终以担当来承载，以果敢来选择，以健康作为医患的共同诉求。

术心至仁，术心亦诚。读完专家们的文字，医生的纠结带给人力量。很愿意这样的纠结所折射的医学人文的光芒，带给我们更多温暖。

医生们因为心有纠结而可敬，因为可敬而可爱。可敬可爱，便是协和精神在专家身上的体现。人们时常用"有时是治愈，常常是帮助，总是去安慰"表述医生的职业特征，读完这部书，也许你会跟我一样，在医生的职业特征里会加一句，"亦或是共情"。

推荐医生朋友们看看这本书，推荐患者朋友读读这本书，推荐在意健康的朋友，也能翻翻这本书。医患本就是共同体，健康也不单单是去医院看看病。

愿一百多位协和专家撰写的这部医学人文志，有更多的读者能看到。

作者简介

王学武

乡情、亲情文学知名作者，中国作家协会会员，科技日报社研究部主任。出版有《乡读手记》、"孝亲三部曲"（《亲疼》《亲缘》《亲享》）。《乡读手记》入选国家新闻出版署《2020年农家书屋重点出版物推荐目录》。

《医之心——好医生执业志》特约编审、《医之心——百名协和医学专家医学人文志》编审指导。

出生于浙江省淳安县威坪镇安川村，1986年毕业于四川大学中文系，2020年被家乡授予淳安文化传播杰出人物。